KNAUR

*Im Knaur Taschenbuch Verlag sind bereits
folgende Bücher des Autors erschienen:*
Die Ernährungslüge
Wie uns die Lebensmittelindustrie um den Verstand bringt
Die Suppe lügt
Die schöne neue Welt des Essens
Vom Verzehr wird abgeraten
Wie uns die Industrie mit Gesundheitsnahrung krank macht

Über den Autor:
Dr. Hans-Ulrich Grimm ist Journalist und Autor, er lebt in Stuttgart. Seine jahrelangen Recherchen in der Welt der industrialisierten Nahrungsmittel bewegten ihn, sämtliche Erzeugnisse von Nestlé, Knorr & Co. aus den Küchenregalen zu verbannen, zugunsten frischer Ware von Märkten und Bauern. Seine Erkenntnis: Genuss und Gesundheit gehören zusammen.
Grimms Bücher sind Bestseller. Allein »Die Suppe lügt« ist in einer Gesamtauflage von über 250 000 Exemplaren erschienen und gilt mittlerweile als Klassiker der modernen Nahrungskritik.

HANS-ULRICH GRIMM

Mit Bernhard Ubbenhorst und
Maike Ehrlichmann

Chemie im Essen

Lebensmittel-Zusatzstoffe.
Wie sie wirken, warum sie schaden

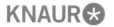

»Chemie im Essen« ist die stark erweiterte und durchgehend aktualisierte Taschenbuchausgabe von »Echt künstlich. Das Dr.-Watson-Handbuch der Lebensmittel-Zusatzstoffe«, das erstmals 2007 erschien.

Besuchen Sie uns im Internet:
www.knaur.de

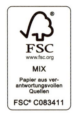

Vollständige Taschenbuch-Neuausgabe August 2013
Knaur Taschenbuch
© 2013 Knaur Taschenbuch
Ein Unternehmen der Droemerschen Verlagsanstalt
Th. Knaur Nachf. GmbH & Co. KG, München
Alle Rechte vorbehalten. Das Werk darf – auch teilweise – nur mit Genehmigung des Verlags wiedergegeben werden.
Umschlaggestaltung: ZERO Werbeagentur, München
Umschlagabbildung: FinePic®, München
Satz: Daniela Schulz, Puchheim
Druck und Bindung: CPI – Clausen & Bosse, Leck
Printed in Germany
ISBN 978-3-426-78561-4

2 4 5 3 1

INHALT

1. SCHNELLER ALTERN 9
**Die schöne bunte Welt der
Lebensmittel-Zusatzstoffe**

Ein krankes Herz, durch die Chemie im Essen / Jetzt warnt schon das Deutsche Ärzteblatt vor den Stoffen mit den E-Nummern / Wer braucht eigentlich einen Schaumverhüter? / Die Firma Coca-Cola fühlt sich unschuldig / Das neue Cholesterin: Überraschende Nebenwirkungen der industriellen Zusätze

2. KRIBBELN AM HALS 23
**Über die Fälschung des Geschmacks
und ihre Folgen**

Emanzipation des Geschmacks: Warum die Hühnersuppe kein Huhn mehr braucht / Schluss mit bitter: Wie körpereigene Warnsysteme ausgetrickst werden / Angriff auf die grauen Zellen: Wie der Geschmacksverstärker im Gehirn wirkt / Aroma-Pulver im Wein: Und wo bleibt die Wahrheit? / Die heimlichen Dickmacher

3. BITTERE WAHRHEIT 37
**Über Risiken und Nebenwirkungen
künstlicher Süßstoffe**

Wie gefährlich ist Cola light? / Krebs oder nicht Krebs: Der Freispruch für den Süßstoff Aspartam und die Industrie-Verbindungen der Experten / Zuckerkrank auch ohne Zucker: Die verrückte Welt der süßen Ersatzstoffe / Auch der hippe Birkenzucker macht das Blut fett / Dickmacher Süßstoff

4. STUMMEL IM MUND 53
Die Belastung der Kinder durch die Chemie im Essen

Wie die Limo das Leichtmetall Aluminium ins Gehirn befördert / Zusatzstoffe in Kaugummis, Chips und Bonbons: Gemeinsam sind sie unausstehlich / Alarm im Darm: Kartoffelpüree aus der Tüte lässt aggressive Bakterien wachsen / Wankelmütige Behörden: Warnhinweise auf Fanta – oder lieber doch nicht

5. BUTTER FÜR DIE ARMEN 69
Zusatzstoffe in Lebensmitteln: Was ist erlaubt?

Schönfärberei: Wenn Margarine wie Butter aussehen soll / Idyllische 1950er Jahre: Als Zusatzstoffe noch »Gift« waren / Lebenslänglich Zusatzstoffe: Ist das noch gesund? / Wenn sich alles im Körper anreichert / Behörden mit beschränktem Wissen / Hurra: Chemie im Essen nützt jetzt dem Verbraucher

6. GEHEIME ZUTAT 87
Clean Label: Die künstliche Natürlichkeit und ihre Tücken

Und plötzlich kam der Schock / Die große Säuberungswelle auf dem Etikett und ihre Schattenseiten / Rotkraut in Smarties – wie soll das denn gehen? / Undercover-Zusätze in Kantine, Kita, Krankenhaus / Der Fall Hefeextrakt: Zusätze ohne lästige Gesundheitsprüfung / Natur ist Natur ist Natur

7. CHEMIE IM ESSEN KANN IHRE GESUNDHEIT GEFÄHRDEN 101

Das Lexikon der Lebensmittel-Zusatzstoffe 101

8. ANHÄNGE 269

Zusatzstoffe, die nicht als solche gelten

Anhang 1 Aromen 269
Anhang 2 Technische Hilfsstoffe und Enzyme 272
Anhang 3 Gentechnik und Zusatzstoffe 275
Anhang 4 Hefeextrakt als Geschmacksverstärker 277
Anhang 5 Maltodextrin 279
Anhang 6 Glukose-Fruktose-Sirup 281

Literatur 283

Ungesunde E-Nummern:
Krankheiten, bei denen Zusatzstoffe
eine Rolle spielen können 315

Alphabetische Liste der Zusatzstoffe 318

Register 324

1. SCHNELLER ALTERN

Die schöne bunte Welt der Lebensmittel-Zusatzstoffe

Ein krankes Herz, durch die Chemie im Essen / Jetzt warnt schon das Deutsche Ärzteblatt vor den Stoffen mit den E-Nummern / Wer braucht eigentlich einen Schaumverhüter? / Die Firma Coca-Cola fühlt sich unschuldig / Das neue Cholesterin: Überraschende Nebenwirkungen der industriellen Zusätze

Sie dachte natürlich nicht an Chemie im Essen, als ihr Herz immer schwächer wurde, schon in jungen Jahren. »Ich hab das gemerkt bei Spaziergängen und beim Radfahren, wenn ich nicht mehr richtig Luft gekriegt habe. Auch wenn ich in der Ebene spazieren gegangen bin, nach zehn, zwanzig Metern musste ich einfach stehen bleiben und verschnaufen. Weil ich nicht mehr weiterkonnte.«

Nächste Woche hat Petra Brand ihre Operation.

Natürlich bereut sie es jetzt, dass sie nicht schon früher darauf geachtet hatte, auf die Zusatzstoffe, die ihr aufs Herz schlugen. Doch es gibt keine Warnhinweise, nicht auf den Packungen, nicht im Supermarkt und auch nicht im Restaurant. Als sie die Folgen bemerkte, war es auch zu spät: »Bei der Ultraschalluntersuchung an den Herzkranzgefäßen hat man festgestellt, dass das Herz nicht mehr richtig arbeitet. Verkalkt wahrscheinlich. Das ist jetzt seit einem Jahr so.«

Die Diagnose: Aortenklappenstenose. Chemikalien im Essen,

offiziell zugelassen, weit verbreitet, haben dazu geführt, dass ihre Herzklappen verkalkt sind. So jedenfalls der begründete Verdacht der Ärzte.

Petra Brand, Landschaftsgärtnerin vom Bodensee, wäre nicht auf die Idee gekommen, dass das solche Folgen haben könnte. »Ich hab mich da nie so genau damit beschäftigt, wo das überall drin ist. Aber wenn man das zugetragen kriegt, dann fängt man an, Nachforschungen anzustellen. Das ist ja bald in jedem Lebensmittel sozusagen versteckt.«

Die Stoffe, die ihr Herz angegriffen haben, sind weit verbreitet. Es sind Zusatzstoffe, mit denen jeder in Kontakt kommt, die niemand vermeiden kann, die buchstäblich in aller Munde sind. Sie stecken schon in der Babymilch von Hipp, Alete, Milupa, in der Wurst vom Metzger, im Schinken von Herta. In den Ritz Crackers und in Coca-Cola. Sie finden sich im Brötchen von McDonald's. Im *McChicken*. Im *Cheeseburger*. In den *Chicken McNuggets*. Sogar in den Pommes frites. Auch in der Currywurst, die es im Bordbistro der Deutschen Bahn gibt, sind sie drin, und im *Warmen Schinken-Käse-Baguette*. Und auch in den Regalen im Supermarkt sind sie allgegenwärtig.

Es sind Zusatzstoffe, die bisher als absolut unbedenklich galten und die völlig legal sind. Die Verbraucher sind ahnungslos, wenn sie ein solches Produkt kaufen oder gar verspeisen. Doch die Mediziner stellen zunehmend Risiken und Nebenwirkungen fest. Das *Deutsche Ärzteblatt* warnte schon vor jenen Zusatzstoffen, die das Herz schädigen können. Sogar die Europäische Kommission reagierte auf die Vorwürfe und forderte eine neues Sicherheitsattest bei der Europäischen Lebensmittelbehörde EFSA an.

Bei Chemie im Essen dachten die meisten bislang in erster Linie an Allergien, Ausschläge, Pusteln oder Quaddeln. Doch

Die schöne bunte Welt der Lebensmittel-Zusatzstoffe

neue Forschungen zeigen: Die Nebenwirkungen wiegen weit schwerer als vermutet. Und die chemischen Zusätze im Essen werden immer öfter zum Gesundheitsrisiko.
Geschmacksverstärker wie etwa Glutamat stehen im Verdacht, zu Krankheiten wie Alzheimer und Parkinson beizutragen. Farbstoffe können zu Lernstörungen führen. Auch Hyperaktivität und Migräne können von Lebensmittelzusätzen ausgelöst werden. Süßstoffe stehen sogar unter Krebsverdacht. Konservierungsstoffe können den Darm schädigen und das Immunsystem stören.
Dabei sind diese Risiken völlig unnötig. Niemand braucht diese Chemikalien. Die Natur kennt sie nicht. In der Welt der echten Lebensmittel gibt es keine Zusatzstoffe. Auf dem Wochenmarkt gibt es solche Sachen nicht zu kaufen. Da gibt es Äpfel, Bananen, Chicorée, aber kein Orthonatriumtriphosphat, keine Mono- und Diglyzeride von Speisefettsäuren, keine Feuchthaltemittel und Schaumverhüter.
Niemand braucht Stabilisatoren und Komplexbildner, wenn abends für Familie oder Freunde gekocht wird. Ob Spaghetti Bolognese oder Jakobsmuscheln oder Königsberger Klopse: Die traditionellen Gerichte in allen Kulturen der Welt kennen keine chemischen Zusätze.
Jetzt aber breiten sich die modernen Industrieprodukte mit ihren chemischen Zusätzen aus, und mit ihnen die Ingredienzen aus dem Labor. Und jetzt mehren sich die Hinweise, dass diese Chemikalien unerwartete Nebenwirkungen haben. Manche Untersuchungen weisen die Effekte detailliert im Labor nach, andere an Tausenden, ja Hunderttausenden von Menschen: dass sie dick machen können, das Immunsystem beeinträchtigen und auch die ganz großen Krankheiten fördern, unter denen immer mehr Menschen rund um den Globus leiden, darunter sogar, merkwürdigerweise, die Zuckerkrankheit Diabetes.

So haben Wurstesser nach einer im *American Journal of Clinical Nutrition* 2011 veröffentlichten Studie ein erhöhtes Risiko für die Zuckerkrankheit (Diabetes Typ 2). Die Studie der Amerikanischen Gesellschaft für Ernährung sieht in den zur Konservierung der Fleischwaren eingesetzten Nitraten und Nitriten (E 249–251) einen möglichen Grund. Eine weitere Studie, von Forschern aus Finnland, sieht den gleichen Zusammenhang für die Entwicklung von Diabetes Typ 1 bei Kindern. Sowohl die zuckerkranken Kinder als auch ihre Mütter konsumierten der Studie zufolge erheblich größere Mengen von diesen Nitraten und Nitriten in verarbeiteten Nahrungsmitteln als die der Vergleichsgruppen.

Ein anderer Konservierungsstoff, das sogenannte Natriumbenzoat (E 211), kann Diabetes fördern, zu Hyperaktivität führen sowie zu Wachstumsstörungen. Es ist häufig in Softdrinks wie etwa *Bonaqa Apfel-Birne* aus dem Hause Coca-Cola zu finden, auch in den Gurkenscheiben im *BigMac* von McDonald's, und er dient zur Konservierung von Fischprodukten wie etwa *Lysell Schwedenhappen »Mit feinen Gewürzen eingelegt«*.

Der Zusatzstoff kann auch die Mitochondrien, die Kraftwerke der Zellen, lahmlegen, indem er einen bestimmten Bereich des Erbguts zerstört – was unter anderem als Ursache gilt für sogenannte neurodegenerative Erkrankungen wie etwa die Schüttellähmung Morbus Parkinson.

Auch die vermeintlich gesunden Zusätze wie Vitamin C und E, die oft auch als Konservierungsstoffe dienen, können nach einer Wiener Studie das Immunsystem beeinträchtigen und mithin »beim Anstieg von Allergien und Asthma in der westlichen Welt eine Rolle spielen«.

Und Farbstoffe können sogar als Dickmacher wirken, wie etwa das bislang als vollkommen harmlos geltende Curcumin

(E 100). Der Stoff kann den Ausstoß des Schlankmacherhormons Leptin bremsen. Das Hormon hemmt das Hungergefühl; niedrige Leptin-Konzentrationen gelten als eine der Ursachen der Fettsucht.

Bei Petra Brand waren es bestimmte Phosphorverbindungen, die ihr Herz geschädigt haben. Sie werden unter zehn verschiedenen E-Nummern eingesetzt: E 338 bis 341, E 450a, b und c, E 540, 543 und 544. Dazu zählt auch die Phosphorsäure, die in der *Coca-Cola* ist, aber auch Zusätze mit Namen wie »Dikaliumphosphat« oder auch »Tetrakaliumdiphosphat«.

Sie sind den meisten Menschen völlig unbekannt, Petra Brand eingeschlossen: »Das mit den Phosphaten wusste ich vorher gar nicht. Das soll bei mir eine Folge der Phosphate sein, dass die Herzklappe nicht mehr richtig mitmacht.«

Für die Mediziner hingegen ist es ein vertrautes Szenario. Das *Deutsche Ärzteblatt* warnte schon vor dem »Gesundheitsrisiko durch Phosphatzusätze in Nahrungsmitteln«. Das Medizinerjournal sieht in der »verbreiteten Verwendung von Phosphat als Nahrungsmittelzusatzstoff« ein »vermeidbares Gesundheitsproblem von bislang unterschätztem Ausmaß«.

Die Phosphate sind besonders tückische Zusatzstoffe. Sie scheinen harmlos, waren bisher als völlig unbedenklich eingestuft. Jetzt aber gelten sie plötzlich als potente Schadstoffe, die sogar bei ganz prominenten Krankheiten mitwirken können: Sie gelten schon als das »neue Cholesterin« – weil sie dazu führen können, dass die Blutadern verstopfen und das Herz geschädigt wird.

Die herzschädlichen Chemikalien sind weit verbreitet, auch in den beliebtesten Nahrungsmitteln der Moderne: Bei Petra Brand steckten sie in dem Fertigcappuccino, den sie immer bei Lidl, Norma oder Netto gekauft hatte. Auch der *Nescafé*-Cappuccino ist damit belastet, und der von Jacobs. Die *Pasta in*

Pilzsauce von Edeka enthält Phosphat, die *Original Wagner*-Tiefkühlpizza *Die Backfrische Speciale,* die *Pizza Tradizionale Salame* von Dr. Oetker.

Bei vielen Kindern beginnt die Phosphatkontamination gleich nach der Geburt – selbst Babymilch aus dem Fläschchen enthält den herzschädigenden Stoff. Der Supermarkt: voller Phosphat. Schon in der Frühstücksecke wird phosphatisiert, etwa bei den *Fitness*-Cerealien von Nestlé oder der Packung mit dem *Nesquik Knusper-Frühstück Schokolade.*

Die Wurst für die Vesperpause haben die Hersteller ebenfalls damit versaut. Den *Schinken Spicker* von der Rügenwalder Mühle beispielsweise. Den *Saftschinken* von Herta und die *Bruzzler Minis Geflügelwürstchen* vom Federviehgiganten Wiesenhof. Wer fürs Mittagsmahl schnell ins Regal greift, kriegt ebenfalls seine Dosis, sogar bei scheinbar gesunden Gerichten wie Knorr *activ Bunte Spiralnudeln in Kräuter-Sauce* oder vermeintlich Traditionellem wie den *Schwäbischen Käse-Spätzle* von Maggi. Wer abends knabbert, bekommt dann noch eine Late-Night-Portion, etwa in den Ritz-*Crackers*. Oder den selbstgebackenen *Schoko Muffins Glutenfrei* aus der Backmischung von Rewe.

Sogar wer seiner Gesundheit Gutes tun will, nähert sich damit womöglich nur der Herz-OP: So ist Phosphat im *Doppelherz aktiv A–Z Langzeit-Vitamine Depot* der mengenmäßig wichtigste Inhaltsstoff – mit stolzen 32 Gramm pro 100 Gramm. Da wird aus dem Doppelherzen schnell ein halbes Herz.

Zuerst ist bei den Nierenkranken aufgefallen, wie sich die Phosphatzusätze aufs Herz auswirken können. Für sie ist das besonders gefährlich. Bei ihnen kann sich der Körper von Giftstoffen nicht mehr aus eigener Kraft befreien – er ist ihnen ausgeliefert, sie können sich schnell aufstauen und vielfältigen Schaden anrichten.

Die Niere ist sozusagen die Kläranlage des Körpers. Wenn zu viel Gift in der Nahrung und das Entgiftungssystem damit überfordert ist, wirkt es innerhalb des Organismus: »Es gibt ja keine Müllhalde im Körper«, sagt Dr. Axel Versen, Arzt für Innere Medizin, Nieren- und Hochdruckkrankheiten, Diabetologie in Friedrichshafen am Bodensee, der Petra Brand behandelt und bei vielen seiner Patienten schon Phosphatschäden festgestellt hat. Je mehr Phosphate den Körper belasten, desto dramatischer die Auswirkungen. »Das hat man bisher völlig unterschätzt«, sagt Versen.
Herzkrank durch normale Nahrungszusätze – für Mediziner wie Versen ist das Neuland, oder mehr noch: »Das ist ein neuer Kontinent, den wir da betreten.«
Petra Brand ist ganz typisch für die Gruppe von Patienten, bei denen Versen das Phänomen beobachtet hat: Sie hat nicht nur Probleme mit den Nieren, sie ist auch noch Diabetikerin.
Doch es kann auch die Gesunden treffen. Selbst für die »Allgemeinbevölkerung« bergen die Zusätze nach Ansicht des *Ärzteblattes* bislang unerkannte Risiken. Schon »hochnormale«, also im oberen Bereich des Üblichen liegende Phosphatkonzentrationen können, so das *Ärzteblatt,* selbst bei gesunden jungen Männern zu Herzschäden führen und sogar das Leben verkürzen.
Eine US-Regierungsstudie unter der Leitung des Nierenspezialisten Professor Robert N. Foley von der Universität Minnesota in Minneapolis ergab, dass auch bei jungen, gesunden Erwachsenen der Phosphatspiegel die Verkalkung der Blutbahnen befördert (Atherosklerose). Höhere Phosphatwerte, noch im normalen Bereich, könnten auch nach dieser Untersuchung ein Risikofaktor für die Verkalkung der Herzkranzgefäße bei jungen Erwachsenen sein, und in der Folge für einen Herzinfarkt.

Auch eine britische Studie sieht eine direkte Verbindung zwischen »normal« erhöhten Phosphatspiegeln im Blut und dem Risiko von Verstopfungen in den Blutadern (sogenannten Gefäßverschlüssen) durch Atherosklerose. Die Ursache liege in der übermäßigen Aufnahme von Phosphaten in Nahrungsmitteln, so vermuten die Forscher von der Abteilung für kardiovaskuläre Forschung an der Universität im britischen Sheffield.
»Phosphat: das neue Cholesterin?« So fragten sie. Zukünftig könnten Medikamente zur Senkung des Phosphatspiegels, sogenannte Phosphatbinder, die »neuen Statine« sein, mithin als Cholesterinsenker eingesetzt werden, die das Risiko für einen Herzinfarkt deutlich senken, meint Dr. Timothy Chico aus Sheffield, einer der Autoren der Studie.
Phosphat kann nicht nur die Blutadern verkalken lassen. Es kann auch den Kalk aus den Knochen lösen und so zu Knochenschwäche beitragen. Cola gilt daher schon seit langem als »Knochenkiller«, der sogar bei jungen Menschen schon zu Osteoporose führen kann, der Knochenschwäche, die bisher vor allem die Oma plagte.
Wie bei jenem Jungen, der elfjährig in eine Berliner Klinik kam, weil ihm erst die Zähne ausfielen, dann beim Radfahren ein Unterschenkel brach und in der Klinik dann noch ein Wirbel. Diagnose: Knochenschwund, Osteoporose. »Dem sind die Knochen regelrecht zerbröselt«, sagte Professorin Jutta Semler. Die Ursache: drei große Flaschen Cola am Tag (siehe dazu ausführlich: Hans-Ulrich Grimm: Tödliche Hamburger).
Eine Untersuchung des Institute for Medicine in Washington konstatierte schon Anfang des neuen Jahrhunderts: »Die Bedenken über die hohe Phosphoraufnahme haben in den letzten Jahren zugenommen, aufgrund der vermutlich in der gesamten Bevölkerung gestiegenen Phosphoraufnahme durch Cola und Phosphatzusätze in Lebensmitteln.« Die Studie wurde fi-

nanziert von der US-Gesundheitsbehörde FDA, dem Landwirtschaftsministerium und dem National Institute of Health. Die Firma Coca-Cola indessen fühlt sich nicht verantwortlich für Folgeschäden wie den Knochenschwund bei den Kleinen. »Bei Phosphorsäure (E 338) handelt es sich um einen europaweit zugelassenen Zusatzstoff. Die gesetzliche Unbedenklichkeit als Zusatzstoff ist somit amtlich verbürgt«, verlautbarte die Firma auf Anfrage. Im Übrigen müsse auch kein Mensch so viel Cola trinken, dass es ihm schade.

Doch das Tückische ist: Niemand merkt sogleich, dass die Zusätze schaden. Es gibt zunächst keine Bauchschmerzen, kein Kopfweh, keinen Durchfall. Für die Konsumenten ist es schwer, die Schädigungen wahrzunehmen. Denn die Nahrungszusätze wie jene Phosphorverbindungen wirken subtil. Sie lösen nicht einfach, wie ein Lösungsmittel sozusagen, den Kalk aus den Knochen und lagern ihn am Herzen und in den Blutbahnen wieder ein. Sie greifen ganz unmerklich in die hormonellen Steuerungsabläufe im Körper ein – programmieren die Zellen sozusagen um, so dass die Zellen in den Blutbahnen sich fortan wie Knochenzellen verhalten und Kalkablagerungen bilden.

Diese Vorgänge sind womöglich nur Teilaspekte einer Kaskade von Phosphatfolgen, die das *Ärzteblatt* unter dem Generalverdacht zusammenfasst, dass durch den Zusatz »sogar Alterungsvorgänge beschleunigt« würden: Sie »beschleunigen im Tierexperiment und wahrscheinlich auch beim Menschen das Auftreten altersbedingter Organkomplikationen wie Muskel- und Hautatrophie, das Fortschreiten chronischer Niereninsuffizienz und kardiovaskuläre Verkalkungen«. Das bedeutet: Die Haut wird dünner, die Muskeln werden schwächer, die Niere versagt ihren Dienst, und das Herz verkalkt. Beschleunigtes Altern durch völlig alltägliche und legale Zusätze im

Essen. Und am Ende steht vorzeitiges Ableben. Das *Ärzteblatt* drückt es im Medizinerjargon aus: »Die Phosphat-induzierte Gefäßpathologie stellt potenziell die Verbindung zu Alterungsprozessen und Mortalität dar.«
Das Phosphat kann zudem die Herzmuskelzellen zu krankhaftem Wachstum anregen. Dabei entsteht eine sogenannte Linksherzhypertrophie, bei der die linke Herzkammer teilweise lahmgelegt wird. Einschlägige Folgen bei den Mäusen, die dafür als Modell dienten, waren neben Arterienverkalkung, Osteoporose und Hautatrophie, der Verdünnung der Haut, auch das Lungenemphysem mit chronischer Atemschwäche, überdies Unfruchtbarkeit und frühes Ableben.
Der japanische Forscher Makoto Kuro-O bezeichnet daher Phosphat als das »Signalmolekül des Alterns«. Eine Studie, die japanische Forscher zusammen mit Kollegen von der amerikanischen Harvard-Universität erarbeitet hatten, konnte ebenfalls beschleunigtes Altern durch Phosphate nachweisen. Eine koreanische Studie von Professor Myung-Haing Cho aus dem toxikologischen Labor der Universität in Seoul fand sogar einen Zusammenhang zwischen Phosphaten und Lungenkrebs.
Es sind Risiken, die der Mensch selbst geschaffen hat. In der Natur gibt es keine Zusatzstoffe. Viele wurden eigens konstruiert, maßgeschneidert für die Bedürfnisse der Food-Fabriken, gleichsam am Reißbrett, ohne jedes Vorbild in der Natur.
Solche Zusatzstoffe gibt es nur in der industriellen Parallelwelt der Nahrung. Und sie haben vor allem einen Daseinszweck: Sie müssen die Lebensdauer der Produkte im Regal verlängern, das sogenannte »Shelf Life«, das wichtigste Kriterium für Supermärkte und Nahrungsfabriken.
Echte Lebensmittel sind vergänglich, verderben nach kurzer Zeit. In der Welt der echten Lebensmittel hält ein Erdbeerjoghurt allenfalls ein paar Stunden, ein Kartoffelpüree ein paar

Tage. Anders in der industriellen Parallelwelt. In den Supermärkten muss ein sogenannter Fruchtjoghurt zwei Wochen lang halten, ein Kartoffelpüree von Knorr oder Maggi ein Jahr. Ohne Kühlung.

Die Ingredienzen aus dem Chemielabor ermöglichen lange Haltbarkeit, weil Farbstoffe die Produkte auch nach Monaten noch schön bunt aussehen lassen. Chemikalien dienen deshalb auch dazu, ein Sahnehäubchen auf industriellem Schokoladenpudding dauerhaft in Form zu halten. Ein Wunder der Technik. Und sie dienen dazu, Geschmack herbeizuzaubern und zu erhalten.

Mit den chemischen Zusätzen hat sich die Nahrungsversorgung fundamental verändert. Während früher die Nahrung aus der Nähe kam und binnen kurzem konsumiert wurde, können nun Nahrungsmittel aus weiter Ferne herangeschafft werden, lange Zeit im Supermarkt überdauern und hernach im heimischen Kühlschrank.

»Üblicherweise werden im Haushalt die zubereiteten Speisen unmittelbar nach ihrer Zubereitung verzehrt«, stellt eine österreichische Regierungsstudie zu Zusatzstoffen fest: »Bei Convenience-Produkten liegt hingegen zwischen der Verarbeitung bzw. der Garung im Produktionsbetrieb und dem Verzehr durch die Konsumenten eine mehr oder weniger große, zeitliche und räumliche Spannung.« »Durch gesellschaftliche und wirtschaftliche Umwälzungen und technische Neuerungen«, so die Studie (Titel: »Zusatzstoffe, Aromen und Enzyme in der Lebensmittelindustrie«), »haben sich die Art der Lebensmittelversorgung und die Ernährungsformen in den letzten 150 Jahren drastisch verändert.« Die Autoren sehen sogar eine »neue Stufe der Nahrungsversorgung« nach den »Jagd- und Sammlerkulturen und den Ackerbau- und Viehzüchterkulturen«. Heute »werden die Konsumenten immer mehr von

Rohstoffkäufern zu Käufern von großtechnisch vorverarbeiteten Convenience-Produkten bis hin zu Fertiggerichten«. Das Angebot in den Supermärkten ist zu großen Teilen nur durch diese chemischen Methoden der Konservierung möglich. Zum ersten Mal in der Menschheitsgeschichte wird die Herstellung der menschlichen Nahrung nicht zuvörderst nach den menschlichen Bedürfnissen ausgerichtet, sondern nach den Bedürfnissen der Supermärkte und der globalisierten Lieferketten.

Die Gesundheit und das Wohlbefinden der Menschen werden zunehmend in Mitleidenschaft gezogen. Dabei hängt das Ausmaß der Gefährdung natürlich von der verzehrten Menge an Chemikalien ab. Fest steht: Wer davon nur wenig isst und von robuster Konstitution ist, hat nichts zu befürchten. (Bei Allergikern kann ein Milligramm vom Falschen allerdings schon tödlich sein.)

Doch insgesamt steigt die Bedrohung, so sorgt sich, mit Blick auf die Phosphate, das *Ärzteblatt,* denn die Verzehrmengen hätten sich seit den 1990er Jahren »mehr als verdoppelt«.

Die Zusatzstoffe werden nur in winzig kleinen Dosen eingesetzt. Ein paar Milligramm hier, ein halbes Gramm da. Doch zusammen genommen sind es gewaltige Mengen. Zum einen gibt es immer mehr Stoffe. »Die Zahl der weltweit, aber auch in der EU zugelassenen Zusatzstoffe steigt immer weiter an.« So die österreichische Regierungsstudie.

Zudem werden die einzelnen Zusatzstoffe in immer größeren Mengen produziert. Bei den Phosphaten beispielsweise werden über 300 000 Tonnen weltweit jährlich als Lebensmittel-Zusatzstoffe eingesetzt. Bei den Süßstoffen sind es 750 000 Tonnen. Zu den Rekordhaltern gehört die Zitronensäure: Etwa 1,8 Millionen Tonnen werden pro Jahr weltweit produziert, das meiste davon für Nahrungsmittel.

Der Umsatz mit Zusatzstoffen liegt bei zwanzig Milliarden Euro weltweit (2010). »Eine Summe, an der möglichst viele mitnaschen möchten«, so die österreichische Regierungsstudie. Sieben Milliarden davon werden in Europa umgesetzt. Die jährliche Steigerungsrate liegt bei vier Prozent.

Besonders viele Chemikalien sind im Einsatz, damit es »lecker« schmeckt. Die Stoffe, die den Geschmack verbessern sollen, stehen, so die Statistik der österreichischen Studie, an erster Stelle.

Das ist ja eigentlich sehr schön, wenn sich die Industrie darum sorgt, ihre Produkte den Essern schmackhaft zu machen. Andererseits bleiben auch solche Manipulationen nicht ohne Folgen. Beispielsweise für die Figur.

2. KRIBBELN AM HALS

Über die Fälschung des Geschmacks und ihre Folgen

Emanzipation des Geschmacks: Warum die Hühnersuppe kein Huhn mehr braucht / Schluss mit bitter: Wie körpereigene Warnsysteme ausgetrickst werden / Angriff auf die grauen Zellen: Wie der Geschmacksverstärker im Gehirn wirkt / Aroma-Pulver im Wein: Und wo bleibt die Wahrheit? / Die heimlichen Dickmacher

---

Bei ihm fing es, wie bei so vielen, schon während des Essens an, und zwar ziemlich heftig: »Die erste Wirkung war: Ich wurde blass. Dann wurden so langsam die Oberarme taub, unbeweglich, richtig lahm. Die Bewegungsannahme war eingeschränkt.« Björn Glock, Sozialpädagoge aus Braunschweig, legte erst mal das Besteck beiseite, doch es hörte nicht auf: »Ich hab dann nicht weitergegessen. Dann kam die Übelkeit dazu. Ich bin auf die Toilette, hab mir kaltes Wasser auf Unterarme und Handgelenke gespritzt, bis es wieder ging.«

Was er erlebte, waren die typischen Folgen des sogenannten China-Restaurant-Syndroms, und zwar tatsächlich in einem chinesischen Restaurant, in Wolfsburg. Und es blieb kein einmaliges Erlebnis: »Es kam noch mal vor, bei Kartoffelchips. Genau so, nur abgeschwächter. Blass, Übelkeitsgefühl. Ich hab dann davon abgelassen. Chips ess ich nur noch selten, und dann in kleinen Mengen. Oder ohne Glutamat.«

Glutamat, der sogenannte Geschmacksverstärker, ist ein beliebtes Würzmittel in der asiatischen Gastronomie und, mehr noch, in der industriellen Nahrungsproduktion. Der sogenannte Geschmacksverstärker ist gebräuchlich bei den Food-Konzernen, weil er Geschmack erzeugt, auch wenn die anderen Zutaten eher minderwertig sind. Das weiße Pulver ist in vielen Fertigsuppen, Soßen, salzigen und würzigen Sachen im Supermarkt enthalten. Es schmeckt intensiv würzig, »umami«, wie die Japaner sagen, was »köstlich« bedeutet.

Dass es schmeckt, das ist den Verbrauchern am wichtigsten. Das ergeben die Umfragen regelmäßig. »Lecker« soll es sein. Ob es dann auch gesund ist, das fragen sich viele Leute nicht. Dabei hängt beides durchaus zusammen.

In der Welt der echten Nahrung liegt es an den Rohstoffen, ob der Geschmack gut wird. Das weiß jeder Koch: Nur wenn das Huhn gut ist, wird die Suppe auch gut. Nur wenn die Erdbeeren reif sind, schmeckt der Erdbeerjoghurt auch gut. Und es müssen natürlich auch genügend Erdbeeren drin sein.

Die industrielle Parallelwelt hat sich von diesen Zusammenhängen emanzipiert, Geschmack und Inhalt wurden entkoppelt – dank der Künste der Chemiker und der völlig neuen Zutaten, die sie ins Essen bringen.

Eigentlich würden die Fabrikprodukte nicht sonderlich gut schmecken. In der industriellen Parallelwelt verschwindet der Geschmack im Produktionsprozess.

Die Zutaten sind ja längst nicht mehr frisch, wenn sie beim Konsumenten ankommen. Sie haben lange Wege hinter sich, erst vom Acker in die Fabrik, dann durch die Maschinen, dann zum Supermarkt, und schließlich nach Hause zum Konsumenten. Der Geschmack ist da längst verflogen. Eigentlich würde das niemand kaufen.

Doch da kann nachgeholfen werden. Der Geschmack ist in der

industriellen Parallelwelt nahezu beliebig manipulierbar, mit den Mitteln der Chemie. Mit industriellen Aromen und Geschmacksverstärkern wie Glutamat. Völlig unabhängig von der Qualität, ja sogar vom Geschmack der Zutaten. Das hat natürlich Folgen, auch gesundheitlich.
Offiziell gelten auch die Geschmacksstoffe als unbedenklich. Vor allem bei den industriellen Aromen verweisen die Befürworter gern auf die winzigen Mengen, in denen sie wirken – weswegen sich ihre Giftigkeit in der Tat sehr in Grenzen hält. Nur ganz wenige Aromastoffe gelten als bedenklich. Weitreichender aber ist die Irreführung der Verbraucher. Denn sie werden durch die Stoffe zur Geschmacksmanipulation auf breiter Front verschaukelt.
Unter den industriellen Nahrungszusätzen sind sie am weitesten verbreitet. Die Geschmacksstoffe, Aromen und Geschmacksverstärker, stehen auf dem ersten Platz unter den industriellen Ingredienzen. Knapp 2,5 Millionen Tonnen Geschmacksstoffe, Aromen also und Geschmacksverstärker, werden jährlich in der Europäischen Union eingesetzt (Stand: 2012), mit jährlichen Steigerungsraten von knapp vier Prozent. Mehr als die Hälfte dessen, was die Deutschen verzehren, ist künstlich aromatisiert.
Aroma ist die Leitsubstanz der Nahrungsindustrie. Die industriellen Aromen haben die Lebensmittelherstellung revolutioniert. Ohne den Geschmack aus dem Labor wären viele Erzeugnisse im Supermarkt unverkäuflich. Nahezu jeder Geschmack kann mit den Aromastoffen aus dem Labor simuliert werden.
Über 7000 verschiedene Geschmäcker bietet die Aromaindustrie ihren Kunden, den Lebensmittelfirmen, an. Brathuhn, Joghurt, Ananas, Gulasch. Sie werden simuliert mit Hilfe von 2500 einzelnen Aroma-Substanzen, die teilweise aus der Natur

stammen (etwa aus Holz), teilweise sogar aus echten Früchten, mitunter aber auch aus der Retorte (Rohöl).

Von der Geschmacksfälschung sind in erster Linie industriell hergestellte Nahrungsmittel betroffen. Nicht einmal im Wein liegt mehr Wahrheit, seit die EU Anfang 2006 alkoholhaltige Getränke zugelassen hat, deren Geschmack auf Labor-Aromen beruht. Man darf das trotzdem »Wein« nennen.

Aroma ist billiger als Huhn oder Rind. Ein Kilo Vanillepulver aus der echten Pflanze kostet etwa 2000 Euro, eine gleich wirksame Menge synthetischen Vanillegeschmacks nur zehn Euro. Aroma ist nötig, um geschmacklose Rohstoffe aufzuwerten. Aroma wird gebraucht, um die Haltbarkeit der Supermarktnahrung zu verlängern. Während echter Erdbeergeschmack schnell verfliegt, hält sich der Kunstgeschmack im Joghurt so lange, wie es die Supermärkte wollen. Aromen ermöglichen die Herstellung von geschmacklichen Markenprofilen: Während eine Kartoffel geschmacklich stark von den Launen der Natur abhängt, kann ein industrielles Pulverpüree immer gleich schmecken. Aroma allerorten.

Klar: Tütensuppe ist Aromasuppe.

Die *Hühnersuppe* von Knorr, und von Maggi die *Guten Appetit! Frühlingssuppe* und die *Meisterklasse Champignon-Creme Suppe.* Zum Beispiel. Doch wer *Kaba* trinkt, bekommt ebenfalls seine Dosis vom Chemiker, und auch, wer die Müslis isst von Hipp *(Hippness crisp)* oder Nestlé *(Fitness Knusper-Müsli Mandel-Nuss)* oder Dr. Oetker *(Vitalis FrüchteMüsli)*. Das geht so quer durch die Regale: Müllers *Joghurt mit der Knusper Ecke Schoko Balls, Der große Bauer Fruchtjoghurt Kirsche; Landliebe Joghurt mild mit erlesenen Erdbeeren:* Aroma macht den Geschmack. Auch im Pfanni *Kartoffelpüree Mit entrahmter Milch komplett* und in Maggis *Magic Asia Instant Nudel Snack Curry.* Sogar der Kalbsfond der Feinschmeckerfirma Lacroix enthält eine Prise

Geschmacksersatz. Und Bio-Lebensmittel wie der Berchtesgadener Land *Bio Fruchtquark Erdbeere* und die Andechser *Trink-Molke Mango-Apfel.* Selbst scheinbar Naturbelassenes wie die Dose mit Bonduelle *Junge Erbsen sehr fein:* aromatisiert wie das Hengstenberg *Mildessa Champagner Schlemmerkraut.*
Die Geschmacksmanipulation hat weitreichende Folgen. Dabei gelten die verwendeten Substanzen offiziell als unbedenklich. Die verwendeten Aromastoffe beispielsweise seien nicht giftig, zumal sie nur in unglaublich kleinen Mengen eingesetzt werden. So genügen 0,2 Milliardstel (0,0 000 000 002) Gramm eines Stoffes namens Menthenthiol in einem Liter Flüssigkeit, und es schmeckt nach Grapefruit. Das 2-Acetyl-1-Pyrrolin, das für den Geschmack der Weißbrotkruste verantwortlich ist, wirkt schon in einer Dosis von 70 Millionstel Gramm pro Kilo.
Doch die Geschmackmanipulation kann den Körper in die Irre führen und so bewirken, dass zu viel oder das Falsche gegessen wird. Denn der Geschmack dient auch als Auswahlkriterium bei der Nahrungsbeschaffung, weil er sozusagen das Signal für bestimmte Inhaltsstoffe darstellt. Wenn diese Inhaltsstoffe aber faktisch fehlen, der Körper also ein falsches Signal erhält, hat das physiologische Folgen.
So enthält industrieller Erdbeerjoghurt im Vergleich zu selbstgemachtem nur ein Sechstel des Minerals Mangan – wenn der Körper davon sein nötiges Quantum braucht, muss er also sechsmal so viel »Früchte«-Joghurt verzehren wie beim selbstgemachten Joghurt.
Wer aber mehr isst, als er sollte, wird dick. So können industrielle Geschmackschemikalien auch zu der weltweit grassierenden Epidemie des Übergewichts beitragen. Das hat vor Jahren sogar der Lobbyverband der Aromaindustrie eingeräumt: Auf die Frage: »Sind Aromen gesundheitsschädlich?«, gab der Verband die Auskunft, »dass Gesundheitsschäden, die auf dem

Verzehr aromatisierter Lebensmittel beruhen, bislang nicht bekannt geworden sind, sieht man vom Übergewicht ab«.

Die Geschmacksmanipulation durch chemische Substanzen kann auch dazu führen, dass die körpereigenen Warnsysteme ausgetrickst werden. So werden manche Geschmackszusätze eingesetzt, um unangenehme Geschmacksnoten zu übertünchen, zu »maskieren«, wie es in der Fachsprache heißt. Denn in der Industrienahrung gibt es mitunter hässliche Geschmäcke, die aus der Verpackung herrühren oder von anderen Zusätzen. Einen bitteren Nachgeschmack hinterlassen vor allem zugesetzte Chemikalien, wie etwa künstliche Vitamine, Mineralstoffe, Konservierungsmittel, aber auch Süßstoffe.

Doch diese Bitternis kann maskiert werden, beispielsweise mit einem Stoff namens *Sclareolide,* den sich der Geschmacksgigant IFF patentieren ließ (US-Patentschrift Nummer 4,988,532). Ein »unangenehmer Nachgeschmack« kann gelöscht werden, ein frischer, voller Geschmack wird vorgespiegelt. Die patentierte Chemikalie hat selbst überhaupt keinen Geschmack.

Die Heidelberger Firma Wild, der nach eigenen Angaben weltweit größte private Produzent von »natürlichen« Ingredienzen für die Lebensmittel- und Getränkeindustrie *(Capri-Sonne),* hat einen Bitterblocker mit dem Namen *Wild Resolver* entwickelt. »Hervorragender Geschmack ist der wichtigste Faktor für den Markterfolg von Lebensmitteln und Getränken«, so das Unternehmen, und sein *Resolver* verändert die bitteren Bestandteile im Essen so, dass die Zunge sie nicht mehr als bitter erkennt, auch dem Gehirn wird kein Bittergeschmack gemeldet.

Der Nachteil: Der Bittergeschmack ist eigentlich ein Warnsignal, das den Körper davon abhalten soll, schlechte, verdorbene oder andere ungesunde Lebensmittel zu essen. Die Bittermaskierer tricksen die körpereigenen Warnsysteme aus, in-

dem sie die Wahrnehmung manipulieren. Der Stoff, vor dem gewarnt werden sollte, ist dann weiter vorhanden, doch der Konsument merkt nichts davon. Manche Wissenschaftler sehen daher im Übertünchen der Bitterkeit gesundheitliche Gefahren. Man müsse sich »darüber im Klaren sein, dass ein solcher Bitterblocker eine natürliche Schutzfunktion austrickst«, so der Molekularbiologe Bernd Bufe, der am Deutschen Institut für Ernährungsforschung in Potsdam arbeitete und jetzt Akademischer Rat ist an der Universität des Saarlandes.
Bei den Tieren gibt es den gleichen Mechanismus. Sie lehnen vor allem artwidrige Bestandteile des Tierfutters instinktiv ab: Tiermehl, Blutmehl, Medizinzusätze. Daher maskieren die Futterkonzerne und ihre Zulieferer diese Geschmacksnoten.
Die Aromen im Futter können den »anrüchigen Geschmack von billigsten Futterrationen effektiv maskieren«, verkündete der US-Produzent Agrimerica. Auch der dänische Zulieferer Danisco wirbt mit diesem Effekt bei seinen *Flavodan*-Aromen: »Maskiert unangenehme Zutaten« und ermöglicht so »mehr Flexibilität und verringerte Kosten bei Futter-Rezepturen«.
Auch die »Spezialaromen« der Marke *Bigarol* dienen laut Herstellerprospekt vor allem diesem Zweck: »*Bigarol*-Spezialaromen für Tierfutter werden überall dort eingesetzt, wo unangenehm schmeckende Inhaltsstoffe maskiert werden sollen, um eine bessere Akzeptanz zu erreichen.« Ein Zusatz namens *Bigarol Troparom L* täuscht etwa das Schwein über die wahre Zusammensetzung seines Futters hinweg, denn es sorgt für eine »frisch-fruchtige Himbeer-Erdbeer-Note unterlegt mit reifen Waldbeeren« und ist daher »bestens geeignet zur Aromatisierung von Problemfuttermitteln im Schweinefutterbereich«, wie die Herstellerfirma in ihrer Produktinformation schreibt. Dabei muss es nicht jeden Tag Himbeer-Erdbeer

sein, es gibt auch »fruchtig-grüne Birne mit frischer Tutti-Frutti-Note« oder »Marzipan veredelt mit einer cremigen Kokos-Vanille-Note«. Für Kälber empfiehlt sich *Herbarom L,* das »vermittelt den typischen Geruch von frischem Heu einer Kräuterwiese« und »maskiert Bitterstoffe in Futtermitteln«, die auf der Wiese so nicht vorkämen.

Die Folge: Die Tiere fressen Nahrung, die ihr Organismus eigentlich ablehnen würde – weil er ihnen schadet. Mit den Geschmackschemikalien wird der Warnmechanismus der Tiere ausgeschaltet – was der Menschheit zahlreiche Lebensmittelskandale bescherte, die auf artwidrigem Futter beruhten: die regelmäßig wiederkehrenden Dioxinskandale, die Antibiotikaskandale, den BSE-Skandal. Das kann dann indirekt auch die Gesundheit der Menschen gefährden. Denn sie essen ja das Fleisch der artwidrig gefütterten Tiere.

Ganz unmittelbare Gesundheitsfolgen kann der sogenannte Geschmacksverstärker Glutamat zeitigen, er kann aber auch, zunächst unmerklich, langfristig und nachhaltig dem Körper schaden. Glutamat ist der wichtigste Zusatzstoff der Nahrungsmittelindustrie und vermutlich derjenige mit den weitreichendsten Auswirkungen auf das Leben der Menschen auf der Welt. Offiziell gilt auch er immer noch als harmlos. Doch eine Fülle von wissenschaftlichen Untersuchungen dokumentieren die Folgen des Verzehrs. Etwa beim sogenannten China-Restaurant-Syndrom: Kribbeln am Hals, Schmerzen in Brust und Nacken, auch ordinäres Kopfweh, Herzklopfen, sogar Schwindel und Muskelkrämpfe. Es kann sich auch in Bauchkrämpfen zeigen, Erbrechen und Durchfall. 1968 hatte der Arzt Dr. Robert Ho Man Kwok in einem Brief an das *New England Journal of Medicine* erstmals das »merkwürdige Set von Symptomen« beschrieben, das als »China-Restaurant-Syndrom« berühmt werden sollte.

Bei Asthmatikern kann Glutamat Anfälle verursachen, auch Kopfschmerz- und Migränepatienten berichten von Schmerzattacken. Glutamat kann auch dick machen, ist womöglich einer der Hauptschuldigen an der weltweiten Epidemie des Übergewichts. Und: Glutamat geht auf den Geist. Es kann Hirnzellen zerstören – in hoher Dosis, aber auch schon beim normalen Verzehr durch Kartoffelchips und Tütensuppen, meinen zumindest manche Forscher.

Glutamat ist in der *Champignoncreme Suppe* von Knorr enthalten, der Knorr *Hühner Kraftbouillon,* dem *Paprikagulasch mit Erbsen & Möhren und Kartoffelpüree* von Erasco und in vielen Erzeugnissen wie der *Rinds-Bouillon* von Maggi, aber auch in der *5-Minuten Terrine Broccoli Nudeltopf.* Es ist in vielen Schinken drin und in fast jeder Salami, in Leberwurst und Fleischsalat, auch beim Metzger an der Ecke. Und auch in Knabbersachen wie den *Chipsletten* von Lorenz und in manchen Chips von Chio, für die einmal der sinnige Slogan im Fernsehen warb: »Würze auf eigene Gefahr«.

»Würze« ist auch eine der vielen Bezeichnungen, unter denen Glutamat auf dem Etikett erscheinen kann. Dort kann »Natriumglutamat« stehen, E 620 bis E 625, oder auch »Geschmacksverstärker«. Es kann auch unter vielen anderen Bezeichnungen auftauchen: Wenn »Aroma« draufsteht, können bis zu 30 Prozent reines Natriumglutamat drin sein. Auch wenn »Carrageen« angegeben ist oder »Maltodextrin«, »Weizenprotein« oder gar »Trockenmilcherzeugnis«, kann Glutamat seine Wirkung entfalten.

Glutamat kann aber auch das Hirn schädigen – im Übermaß genossen. Das ergaben Untersuchungen etwa des US-Forschers John Olney von der Washington University in St. Louis im US-Staat Missouri (siehe Hans-Ulrich Grimm: Die Ernährungslüge). Es kann bei sogenannten neurodegenerativen

Erkrankungen eine Rolle spielen, wie etwa Morbus Alzheimer, Morbus Parkinson, Multipler Sklerose (MS) oder der Amyotrophen Lateralsklerose (ALS). Und es kann nach Ansicht von Kritikern zu »Gefräßigkeit« und Übergewicht führen.

Die lange Liste von Nebenwirkungen ist darauf zurückzuführen, dass Glutamat eigentlich ein ganz normaler, sogar äußerst wichtiger Botenstoff im Gehirn ist, lebensnotwendig, in vielen Nahrungsmitteln von Natur aus enthalten. In Tomaten, Eiern, Rindfleisch, ja sogar in der Muttermilch. Sie enthält 22 Milligramm pro 100 Gramm, Sojasauce enthält 1090 Milligramm, Parmesan gar 1200.

Die Verzehrmengen aber steigen, weil Glutamat in ungezählten industriellen Nahrungsmitteln enthalten ist: 1976 waren es weltweit 262 000 Tonnen, 1995 schon 800 000 Tonnen, 1,3 Millionen Tonnen im Jahre 1999 und 2003 1,5 Millionen Tonnen. Im Jahre 2010 waren es dann stolze 2,16 Millionen Tonnen weltweit. Offiziell gilt Glutamat als unbedenklich. Das Berliner Bundesinstitut für Risikobewertung (BfR) hat »keine Bedenken« gegen die gelegentliche Verwendung geringer Mengen. Die Deutsche Gesellschaft für Ernährung (DGE) meint sogar, selbst bei häufigem Verzehr größerer Mengen sei »kein schädigender Einfluss« zu erwarten.

Die Experten verweisen, wie auch die Nahrungshersteller, in der Regel bei solchen Unbedenklichkeitserklärungen auf das sogenannte Hohenheimer Konsensusgespräch, zu dem sich hochrangige Professoren im Jahre 1996 in der Universität Stuttgart-Hohenheim versammelt hatten, auf Einladung des dortigen Professors Hans Konrad Biesalski.

Konsens war: dass Glutamat »auch in hohen Dosen keine spezifischen Nebenwirkungen aufweist«. Selbst das China-Restaurant-Syndrom sei eher Einbildung. Das hätten »einwandfrei

durchgeführte Doppelblind-Versuche« gezeigt, die »keinen Hinweis« auf Glutamat als Ursache für die einschlägigen Symptome ergeben hätten. Bei solchen Doppelblind-Studien schluckt eine Gruppe von Versuchspersonen die zu prüfende Substanz und eine andere Testgruppe ein wirkungsloses »Placebo«.
Dabei kam allerdings ein Placebo zum Einsatz, das eine ganz ähnliche Wirkung hat wie Glutamat: der Süßstoff Aspartam. Wenn aber beide Substanzen gleich oder ähnlich wirken, ist die Aussagekraft der Studie eigentlich gleich null. Auf Nachfrage räumte Hans Konrad Biesalski ein, dass »die Placebos im Grund genommen keine echten Placebos waren. Das muss man schon so sagen.« Das bedeutet: Die wichtigste Untersuchung, die die Unschädlichkeit von Glutamat beweisen soll, ist in Wahrheit ohne jeden wissenschaftlichen Wert. Professor Biesalski wusste dies sogar – und stellte dennoch seinen Persilschein aus. Die Auftraggeber konnten sich freuen: Das »Hohenheimer Konsensusgespräch« fand auf Wunsch des Glutamat-Weltmarktführers Ajinomoto statt und wurde finanziert vom Verband der europäischen Glutamathersteller COFAG (Comité des Fabricants d'Acide Glumatique de la Communauté Européenne) (siehe Hans-Ulrich Grimm: Die Ernährungslüge).
Eine aktualisierte Fassung des Glutamat-Konsensus knapp zehn Jahre später (»Update«) ging sogar noch über die erste Version hinaus. Auch dieses neuerliche »Konsensusgespräch« im Jahre 2005 an der Universität Hohenheim war initiiert von Professor Biesalski. Ob es auch bei der neuen Konsensrunde Sponsoren gegeben hat, mochte er nicht sagen.
Die dabei erteilte Unbedenklichkeitsbescheinigung, erschienen in der Fachzeitschrift *European Journal of Clinical Nutrition,* erklärte die stolze Menge von täglich 16 000 Milligramm

Glutamat pro Kilogramm Körpergewicht für unbedenklich. Bei einem Erwachsenen mit 78 Kilogramm bedeutet dies eine tägliche Glutamatdosis von 1,248 Kilogramm.

Da habe sich leider »ein Fehler eingeschlichen«, räumte der Bonner Professor Peter Stehle, Sprecher der Runde, auf Anfrage des Internet-Informationsdienstes *Dr. Watson Der Food Detektiv* ein. Statt 16 000 Milligramm müsse es heißen: 6000 Milligramm. Stehle, damals Präsident der Deutschen Gesellschaft für Ernährung (DGE), bedauerte den Lapsus in seiner Stellungnahme gegenüber *Dr. Watson:* »Ein solcher Fehler (eine 1 zu viel) sollte nicht vorkommen«, zumal »alle Mitautoren den Text abgesegnet« und auch »die unabhängigen Begutachter« des renommierten Fachjournals »den Fehler nicht bemerkt« hätten. Doch auch die neue Version rief Kritik hervor. Denn auch die angeblich harmlose tägliche Aufnahmemenge von 6000 Milligramm liegt noch gefährlich nahe an der tödlichen Dosis von 15 000 Milligramm.

Der Kieler Professor Michael Hermanussen befürchtet selbst bei der reduzierten Dosis gesundheitliche Schäden, etwa bei Babys im Mutterleib. Er hat über den Geschmacksverstärker geforscht und in einer Studie nachgewiesen, dass der Geschmacksverstärker zu »Gefräßigkeit« führen kann. Hermanussen bemängelt zudem, dass der »Konsens« wissenschaftlichen Standards nicht genügt. Wichtige Untersuchungen und Erkenntnisse seien nicht berücksichtigt worden, vor allem solche zu schädlichen Wirkungen. Zu der Konsensrunde war er nicht eingeladen worden.

Bei den mannigfaltigen Manipulationen am Geschmack der Nahrungsmittel sehen Kritiker, jenseits der Auswirkungen auf den Körper, auch eine Irreführung der Konsumenten. Die verspeisen schließlich etwas ganz anderes, als sie glauben.

Der Frankfurter Rechtsgelehrte Professor Wolf Paul sieht in

der massenhaften Geschmacksmanipulation einen Angriff auf die »kulinarische Selbstbestimmung« des Menschen. Die Esser glauben, sie verleiben sich echte Lebensmittel, Fleisch oder Früchte ein, in Wahrheit sind es oft bloß chemische Stellvertreter der Genüsse. Der Leib geht leer aus, wird irregeleitet. Das aufgeklärte Individuum, das doch so viel Wert auf Freiheit und bewusstes Handeln legt, lässt sich an einem überaus zentralen Punkt des Daseins überlisten und bevormunden: bei der Nahrungsaufnahme.

Die Behörden finden das nicht weiter schlimm. Zwar ist Verbrauchertäuschung in ganz Europa gesetzlich verboten. Also müssten auch Aromen verboten sein, die doch nur den einzigen Daseinszweck haben, die Menschen zu blenden, ihnen Nahrungsbestandteile geschmacklich vorzuspiegeln, die faktisch nicht vorhanden sind. Doch die Verwendung von Aromen sei keine Täuschung, so die offizielle Logik. Schließlich stünde ja auf dem Etikett »Aroma« drauf. So sei der Verbraucher über den Bluff informiert und werde mithin nicht betrogen.

Manche Täuschungssubstanzen nehmen die Konsumenten auch ganz bewusst zu sich – um sich vor Schäden zu schützen. Oder um der Schönheit willen, um rank und schlank zu bleiben. Sie wollen so, zum Beispiel, Süßes genießen, ohne sich den Gefahren des Zuckerverzehrs auszusetzen. Eine Fülle von Zusatzstoffen verspricht den Süßgenuss ohne Reue – allerdings auch nicht ganz ohne Risiken und Nebenwirkungen.

3. BITTERE WAHRHEIT

Über Risiken und Nebenwirkungen künstlicher Süßstoffe

Wie gefährlich ist Cola light? / Krebs oder nicht Krebs: Der Freispruch für den Süßstoff Aspartam und die Industrie-Verbindungen der Experten / Zuckerkrank auch ohne Zucker: Die verrückte Welt der süßen Ersatzstoffe / Auch der hippe Birkenzucker macht das Blut fett / Dickmacher Süßstoff

---

Die Patientin berichtete ihrem Arzt über ein ganzes Sortiment an Beschwerden: Kopfschmerzen und Depressionen, Gedächtnisverlust, Lethargie, Reizbarkeit. Die 39-Jährige hatte acht Packungen des Süßstoffes Aspartam pro Tag gegessen, sie trank zudem zuckerfreie Getränke wie Cola light. Nach Absetzen des Süßstoffes verschwanden die Symptome binnen eines Tages.

Für Dr. Hyman Jacob Roberts in West Palm Beach im US-Staat Florida war die Diagnose klar: »Aspartam-Krankheit«. Seine Datenbank enthalte über 1300 solcher Leidensgeschichten, bis hin zu epileptischen Anfällen und Sehstörungen. »Diese Chemikalie hätte nie zugelassen werden dürfen«, sagte er der Zeitung *Palm Beach Post*.

Seit langem sind solche Wirkungen dokumentiert, auf das Gehirn, auf Gedächtnis und Psyche. Auch eine Studie aus Belgien weiß von epileptischen Anfällen nach »exzessiver Aufnahme von Diät-Cola«.

John Cook, eines von vielen Süßstoffopfern aus aller Welt, berichtete in der amerikanischen Zeitschrift *Wednesday Journal* von seinem »Aspartam-Alptraum«. Zunächst bekam er Kopfschmerzen, wurde vergesslich. Als er noch häufiger zur Dose griff, verschlechterte sich sein Befinden weiter: Er litt unter Stimmungsumschwüngen und bekam gewalttätige Wutanfälle. Er trank, was in Amerika nicht selten ist, sechs bis acht Diätdrinks am Tag. Als Cook seine Cola-light-Manie eingestellt hatte, verbesserte sich sein Gesundheitszustand schnell.

Besonders prekär sind die akuten Aspartamfolgen für Piloten: Wenn sie im Cockpit plötzlich Schwindelanfälle bekommen, bringen sie sich und ihre Passagiere in Gefahr. Aus diesem Grund wiesen zahlreiche Fluglinien und Luftfahrtmagazine auf die Gefahren hin: Eine Piloten-Hotline wurde eingerichtet, 600 Flugzeuglenker berichteten über ähnliche Symptome einschließlich der Anfälle im Cockpit.

Aspartam ist der erfolgreichste unter den Süßstoffen, weit verbreitet in den Regalen von Supermärkten und Drogerieketten. Nicht nur die *Cola light* macht er süß, auch die zuckerfreien Varianten von *Red Bull,* des *Wrigley's Spearmint*-Kaugummis, viele Milchdrinks von Müller, sogar die zuckerfreien Kräuterbonbons des Schweizer Herstellers Ricola. In 9000 Produkten weltweit sorgt der Stoff für künstliche Süße. Mittlerweile haben sich die Süßstoffe auch unter Kindern und Jugendlichen ausgebreitet. Sie werden sogar vielfach von Zahnärzten und Lobbyvereinigungen für Zahngesundheit empfohlen. Denn sie sollen, als Zuckerersatz, bei der Vorbeugung gegen Karies mithelfen.

Aspartam ist aber auch der umstrittenste der künstlichen Süßstoffe, vor allem wegen der stetig zunehmenden Nachweise über Gefahren für die Gesundheit, die Risiken fürs Gehirn, die Krebsrisiken, bei Schwangeren sogar die möglichen Gefahren fürs Baby.

Auch bei den anderen süßen Nahrungszusätzen gibt es immer wieder Hinweise auf Gesundheitsrisiken – und dabei sind sie doch bei vielen Leuten beliebt, weil sie hoffen, damit den Nebenwirkungen des Zuckers zu entgehen, der weltweit mehr und mehr in Verruf gerät (siehe Hans-Ulrich Grimm: Garantiert gesundheitsgefährdend). Mit zahlreichen Ersatzstoffen könnte das süße Leben weitergehen – ohne hässliche Löcher im Gebiss, Minderleistung im Gehirn, ohne schädliche Folgen für Leib und Leben, vor allem für die Figur.

Für diese Hoffnung gibt es die künstlichen Süßstoffe wie Aspartam, es gibt den Fruchtzucker Fruktose (siehe Anhang), es gibt zuckerähnliche Ersatzstoffe wie Maltit, Sorbit oder Xylit und das neue vermeintliche Naturwunder Stevia, die Süße aus dem südamerikanischen Urwald. Was es allerdings nicht gibt: süßes Leben ohne Reue. Eine wachsende Zahl von wissenschaftlichen Untersuchungen zeigt, dass die Ersatzlösungen zwar süß schmecken – aber unschädlich sind sie nicht.

Ihren Erfolg aber können die zunehmenden Berichte über Nebenwirkungen nicht schmälern. Denn sie werden nicht immer mit Absicht verzehrt. Sie sind immer häufiger heimliche Ingredienz in Fabriknahrungsmitteln, wie etwa in Gewürzgurken. Das hat vor allem geschäftliche Gründe: Die Kunstsüße ist konkurrenzlos billig. Auf dem Etikett steht dabei nichts von »light«, nur hinten, im Kleingedruckten, ist der künstliche Süßstoff ausgewiesen.

Trotz der zunehmenden Verbreitung von Süßstoffen ist die Menge des konsumierten Zuckers keineswegs zurückgegangen. Die zahlreichen süßen Ersatzstoffe: Sie kommen noch obendrauf.

Eigentlich hätte die weltweite Zuckerproduktion, so rechnete die österreichische Regierungsstudie zu Zusatzstoffen akkurat vor, angesichts »immer größerer Verbrauchsmengen« der alternativen Süßungsmittel »um ca. 17 Prozent zurückgehen müssen«. Wenn diese Ersatzstoffe den Zucker wirklich ersetzt hätten. »Tatsächlich« aber würden »diese Süßungsmittel nicht anstatt Zucker verwendet, sondern zusätzlich«. Und zudem sei der Zuckerkonsum in den letzten vierzehn Jahren nicht nur nicht gesunken, sondern habe sich »kontinuierlich erhöht«.

Die Gesundheitsbilanz des süßen Lebens ist also, aufs Ganze gesehen: negativ. Zu den Zuckerschäden kommen die Nebenwirkungen der süßen Zusatzstoffe noch dazu. Dabei ist der Zucker als Schadstoff schon unübertroffen: weil er als Dickmacher gilt und bei vielen Krankheiten eine unheilvolle Rolle spielen kann, von der Zuckerkrankheit Diabetes bis zu Alzheimer. Bei Kindern kann er Lernfähigkeit und Aufmerksamkeit beeinträchtigen. Und natürlich den Zähnen schaden. Er schlägt aufs Herz und liefert zudem den Krebszellen Futter.

Doch ironischerweise haben die Ersatzstoffe ganz ähnliche Nebenwirkungen. Sie decken ebenfalls das ganze Sortiment ab – allerdings in abgewandelter Form. Manche beispielsweise schonen die Zähne, schaden aber dem Herzen. Gehen auf den Geist. Oder machen dick. Wie der Zucker. Und: Sie können sogar die Zuckerkrankheit Diabetes fördern.

Bisher waren es vor allem die Berichte über Krebsgefahren, die am Ruf der Süßstoffe kratzen. Bei Saccharin (E 954) beispielsweise. Saccharin ist der älteste künstlich hergestellte Süßstoff – und zugleich einer der umstrittensten. Er wurde schon 1878 von den amerikanischen Chemikern Constantin Fahlberg und Ira Remsen entdeckt.

Die bitter schmeckende Substanz wird chemisch aus dem Lösungsmittel Toluol hergestellt, das aus Erdöl gewonnen wird und auch im Benzin zu finden ist. Oder auch aus einem

Grundstoff namens Phthalsäureanhydrid, das als Ausgangsstoff zur Herstellung von Kunstharzen dient.

Schon in Studien aus den 1960er Jahren wurde eine krebserregende Wirkung bei Labortieren festgestellt. 1977 erreichte der Streit um Saccharin einen Höhepunkt, als die Behörden in Kanada es wegen der mutmaßlichen Krebsgefahr verboten hatten. In den USA ließ sich ein Verbot nicht durchsetzen. So einigten sich Behörden und Hersteller auf einen Warnhinweis auf den Verpackungen von mit Saccharin gesüßten Produkten: »Der Verzehr dieses Produktes kann ihre Gesundheit gefährden. Das Produkt enthält Saccharin, das sich bei Labortieren als krebserregend herausgestellt hat.«

Bis Ende der 1990er Jahre war der Hinweis in den USA auf vielen Getränkedosen, Kaugummipackungen und Süßwaren zu finden. Danach wurde die Vorschrift nach massiven Protesten der Lebensmittelindustrie aufgehoben, weil neuere Studien die Krebsgefahr für Menschen relativierten. Ähnliches gilt für Cyclamat (E 952), ebenfalls ein künstlicher, chemisch hergestellter Süßstoff, der ähnlich umstritten ist wie Saccharin. Auch Cyclamat steht unter Krebsverdacht und ist in den USA sogar seit 1969 verboten. In Europa wurde es in England und Frankreich vorübergehend aus dem Verkehr gezogen. Seit 1995 ist es in ganz Europa wieder im Einsatz.

Der vom deutschen Chemiker Karl Claus bei der damaligen Hoechst AG 1967 entdeckte Süßstoff Acesulfam-K (E 950) und das immerhin mit einem natürlichen Rohstoff synthetisierte Neohesperidin DC (E 959) komplettieren das Arsenal der künstlichen Süßmacher in der Lebensmittelindustrie.

Die Stoffe haben mit der Schlankheitswelle in der zweiten Hälfte des vorigen Jahrhunderts ihren Siegeszug angetreten. In den frühen 1980er Jahren kam die künstliche Süße fast ausschließlich als kalorienreduzierte »Tafelsüße« für Kaffeetrinker oder Diabetiker auf den Tisch. Als zusätzliches Marketingargument ließ sich die Sorge der Eltern um die Zahngesundheit ihrer Kinder nutzen, so wurden zuckerfreie Kaugummis und Lutschbonbons zum Massenmarkt. Den endgültigen Durchbruch erzielten die Süßstoffe durch die Übergewichtsepidemie und das massenhafte Auftreten der Zuckerkrankheit Diabetes. Dabei ist es durchaus fraglich, ob Süßstoffe beim Abnehmen helfen. Womöglich, so jedenfalls befürchten Kritiker, können sie auch das Gegenteil bewirken. Denn Aspartam und Co. schmecken nicht nur süß, sondern sie können auch appetitfördernd wirken. Die Hersteller von Futtermitteln für Mastschweine und anderes Nutzvieh nutzen den Effekt.

Der Tierfutterzulieferer Lohmann Animal Health beispielsweise schreibt in einer Broschüre über »Süßstoffe in der Tierernährung«, die »Annahme«, dass »Süßstoffe den Schlankheitstrend in der Bevölkerung unterstützen«, sei »ins Wanken gekommen«. »Zahlreiche wissenschaftliche Untersuchungen« hätten sich damit beschäftigt, ob nicht solche Süßstoffe »womöglich sogar die Gesamtkalorienaufnahme erhöhen«. Die *New York Times* hatte das als »bittere Wahrheit« zum exzessiven Süßstoffkonsum bezeichnet. Für die Schweinemäster und Bullenzüchter könne dies ja sogar eine erfreuliche Nachricht sein: »Für den Nutztierbereich kann man diese Erkenntnisse aufgreifen, um die Futteraufnahme und damit eventuell die tägliche Zunahme abzusichern und zu verbessern.« Auch die einschlägigen Vorschriften sehen diese Effekte als gesichert an und haben deshalb Süßstoffe als möglichen Zusatz im Tierfutter vorgesehen.

Die süßen Ersatzstoffe wirken auch in anderer Hinsicht wie Zucker. So können auch sie die Blutfettwerte verschlechtern, die sogenannten Triglyzeride, die als Risiko-Indikator für Herzkrankheiten gelten. Das ergab eine Studie der Professorin und Kinderärztin Miriam Vos von der Emory University in Atlanta mit 6000 Versuchspersonen, die im *Journal of the American Medical Association (JAMA)* veröffentlicht wurde. Sie hatte die Auswirkungen von industriell hergestellten Nahrungsmitteln untersucht, die Zuckerersatzstoffe enthielten, weitverbreitete süße Ersatzstoffe wie etwa Fruktose, der Fruchtzucker, der lange als der »gute« Zucker galt. Oder Xylit (E 967), der ursprünglich aus Holz gewonnen wurde und sich jetzt als »Birkenzucker« wachsender Beliebtheit erfreut. Oder Sorbit, häufig in zuckerfreien Kaugummis vertreten. Ergebnis der sieben Jahre dauernden Studie: Der Konsum von mit Zuckerersatz gesüßten Nahrungsmitteln hatte höhere Triglyzeridwerte und weniger vom »guten« HDL-Cholesterin zur Folge – um bis zu 300 Prozent.

Xylit fiel auch bei einer Untersuchung von amerikanischen Tiermedizinern negativ auf. Während der Mensch auf Xylit nicht mit gesteigerter Insulinproduktion reagiert, zeigen Hunde einen rapiden Anstieg beim Ausstoß des Hormons und einen ebenso steilen Abfall der Blutzuckerwerte. Die Körperfunktionen gerieten aus der Bahn, binnen 30 Minuten nach Xylit-Verzehr wurden Koordinationsstörungen, Depressionen, Anfälle und sogar Leberversagen beobachtet. »Mit zunehmender Verbreitung Xylit-gesüßter Produkte könnten sich auch die Xylit-Vergiftungen bei Hunden ausbreiten«, befürchtete schon der Tierarzt Eric K. Dunayer vom Kontrollzentrum für Tiervergiftungen in Urbana im US-Staat Illinois in einem Artikel über Vergiftung von Hunden durch Xylit-gesüßten Kaugummi. In seinem Zentrum wurden in einem Jahr 170 Fälle von Xylit-Vergiftungen bei Hunden behandelt.

Beim Verzehr größerer Mengen von Xylit und anderen Zuckeraustauschstoffen, wie etwa Sorbit, kann es zu Bauchschmerzen, Blähungen und Durchfällen kommen. Enthalten

Lebensmittel mehr als zehn Prozent dieser Kunstsüße, ist der Warnhinweis »kann bei übermäßigem Verzehr abführend wirken« auf dem Etikett vermerkt. Menschen mit der seltenen Sorbitintoleranz müssen diesen Zusatzstoff grundsätzlich meiden. Manche Konsumenten reagieren auch allergisch auf Maltit, die Süße mit der E-Nummer 421 – mitunter sogar mit einem sogenannten anaphylaktischen Schock, der im Extremfall binnen Minuten zum Tod führen kann.

Immerhin: Viele dieser Stoffe schonen die Zähne. Manche können allerdings auch Karies fördern – genau wie Zucker.

Ein Stoff namens Maltodextrin zum Beispiel. Maltodextrin gilt in der Europäischen Union nicht als Zusatzstoff, sondern als Zutat – anders als in der Schweiz, wo es mit der E-Nummer 1400 gekennzeichnet werden muss. Maltodextrin kommt häufig in Kinderlebensmitteln vor, weil es den Körper mit Energie versorgen kann. Es wird oft allerdings auch nur eingesetzt, um als Füllstoff für Substanz und Masse zu sorgen, etwa in Tütensuppen.

Der Stoff kann auch Karies fördern – genau wie Zucker. Das fand Professor Willi-Eckhard Wetzel vom Zentrum für Zahn-, Mund- und Kieferheilkunde an der Universität Gießen heraus. Er hat in einer Studie nachgewiesen, »dass die Kariogenität maltodextrinhaltiger Kindernahrungsmittel in der Mundhöhle unter Einfluss der Speichelamylase schnell zunehmen kann«.

Mit diesen Folgen rechnen die wenigsten, denn Maltodextrin ist nicht einmal süß, erscheint sogar in Produkten, die als »ungezuckert« angepriesen werden. Aber Maltodextrin kann auch den Blutzucker stark ansteigen lassen. Der sogenannte glykämische Index, der dafür das Maß ist, liegt bei 120. Zum Vergleich: Der Wert für gewöhnlichen Haushaltszucker beträgt 70.

So kann Maltodextrin tatsächlich auch das Risiko für Diabetes erhöhen. Und auch die weitverbreiteten Süßstoffe haben diesen Effekt. Zu diesem Schluss kommen zwei Wissenschaftler des französischen Medizin-Forschungsinstituts INSERM in einer Studie, die in der US-Fachzeitschrift *Journal of Clinical Nutrition* veröffentlicht wurde. Die Forscher werteten seit 1993 die Daten von 66188 Frauen aus, die zwischen 1925 und 1950 geboren wurden. Sie wurden alle zwei bis drei Jahre unter anderem zu ihren Ernährungsgewohnheiten befragt. Ergebnis: Das Diabetesrisiko steigt bei Frauen, die pro Woche einen halben Liter »Light«-Getränke konsumieren, um 15 Prozent. Bei eineinhalb Litern steigt das Risiko sogar um 59 Prozent. Zum Vergleich werteten die Forscher die Gesundheitsdaten von Frauen aus, die frisch gepresste Obstsäfte trinken. Ergebnis: kein erhöhtes Diabetesrisiko. Offenbar, so glauben die Forscher, könne auch ein zuckerfreier Süßstoff zu einer Erhöhung des Blutzuckerspiegels führen und damit zu einem Anstieg des Insulins. Dies kann auf Dauer das System überlasten und zu einer sogenannten Insulinresistenz führen, die als ein Auslöser für Diabetes gilt. Der Effekt von Süßstoffen könnte somit vergleichbar mit dem von Zucker sein, heißt es in der Studie.

Für das schlechte Image der Zuckerersatzstoffe aber ist in erster Linie der künstliche Süßstoff Aspartam verantwortlich, der Primus unter den Ersatzstoffen für den Zucker. Weltweit werden jährlich über 15000 Tonnen davon produziert. Zwei Drittel davon werden allein in den USA in Getränke und Lebensmittel gemischt. Etwa 3500 Tonnen Aspartam kommen jährlich in der europäischen Lebensmittelindustrie zum Einsatz. Erfunden wurde die gewinnträchtige Kombination zweier unnatürlich verbundener Aminosäuren 1965 durch puren Zufall. Der amerikanische Chemiker James M. Schlatter, angestellt bei der Firma G. D. Searle (die 1985 vom Konzern Monsanto aufgekauft wurde) in Skokie im US-Bundesstaat Illinois, entdeckte Aspartam und seine enorme Süßkraft beim Versuch, ein Medikament gegen Magengeschwüre herzustellen. Er hatte sich bei der Arbeit nebenher einen Finger abgeleckt. Und festgestellt: Da war eine völlig neue Süße entstanden. Das Patent, das sein Arbeitgeber darauf anmeldete, löste eine lange Erfolgsgeschichte aus.

Produziert wird Aspartam heute nicht nur synthetisch, sondern auch biotechnologisch in riesigen Retorten. Gentechnisch manipulierte Kleinstlebewesen, wie etwa die normalerweise im Darm tätige Bazille *Escherichia coli,* produzieren die Grundstoffe Asparaginsäure und Phenylalanin. Werden sie verbunden, entsteht ein Stoff, den es in der Natur nicht gibt, ein synthetisches, künstliches Produkt. Gewarnt wird auf Aspartampackungen oder Nahrungsmitteln, die die Substanz enthalten, mit einem eher unverständlichen Satz: »Enthält eine Phenylalaninquelle.«

Diese Substanz ist ein üblicher Bestandteil des Gehirns, sie ist notwendig, im Übermaß aber äußerst schädlich. Menschen mit einer Krankheit namens Phenylketonurie (PKU) können sie nicht angemessen abbauen. Sie bekommen zu hohe Konzentrationen im Gehirn, was zu schweren körperlichen und geistigen Entwicklungsverzögerungen führen kann, sogenanntem »Phenylbrenztraubensäure-Schwachsinn«, bei dem es zu vermehrter Bildung von sogenannter Phenylbrenztraubensäure kommt, erkennbar am mäuseartigen Geruch des Urins der Betroffenen.

Aspartam steht im Verdacht, bei besonders empfindlichen Menschen ähnliche Symptome wie beim sogenannten China-Restaurant-Syndrom auszulösen: Kopfschmerzen, Taubheitsgefühl im Nacken, Gliederschmerzen und Übelkeit. Die Sicherheitsbedenken gegenüber Aspartam zielen insbesondere auf die Effekte im Gehirn. Besonders kritisch sehen unabhängige Fachleute die Auswirkungen in der Schwangerschaft. Außerdem sei der künstliche Stoff an der Entstehung bestimmter Krebsformen beteiligt. Es gibt Studien, die solche Auswirkungen nahelegen, und andere, die dem widersprechen. Schon bei der Zulassung hatte es haarsträubende Ungereimtheiten gegeben, wie eine amerikanische Regierungsstudie nachwies, der sogenannte Bressler-Report (siehe Hans-Ulrich Grimm: Die Ernährungslüge).

Zahlreiche Studien belegen die schädlichen Effekte. Vor allem die italienische Ramazzini-Stiftung hatte in mehreren Studien auf ein erhöhtes Krebsrisiko hingewiesen. Nach einer Studie des Instituts führte Aspartam zu bösartigen Tumoren sowie Krebs an Leber und Lungen. Und das bereits bei der Hälfte des in Europa als unbedenklich erlaubten Grenzwertes.

Auch Morando Soffritti vom Krebsforschungszentrum Cesare Maltoni im italienischen Bologna sieht Aspartam als eine hochgradig krebserregende Substanz an. In Langzeitfütterungsversuchen mit Ratten hatte der Süßstoff auch bei geringeren täglichen Aufnahmemengen als den zugelassenen 40 Milligramm pro Kilogramm Körpergewicht Tumore in zahlreichen Organen und Blutkrebs verursacht.

Das Risiko für Frühgeburten durch den Verzehr von Aspartam in Süßstoffgetränken untersuchte Studienleiter Thorhallur Halldorsson aus der dänischen Hauptstadt Kopenhagen mit amerikanischen und isländischen Kollegen in einer großen Studie an fast 60 000 schwangeren Frauen. Ergebnis: Schon eine Light-Limonade pro Tag konnte die Wahrscheinlichkeit für eine Frühgeburt um 38 Prozent erhöhen. Auf 80 Prozent stieg es für Schwangere, die täglich mindestens vier Diätbrausen tranken.

Bei Kindern ist Aspartam nach Ansicht von Kritikern problematisch, weil bei ihnen die sogenannte Blut-Hirn-Schranke noch nicht voll ausgebildet ist. Schädliche Substanzen können daher leichter eindringen als bei Erwachsenen. Und den Süßstoff nehmen gerade Kinder häufig zu sich, etwa in Süßigkeiten oder Kaugummis, weil Eltern sich um die Zähne der Kleinen sorgen.

Besonders verhängnisvoll könnte der Süßstoff während der Schwangerschaft wirken: Denn die Substanz reichert sich in der Plazenta und im Gehirn des Ungeborenen um ein Vielfaches an – und könnte daher das Risiko für geistige Störungen beim Kind erhöhen. Das kann besonders prekär bei jenen zwei Prozent der Bevölkerung sein, die einen PKU-Gendefekt haben, ohne es zu wissen. Auf dieses Risiko wies Louis J. Elsas, mittlerweile emeritierter Professor für Kinderheilkunde in Atlanta, bei einer Anhörung des US-Senats hin: »Das ist ein sehr betrübliches Gebiet.« Seine »Hauptsorge« sei, dass »Aspartam ein Nervengift ist« und in einer »bis jetzt nicht identifizierten Dosis zu schädlichen Wirkungen im Gehirn führt«.

Weitgehend ungeklärt, sagt Elsas, seien die Effekte auf Babys, die schon im Mutterleib geschädigt werden könnten: »Niemand weiß, ab welcher Konzentration Hirnschäden beim Fötus auftreten können.« Nach seinen Berechnungen kann eine Frau, die regelmäßig Light-Getränke oder Süßstoffe zu sich nimmt, ihre Phenylalaninkonzentration im Blut von normalerweise 50 auf 150 Mikromol erhöhen. In der Plazenta verdoppelt sich die Konzentration noch einmal, und das Gehirn des Fötus wird es noch einmal um das Doppelte bis Vierfache anreichern – auf bis zu 1200 Mikromol also. »Diese Konzentration tötet Nervenzellen«, sagt Elsas, jedenfalls bei Laborversuchen.

Vor allem »hohe Levels von Phenylalanin« könnten in einem

frühen Entwicklungsstadium des Gehirns »irreversible Schäden anrichten«. Bei Neugeborenen könnte dadurch eine sogenannte Mikroenzephalie auftreten, eine Fehlentwicklung, bei der das Hirn zu klein bleibt, die Kinder könnten zeitlebens geistig zurückbleiben oder an anderen Geburtsdefekten leiden. Und: »Niemand weiß, ab welcher Konzentration Hirnschäden beim Fötus auftreten können«, sagt Professor Elsas. Mittlerweile weisen auch viele andere Forscher auf diese Gefahren hin. Brasilianische Wissenschaftler warnten deshalb in einer 2007 erschienenen Studie: »Die Verwendung von Aspartam während der Schwangerschaft kann von Nachteil sein für den Fötus.« Sie rieten daher den werdenden Müttern vom Süßstoffverzehr ab: »Während der Schwangerschaft sollte der Konsum von aspartamhaltigen Produkten vermieden werden.« Die Forscher um Professor Reinaldo Azoubel regten zudem an, auf den Produkten mit Aspartam, ähnlich wie bei Medikamenten, Hinweise auf Risiken während der Schwangerschaft anzubringen.
Selbst bei Erwachsenen hatte sich eine verlangsamte Hirntätigkeit gezeigt, ablesbar an den Gehirnströmen auf dem Elektroenzephalogramm (EEG); außerdem hatten die Versuchspersonen länger für kognitive Tests gebraucht.
Auf solche »potenziell nachteiligen Effekte für die Gehirnfunktion der Erwachsenen« durch Phenylalanin hatte selbst der Wissenschaftliche Lebensmittelausschuss der Europäischen Union hingewiesen – der Zulassung aber dennoch zugestimmt, weil bei normaler Aufnahme »kein signifikantes Risiko« eines neurotoxischen Effektes bestehe.
Die Hersteller hingegen sind nach wie vor von der Unschädlichkeit ihres Produkts überzeugt und verweisen auf die Zulassung in zahlreichen Ländern. Auch die europäische Lebensmittelsicherheitsbehörde EFSA im italienischen Parma sieht

keinen Grund, aufgrund der Berichte über Risiken und Nebenwirkungen gegen den künstlichen Süßstoff vorzugehen.
Nach Ansicht von Kritikern könnte die Zurückhaltung daran liegen, dass einige EFSA-Entscheidungsträger, die darüber befanden, einzelnen Süßstoff-Konzernen oder einem Lobbyverband namens ILSI (International Life Sciences Institute) verbunden waren. Die Forschungseinrichtung wird von allen großen Nahrungsmittelmultis getragen, darunter Coca-Cola, Pepsi Cola, Kraft Foods, Unilever sowie Procter und Gamble. Zu den Finanziers gehören auch der amerikanische Aspartam-Pionier Monsanto und der japanische Aspartam-Gigant Ajinomoto.
Auch staatliche Stellen arbeiten neuerdings eng mit dem Lobbytrupp ILSI zusammen. So etwa Professor Gerhard Rechkemmer, Präsident der wichtigsten staatlichen Ernährungsforschungseinrichtung in Deutschland, dem Max-Rubner-Institut (MRI) in Karlsruhe, zugeordnet dem Bundesverbraucherschutzministerium. Rechkemmer ist mithin der höchste staatliche Ernährungsforscher Deutschlands – zugleich aber auch hoher Funktionär beim Lobbyclub ILSI.
Auch die Experten der europäischen Lebensmittelsicherheitsbehörde EFSA sind mit dem Lobbyclub ILSI oft eng verbunden. So war etwa der Vorsitzende des EFSA-Expertengremiums bei der Aspartam-Entscheidung von 2009, der Däne John Christian Larsen, jahrelang für ILSI tätig. Auch andere Mitglieder der EFSA-Gremien, die sich für die Unbedenklichkeit von Aspartam ausgesprochen hatten, dienten ILSI, so etwa die holländische Professorin Ivonne Rietjens und der Franzose Jean-Charles Leblanc, auch die Britin Susan Barlow, die Vorsitzende bei einer früheren Aspartam-Bewertung, sowie Riccardo Crebelli aus Italien und Kettil Svensson aus Schweden. Die französische Professorin Dominique Parent-Massin war

für gleich drei ILSI-Mitglieder tätig, den Aspartam-Konzern Ajinomoto, den Aspartam-Großkunden Coca-Cola und den dänischen Süßstoff-Lieferanten Danisco.

Wenn auch die europäischen Aufsichtsbehörden gegen den Süßstoff nicht vorgehen wollen – in der Öffentlichkeit wächst die Skepsis. Ein britischer Supermarktkonzern hatte den künstlichen Süßstoff Aspartam sogar als »nasty« geschmäht, was so viel wie eklig oder übel bedeutet (siehe Hans-Ulrich Grimm: Garantiert gesundheitsgefährdend).

Angesichts der wachsenden Kritik an den herkömmlichen Zuckerersatzlösungen ruhen jetzt alle Hoffnungen auf einem neuen Süßstoff, der völlig natürlich sei und das süße, aber zuckerfreie Leben ins neue Jahrtausend retten soll.

Stevia. Der süße Stoff war zunächst bei den Alternativen, etwa im Reformhausmilieu, besonders beliebt. Jetzt sind es die großen Konzerne dieser Welt, die darauf setzen, allen voran Coca-Cola. Denn Stevia hat ein wunderbares grünes, natürliches Image, wurde vor über 100 Jahren im Urwald in Paraguay von dem Schweizer Naturwissenschaftler, Anarchisten und Abenteurer Moises Bertoni entdeckt. Aus der Urwaldpflanze ist mittlerweile ein Süßstoff geworden, aus grünen Blättern ein weißes Pulver, in einem komplexen chemischen Prozess (siehe Hans-Ulrich Grimm: Garantiert gesundheitsgefährdend). Die Prozedur hat nicht nur zur Folge, dass unbekannte Reststoffe eingearbeitet werden. Das weiße Pulver, in das die Chemiker die Stevia-Pflanze überführt haben, hat ganz andere Eigenschaften als die grüne Urwaldpflanze und ganz andere Wirkungen auf den menschlichen Körper. Es ist ein Zuckerersatzstoff, ein Süßstoff mit der E-Nummer 960. Er gilt nach Auffassung etwa der europäischen Lebensmittelsicherheitsbehörde EFSA als unbedenklich – allerdings nur in begrenzter Dosis. Weil die auf chemischem Wege gewonnenen weißen Kristalle ein bisschen metallisch, leicht bitter schmecken, haben Geschmackskonzerne wie der Holzmindener Aromenhersteller Symrise eigens ein chemisches »Maskierungssystem« entwickelt, das »unangenehme Nebengeschmäcker« von Stevia kaschieren und »seine Süßkraft verstärken« soll.

Schon haben verschiedene Länder Vorschriften erlassen, nach denen der Begriff »natürlich« für den chemisch hergestellten Süßstoff nicht erlaubt ist. Das Königreich Belgien etwa, die Republik Österreich und auch die Schweizer Eidgenossenschaft.

Schmollte das Zentralorgan der Supermärkte, die deutsche *Lebensmittelzeitung:* »Die von vielen Herstellern erhoffte Auslobung als natürlicher Süßstoff ist danach nur sehr eingeschränkt möglich.« Das sei aber in Ordnung, meinte der Gummersbacher Lebensmittelrechtler Markus Grube. Es handle sich schließlich um »Hightech-Produkte«.

Die europäischen Lebensmittelwächter wollten davon auch nur sehr begrenzte Mengen erlauben: Die Aufnahmemenge sollte, so der EFSA-Beschluss, vier Milligramm Stevia pro Kilogramm Körpergewicht nicht überschreiten – wenn Teenager also, wie in den USA, zehn Prozent ihrer täglichen Nahrungsmenge über Softdrinks aufnehmen möchten, liegen sie schon darüber.

Die Kinder sind ohnehin beträchtlich belastet mit den künstlichen Stoffen: Sie werden besonders häufig mit chemiehaltigen Produkten ernährt – oft schon kurz nach der Geburt. Und sie nehmen dann häufig weit mehr zu sich, als ihnen guttut.

4. STUMMEL IM MUND

Die Belastung der Kinder durch die Chemie im Essen

Wie die Limo das Leichtmetall Aluminium ins Gehirn befördert / Zusatzstoffe in Kaugummis, Chips und Bonbons: Gemeinsam sind sie unausstehlich / Alarm im Darm: Kartoffelpüree aus der Tüte lässt aggressive Bakterien wachsen / Wankelmütige Behörden: Warnhinweise auf Fanta – oder lieber doch nicht

---

Lächeln, das war immer ein Problem für die beiden Mädchen. Es war ihnen peinlich. Die Zähne waren für die Zwillinge eine Problemzone, mitten im Gesicht. »Die anderen Kinder haben immer gesagt, warum habt ihr so braune Zähne? Ich bin dann einfach weggegangen«, sagt Madleen. Ihre Zwillingsschwester Michell erinnert sich noch, dass sich die Beißer auf einmal rauh anfühlten. Manches konnte sie schon gar nicht mehr essen. »Bei Apfel oder so, da war's immer blöd.« Sie ist dann auf Joghurt ausgewichen.
Am Anfang hatten weder die Mutter noch die Mädchen etwas bemerkt. »Das hat hinten angefangen, bei den Backenzähnen«, sagt ihre Mutter. Dann wurden die Zähne immer brauner und brüchiger. »Die sind immer mehr abgebrochen, so stückchenweise.« Schließlich war bei Michell die obere Zahnreihe vollkommen zerstört, bei Madleen standen noch ein paar Stummel. Solche Dramen ums Gebiss erleben Eltern und Zahnärzte immer häufiger. Diagnose: »Erosionen« im Mund. »Während

die Karies immer weiter zurückgeht, zeigt eine steigende Zahl von Patienten Erosionen an den Zähnen«, sagt Professor Adrian Lussi von der Klinik für Zahnerhaltung im schweizerischen Bern. Er hat ein wissenschaftliches Standardwerk zum Thema veröffentlicht. Schon gibt es »Erosionssprechstunden«, an seiner Klinik, an den Uni-Kliniken in Gießen und Marburg, in vielen Zahnarztpraxen.
Das typische Schadensbild im Gebiss zeigt sich vor allem bei Freunden von Softdrinks: *Fanta,* Eistee, Apfelschorle. »Kinder, die mehr als vier Mal am Tag solche Getränke zu sich nehmen, haben ein höheres Risiko, Erosionen zu entwickeln«, sagt Professor Lussi.
Der Grund: Die Softdrinks enthalten häufig einen bestimmten, ätzenden Zusatzstoff: Zitronensäure, E 330. Der gilt in vielen Fällen als Ursache für die zunehmenden neuen Zahnschäden, das ergaben mehrere wissenschaftliche Studien, etwa von der Universität im britischen Bristol.
Die Säure kommt in vielen Familien täglich auf den Tisch, nicht nur in Softdrinks:
Auch *Rama*-Margarine enthält den aggressiven Zusatz und nahezu jede industriell gekochte Marmelade. Das Tütchen mit *Maggi-Fix für Spaghetti Napoli* enthält auch eine Prise E 330, ebenso die *Chinesische Gemüsesuppe* von Knorr activ und der Hengstenberg *Delikatess Fleischsalat, Nestea mit Mango-Ananas-Geschmack* und die Gummibärchen von Haribo. Schon die ganz Kleinen kriegen ihre zahnzersetzende Dosis, etwa im Milupa *Baby-Tee Apfel-Melisse* (ab 4. Monat) oder der *Guten Abend-Milch Getreide & Keks* von Milupa.

Die Säure greift nicht nur die Zähne an, sondern erleichtert auch die Aufnahme von Blei, das zu Hirnschäden führen kann. Und fördert die Aufnahme von Aluminium im Gehirn, das als Risikofaktor für die Alzheimer-Krankheit, aber auch für Hyperaktivität gilt.

Und es ist nicht nur die Säure aus der Limo, die die Kleinen trifft. Es sind auch die Farbstoffe aus dem Lolli, die Emulgatoren aus dem Eis, das Aroma aus den Fruchtzwergen. Die Kleinsten sind besonders betroffen von all den chemischen Zusätzen in der Nahrungskette. Denn die Produkte, die sie besonders lieben, sind besonders belastet. Und im kindlichen Körper, da kleiner und leichter, ist die kritische Dosis natürlich auch schneller erreicht.

Und die Verzehrmengen steigen stetig. Mit hohem Werbeaufwand werden die chemiereichen Produkte in den Markt gedrückt. Häufig sogar mit Gesundheitsargumenten, denen die Eltern oft mehr vertrauen als Großmutters Rat und Rezepten. Und vielfach haben die Eltern ohnehin die Kontrolle verloren über das, was die Kinder zu sich nehmen, vor allem wenn das Essen im Kindergarten von Großküchen kommt, die häufig auch chemiegestützt produzieren.

Die Kinder nehmen Phosphorsäure zu sich (in *Coca-Cola*), Konservierungsstoffe wie Benzoesäure (etwa in der Gurke im Hamburger von McDonald's), Geschmacksverstärker wie Glutamat (in *Chio Chips* und *Chipsfrisch*), Emulgatoren (im *Schokokuss* von Dickmann und im *Magnum*-Eis), Süßstoffe (etwa in zuckerfreien Kaugummis von Wrigleys oder in Vivils zuckerfreiem Pfefferminz). Und natürlich Farbstoffe (beispielsweise in Schokolinsen wie denen von M&M).

Hyperaktivität, Knochenschwäche, Zahnschäden, das sind die möglichen Folgen. Und natürlich Allergien. Das Immunsystem kann leiden. Und die Intelligenz. Zusatzstoffe können dick machen. Und glaubt man den aktuellsten Untersuchungen, kann sich sogar der Alterungsprozess beschleunigen, die altersbedingten Krankheiten rücken näher an die Kindheit heran.

Durch die Phosphate beispielsweise, vor denen das *Deutsche Ärzteblatt* gewarnt hatte, weil sie die Knochen schwächen, zu Verkalkung führen können – und ganz allgemein zu vorzeitigem Altern.

Mit ihnen kommen die Kinder schon früh in Kontakt. Die Babymilch von Humana (»*Anfangsmilch 1 Von Geburt an*«) enthält »Calciumorthophosphate«. Sogar in der teuren *Aptamil* von Milupa stecken Phosphate, auch im Grießbrei von Milupa, in einer ganzen Reihe von Babyprodukten der Firma Hipp: in der Hipp *Kindermilch Combiotik* beispielsweise, der *Kindermilch Bio 4* sowie der *Folgemilch Plus Probiotik 2*. Konkurrent Alete aus dem Hause Nestlé arbeitet gleichfalls phosphatbasiert, bei der *Folgemilch 2* etwa, oder bei *Kleiner Entdecker Kleinkind-Milch ab 1 Jahr*.

Viele Kinderprodukte enthalten ein ganzes Arsenal an Chemikalien. Die *Milupino Kinder-Milch* beispielsweise enthält nicht nur Phosphat. Die Zutatenliste liest sich wie die Inventarliste eines gut ausgestatteten Chemielabors:

»Wasser, Magermilch, Maltodextrin, pflanzliche Öle, Lactose (aus Milch), demineralisiertes Molkepulver, Aroma, Emulgator (Mono- und Diglyceride von Speisefettsäuren), Calciumorthophosphat, Vitamin C, Calciumcitrat, Säureregulator (Citronensäure), Magnesiumorthophosphat, Natriumcitrat, Kaliumcitrat, Calciumhydroxid, Kaliumchlorid, Eisen-II-lactat, Taurin, Cholinchlorid, Kaliumhydroxid, Vitamin E, Zinksulfat, Vitamin A, Vitamin D, Niacin, Natriumselenit, Pantothensäure, Kupfergluconat, Biotin, Folsäure, Kaliumjodid, Vitamin B1, Vitamin K, Vitamin B2, Vitamin B6, Mangan-II-sulfat«.

Manche der Zusatzstoffe kommen dabei auch in der Natur vor. Wie etwa die Zitronensäure. Doch in der industriellen Parallelwelt der Nahrung sind die eingesetzten Mengen explodiert. Dabei ist Zitronensäure eigentlich völlig harmlos. In der

Natur. Sie ist, wie der Name sagt, in Zitronen enthalten, aber auch in Orangen und Äpfeln. Sogar im menschlichen Körper gibt es den Stoff.

Dass Zitronensäure ätzend wirkt, ist eigentlich bekannt: Sie wird in Drogerien als der »universelle Kalklöser« verkauft, für die WC-Reinigung oder zum Entfernen von Kalkrändern im Aquarium. Die Packung des Herstellers Heitmann trägt vorsorglich den Hinweis: »Darf nicht in die Hände von Kindern gelangen«.

Der Fall Zitronensäure zeigt, wie ein Stoff, der in der Natur und auch in Lebensmitteln schon immer enthalten war, plötzlich in der Welt der Supermärkte und industriellen Nahrungsproduktion zum Problem wird: Weil es plötzlich moderne, extrem billige Herstellungsmethoden gibt und die natürlichen Quellen gar nicht mehr gebraucht werden. So kann der Stoff in vielen Nahrungsmitteln eingesetzt werden, in denen er bisher nicht vorkam. Nun wird der Mensch allerorten mit dem Stoff konfrontiert. Und der Stoff wird zum Risiko.

Denn bei Lebensmittelzusätzen kommt es nicht nur auf die Eigenschaften und die Giftigkeit von Stoffen an, sondern immer auch auf die Menge, in der sie verzehrt werden. Es kommt darauf an, wo sie eingesetzt werden. So kann auch ein Stoff, der eigentlich ein natürlicher ist, auf eine ziemlich kunstvolle Weise hergestellt werden und in Massen – und dadurch zum Problem werden.

Von der Zitronensäure beispielsweise wurden im Jahre 1968 weltweit 50 000 Tonnen produziert. Im Jahr 2010 waren es 1,8 Millionen Tonnen. Nun ist dieser Zuwachs nicht durch eine gigantische Ausdehnung der Zitronenanbaufläche ermöglicht worden. Zitronen sind gar nicht mehr nötig bei der Zitronensäureproduktion. Die Hersteller haben dafür einen Schimmelpilz namens *Aspergillus niger* dressiert. Der fristet gemeinhin ein nutzloses Dasein, bildet etwa in der Dusche hässliche schwarze Flecken. Jetzt produziert er Zitronensäure (und als Nebenprodukt Gips; der kommt in der Baustoffindustrie zum Einsatz).

Für die Konsumenten, vor allem die Kinder, ist damit eine völlig neue Situation entstanden. Sie werden mit Stoffen konfrontiert, die ihre Körper überfordern können. Und die auch für die Behörden offenbar eine Überforderung darstellen. Der massive Säureangriff auf die Kinder stimmte auch die obersten Nahrungswächter Deutschlands besorgt, das Bundesinstitut für Risikobewertung (BfR), die maßgebliche staatliche Instanz in der Bundesrepublik Deutschland, wenn es um die Sicherheit von Lebensmitteln geht.

Sie haben sich mit den Folgen des massenhaften Säurekonsums beschäftigt. Namentlich Softdrinks wie Limonaden oder industriell hergestellter Eistee seien beinahe Risikoprodukte, und viele Süßigkeiten seien »regelrechte Kinderzahn-Killer«, schrieb das Institut und bezog sich dabei auf die Erkenntnisse der Schweizer Wissenschaftler.

Die deutschen Risikowächter konnten bei Zitronensäure in der ganzen wissenschaftlichen Literatur keine unschädliche Dosis finden. Sie folgerten daraus, dass die Konsumenten selbst entscheiden müssen, was sie sich zumuten. Sie sollten aber wissen, dass mit einem Risiko zu rechnen ist, und sie sollten davor gewarnt werden. Deshalb forderten die besorgten Fachleute Warnhinweise. In seiner Stellungnahme schrieb das Bundesinstitut: »Die vorliegenden Daten erlauben es nicht, für Süßwaren und Getränke einen Zitronensäuregehalt festzulegen, der den Zähnen nicht schadet. Das BfR schlägt deshalb vor, säurehaltige Süßwaren und Getränke mit einem Warnhinweis zu versehen.«

Solche Warnhinweise müssten also auf allen Produkten prangen, die diese Säure enthalten: *Fanta*-Limonade und *Rama*-Margarine, *Knorr-Fix für Spaghetti Bolognese* und Haribo Gummibärchen. Praktisch auf jeder Limonade, vielen Fertiggerichten, Süßigkeiten: Überall müsste ein greller oder zumindest deutlich sichtbarer Hinweis auf die möglichen Gefahren stehen. Die Risikoexperten aus dem Berliner Amt hatten auch schon konkrete Vorstellungen, wovor gewarnt werden sollte: »Aus dem Warnhinweis sollte hervorgehen, dass die Zahngesundheit bei übermäßigem Verzehr solcher Produkte gefährdet ist. Übermäßig heißt hier schon mehr als zwei Mal pro Tag. Nach Meinung des BfR müsste außerdem darauf hingewiesen werden, dass derartige Produkte für Säuglinge und Kleinkinder nicht geeignet sind.«

Die Forderung datierte vom 9. Januar 2004. Sie hielt immerhin gut ein Jahr. Dann verschwand sie in der Schublade. Eine »aktualisierte Stellungnahme« vom 24. Februar 2005 enthielt seltsamerweise die Forderung nach Warnhinweisen nicht mehr. Dabei war die Risikobewertung eigentlich unverändert geblieben: »Der Verzehr von Lebensmitteln mit hohem Zitronensäuregehalt kann dazu führen, dass der Zahnschmelz angegriffen wird.« Es gab auch keinerlei neue Erkenntnisse, die die Kehrtwendung rechtfertigen könnten, keinerlei neue, entlastende Untersuchungen. Jedenfalls sind in der Literaturliste am Ende der BfR-Stellungnahme keine neuen Studien aufgeführt. Nur die Forderung nach Warnhinweisen war verschwunden. Warum, können Institut und Bundesregierung im Nachhinein leider nicht mehr genau sagen.

Bei den Farbstoffen, immerhin, gibt es jetzt schon Warnhinweise. Jedenfalls bei den umstrittensten und wohl auch gefährlichsten von ihnen. Sie gingen unter der Bezeichnung »Southampton Six« (»Die Sechs von Southampton«) in die Geschichte der chemischen Aufrüstung von Nahrungsmitteln ein, weil

Forscher der Universität im britischen Southampton sie als besonders problematisch identifiziert hatten. Sie fanden einen Zusammenhang zwischen diesen künstlichen Lebensmittelfarben und Hyperaktivität, Aggressivität oder Konzentrationsschwierigkeiten bei Kindern, bekannt unter dem Kürzel ADHS (»Aufmerksamkeitsdefizit-/Hyperaktivitätsstörung«).

ADHS, umgangssprachlich auch als »Zappelphilipp«-Syndrom bekannt, ist für die Eltern und Lehrer ein zunehmendes Problem. Häufig wird es mit einem Medikament namens Ritalin behandelt. Diäten ohne Zusatzstoffe, Fertiggerichte und die üblichen Allergene haben sich als überraschend erfolgreich erwiesen – wobei oft nicht klar war, welche Ingredienzen zur Zappelei geführt haben. Erst die Forscher aus Southampton zeigten die Zusammenhänge. Sie forschten mit einer lebensnahen Mixtur von Chemikalien: den Farbstoffen Tartrazin (E 102), Chinolingelb (E 104), Gelborange S (E 110), Azorubin (E 122), Cochenillerot A (E 124) und Allurarot AC (E 129), dazu dem Konservierungsmittel Natriumbenzoat (E 211).

An die Dreijährigen wurde eine Menge an Zusatzstoffen verfüttert, die einer Tüte Süßigkeiten mit etwa 60 Gramm entspricht. Bei den Älteren entsprach die Dosis zwei bis vier Tüten Süßem. Anschließend notierten Eltern, Lehrer und ein wissenschaftlicher Beobachter im Klassenzimmer das Verhalten – und stellten erhöhte Aufgeregtheit und Zappeligkeit fest.

Angesichts der vielen möglichen Ursachen für Hyperaktivität und Lernstörungen warnten die Forscher vor allzu einfachen Schlüssen: »Eltern sollten nicht glauben, dass ein Verzicht auf diese Zusatzstoffe alle hyperaktiven Verhaltensstörungen verhindern wird. Wir wissen, dass viele andere Ursachen hinzukommen, aber immerhin ist dies eine, die ein Kind vermeiden könnte.«

Die Europäische Behörde für Lebensmittelsicherheit (EFSA)

verschärfte daraufhin die Vorschriften über die maximalen Aufnahmewerte bei drei der sechs Southampton-Farben: Bei Chinolingelb (E 104) wurde die akzeptable tägliche Aufnahme (der sogenannte ADI-Wert) von täglich höchstens 10 Milligramm pro Kilo Körpergewicht auf 0,5 Milligramm herabgesetzt – weil bisher offenbar eine Studie an Ratten nicht berücksichtigt worden war, die Nachteile für die Fortpflanzung und die Entwicklung der Nachkommen durch den Farbstoff gezeigt hatte. Bei Gelborange S (E 110) wurde die maximale tägliche Aufnahme von bisher höchstens 2,25 Milligramm pro Kilo Körpergewicht auf höchstens 1 Milligramm abgesenkt, weil sich bei Tierversuchen Effekte auf die Hoden ergeben hatten. Bei Cochenillerot A (E 124) wurde der ADI-Wert von bisher maximal 4 Milligramm pro Kilo Körpergewicht auf 0,7 Milligramm reduziert – unter Verweis auf eine offenbar bislang übersehene Mäusestudie aus dem Jahre 1974, bei der der Farbstoff mit bestimmten Nierenleiden in Zusammenhang gebracht wurde.

Die Europäische Union beschloss, dass Hersteller Warnhinweise auf Produkten mit diesen Farbstoffen anbringen müssen: »Kann Aktivität und Aufmerksamkeit von Kindern beeinflussen«. Ein Verbot der Farbstoffe lehnte die Europäische Behörde für Lebensmittelsicherheit (EFSA) ab.

Die umstrittenen Farben waren in vielen Ländern erst auf Druck der Europäischen Union (EU) zugelassen worden: In den skandinavischen Ländern waren Azofarbstoffe jahrelang verboten. 1989 wurde das Tartrazin (E 102) unter anderem in Deutschland, Österreich und der Schweiz verboten – zum Schutz von Millionen Allergikern, auch Asthmatikern und Neurodermitispatienten. Zudem standen Azofarbstoffe seit langem unter Verdacht, krebserregend zu sein.

Die Europäische Union allerdings setzte sich eher für die

umstrittenen Chemikalien ein und sorgte für ihre Verbreitung: 1993 wurde im Rahmen der europäischen Harmonisierung der Vorschriften Tartrazin (E 102) erneut erlaubt, und gleich vier neue Azofarbstoffe dazu: Allurarot AC (E 129), Rot 2G (E 128), Braun FK (E 154) und Braun HT (E 155) sowie der künstliche Farbstoff Brillantblau (E 133). Rot 2G und Braun FK sind mittlerweile aufgrund gesundheitlicher Bedenken wieder von der Liste der Zusatzstoffe verschwunden.

Die künstlichen Zutaten können nicht nur zu Zappeleien führen, zu Konzentrationsschwäche und Lernstörungen. Es werden immer neue Nebenwirkungen dokumentiert, mit denen die kindlichen Körper auf die Chemikalien reagieren. Beim weitverbreiteten Konservierungsstoff E 211 beispielsweise (Natriumbenzoat), der auch Teil der Southampton-Studie war, in der es um Hyperaktivität ging. E 211 wird unter anderem gebraucht, damit Softdrinks nicht fad, abgestanden und muffig werden. Der Stoff ist in Softdrinks enthalten, aber auch in der *BigMac*-Soße von McDonald's, in der Gurke von McDonald's, auch in manchen Lollis. Der Sheffielder Professor Peter W. Piper fand heraus, dass E 211 auch das Erbgut in den Mitochondrien, den Kraftwerken der Körperzellen, verändern kann – und damit das Risiko erhöhen für Diabetes, Leberkrankheiten und Wachstumsprobleme.

Besonders überraschend: Gerade wenn ein Produkt besonders gesund erscheint, weil etwa Vitamin C enthalten ist, kann E 211 den erhofften Effekt ins Gegenteil verkehren. Denn die britische Lebensmittelbehörde FSA fand heraus, dass der Konservierungsstoff E 211 in manchen Soft Drinks mit dem ebenfalls enthaltenen Vitamin C (Ascorbinsäure) reagiert und dabei krebserregendes Benzol entsteht. Die Drinks mussten in Großbritannien aus den Regalen genommen werden, die FSA sprach mit den Herstellern, um die Mengen zu reduzieren.

Die Industrie versprach, künftig beim Einsatz der Chemikalie vorsichtiger vorzugehen.

Überraschenderweise können sich die Effekte der einzelnen Chemikalien durch die gemeinsame Verabreichung vervielfachen. Das zeigte unter anderem eine Studie der Universität Liverpool mit den zwei Farbstoffen E 104 (Chinolingelb) und E 133 (Brillantblau), dem Geschmacksverstärker Glutamat (E 621), und dem Süßstoff Aspartam (E 951).

Die britischen Wissenschaftler hatten im Labor den Einfluss der Zusatzstoffe auf das Wachstum einzelner Nervenzellen untersucht – um ihre Wirkung in der frühen Kindheit herauszufinden, wenn das Gehirn sich noch formt und mögliche Schädigungen besonders weitreichende Folgen haben. Das Ergebnis: Die schädliche Wirkung der Zusatzstoffe auf das Gehirn (Neurotoxizität) addierte sich nicht, wie zu erwarten wäre, sondern vervielfachte sich. Eine Mischung aus dem blauen Farbstoff E 133 und Glutamat (E 621) etwa bremste das Zellwachstum nicht, wie zu erwarten gewesen wäre, um 15,8 Prozent, sondern um 46,1 Prozent. Eins und eins ist bei Zusatzstoffen also nicht gleich zwei, sondern, sagen wir, sechs. Die Wechselwirkungen zwischen den einzelnen Chemikalien wurden bei der Zulassung dieser Ingredienzen noch gar nicht berücksichtigt. Beispiel Zitronensäure: Der beinahe allgegenwärtige Zusatzstoff mit der Chiffre E 330 kann dazu beitragen, dass das Leichtmetall Aluminium ins Gehirn transportiert wird, als »trojanisches Pferd«, wie der Heidelberger Hirnforscher Konrad Beyreuther sagt. Aluminium kann Hirnerkrankungen fördern, wie etwa die Parkinson- oder die Alzheimer-Krankheit, zudem kann es auch bei Hyperaktivität und Lernstörungen eine Rolle spielen. Neueren Erkenntnissen zufolge kann es wie ein weibliches Geschlechtshormon wirken, es zählt zu den sogenannten Metallöstrogenen, kann die Geschlechtsfunktionen sowie die Nahrungsaufnahme stören.

Aluminium ist häufig in Süßigkeiten enthalten, manchmal von Natur aus, etwa im Kakao, mitunter aber auch in den Zutaten, den Farbstoffen beispielsweise. So gibt es sogenannte Aluminiumfarblacke, bei denen das Leichtmetall hinzugefügt wird; nach Branchenangaben leuchten damit die Farben besser. Auf dem Etikett steht davon nichts.

Zudem gibt es allein neun verschiedene aluminiumhaltige Zusatzstoffe: von Aluminiumsulfat (E 520) bis Aluminiumsilicat (E 559). Sie werden für industriell abgefülltes Eiklar und für kandiertes, kristallisiertes oder glasiertes Obst und Gemüse verwendet, auch als Trennmittel für Soßenpulver und Tütensuppen, und sie sorgen dafür, dass abgepackte Käsescheiben nicht aneinanderkleben.

Erwachsene schlucken bei Aluminium nach einer Studie der EU-Kommission bis zum 6,2-Fachen der wöchentlich akzeptablen Dosis von 7 Milligramm pro Kilogramm Körpergewicht, Kinder sogar bis zum 7,5-Fachen.

Die Brüsseler Untersuchung berücksichtigte erstmals nicht nur den durchschnittlichen Pro-Kopf-Verbrauch, sondern auch die Verzehrmengen jener Fast-Food-Junkies, die häufiger Tütensuppen und Fünf-Minuten-Terrinen löffeln oder einen *BigMac* verschlingen. Und erstmals untersuchte die Studie auch die Belastung von Kindern. Etwa bei den Farbstoffen. Insgesamt sind es, bei Kindern unter drei Jahren mit hohem Süßigkeitenkonsum, bis zu 560 Milligramm am Tag, wie die Studie der EU-Kommission ergab. In früheren Zeiten, als die Farbstoffe zugelassen wurden, gingen die Experten noch von 25 Milligramm pro Tag aus.

Als Maß fürs Unbedenkliche gilt der sogenannte ADI-Wert (»Acceptable Daily Intake«: die akzeptable tägliche Dosis). Bei allen Additiven gaben die EU-Rechercheure eine Spannweite an, von jenen, die wenig Industriekost zu sich nehmen, bis zu den harten Fans von Industrie-Food.

Laut EU-Report nehmen von der in *Coca-Cola* enthaltenen Phosphorsäure (E 338) Kleinkinder 53 bis 172 Prozent der ADI-Dosis zu sich – mithin bis zu beinahe dem Doppelten der täglich akzeptablen Menge.

Höher noch als bei Phosphorsäure sind nach EU-Recherchen die Verzehrmengen bei darmschädigenden Zusatzstoffen. Zu diesen Stoffen zählen unter anderem Sorbitanmonolaurat (E 493) und Sorbitanmonooleat (E 494). Die gehören zu den Rekordhaltern in der EU-Liste. Bei Kleinkindern wird die akzeptable Dosis dauerhaft überschritten: Die Spannweite liegt zwischen 675 und 802 Prozent des ADI-Werts, reicht also vom Sechs- bis zum Achtfachen des Akzeptablen.

Noch mehr schlucken Junk-Food-Freunde von Chemikalien mit den E-Nummern 220 bis 227. Dass die nicht besonders gesund sind, ist bekannt: Wer beispielsweise beim Chemikalienhändler einen Stoff namens Natriumdisulfit (E 223), kauft, bekommt ein Gläschen mit der Aufschrift: »Gesundheitsschädlich bei Verschlucken«. Und das mitgelieferte Sicherheitsdatenblatt warnt: »Von Nahrungsmitteln und Futtermitteln fernhalten«. Just dieser Stoff ist indessen in manchen Pfanni-Pürees und in Maggis *5-Minuten-Terrinen*-Kartoffelbrei enthalten.

Die Sulfite sind besonders bedenklich, weil sie das Wachstum aggressiver Bakterien namens *Desulfovibrio* fördern. Die sind üblicherweise im Flussschlamm anzutreffen und bei Ölbohrfirmen gefürchtet, weil sie die Pipelines anfressen. Forscher aus der »Darm-Gruppe« im Addenbrook's Hospital im englischen Cambridge entdeckten die aggressiven Mikroben auch im menschlichen Verdauungstrakt – bei bis zu 70 Prozent der Testpersonen.

»Das ist eine potenzielle Bombe«, sagte John Cummings, einer der Wissenschaftler. Denn wenn der Darm durchlöchert ist, können Krankheitserreger, Schadstoffe und Allergene ungehindert in den Körper eindringen. Die Sulfite können Bronchienverengungen und Zuschwellen der Atemwege, das sogenannten Sulfitasthma, auslösen, aber auch Hautreizungen, Nies- und Schnupfenanfälle sowie Kopfschmerzen.

Diese Sulfite gehören ebenso wie benzoesäurehaltige Konservierungsstoffe (E 210–219) auch zu den Risikofaktoren für Asthma, Ekzemen und allergischem Schnupfen, neben Zucker, Salz und schlechten Fetten. Das ergab die bisher größte internationale Untersuchung zu diesem Thema, die sogenannte ISAAC-Studie (»International Study of Asthma and Allergies in Childhood«: Internationale Studie zu Asthma und Allergien im Kindesalter), bei der von 1991 bis 2011 von 306 wissenschaftlichen Einrichtungen insgesamt zwei Millionen Kinder und Jugendliche in 51 Ländern untersucht wurden.

Das Ergebnis: Für die jugendlichen Fast-Food-Fans stieg das Risiko für Asthma, Ekzeme und allergischen Schnupfen um fast 40 Prozent, für Kinder zumindest um 27 Prozent, wenn sie mehr als drei Mal pro Woche übliches Junk Food konsumierten, wie Hamburger oder Schokoriegel.

Und die Sulfite sind weit verbreitet: E 220 bis E 227 sind für zahlreiche Lebensmittelgruppen zugelassen, von Marmelade und Süßwaren bis zu Senf, Wein, Trockenfrüchten, Hamburgerfleisch. Bei Erwachsenen liegt der Sulfit-Verzehr bei 20 bis 266 Prozent des ADI-Werts, bei Kleinkindern bei 83 bis 1227 Prozent – also bis zum Zwölffachen dessen, was akzeptabel wäre. Das ergab die EU-Studie über den Zusatzstoffverzehr. Mittlerweile liegen die Verzehrmengen vermutlich noch höher, denn der Zusatzstoffabsatz steigt nach Industrieangaben Jahr für Jahr.

Diese Studie (offizieller Titel: »Bericht der Kommission über die Aufnahme von Lebensmittelzusatzstoffen in der Europäischen Union«) stammt allerdings aus dem Jahr 2001. Er beruht auf Daten aus Ländern wie Österreich, Frankreich, Spanien, Großbritannien und anderen. Neuere Daten gibt es nicht, und deutsche Zahlen gibt es erst recht nicht.

Eigentlich müssten die EU-Mitgliedsstaaten seit 1995 die Verzehrmengen genau überwachen, um mögliche Gesundheitsgefährdungen zu erkennen. Doch die Bundesrepublik Deutschland übt sich seither in Untätigkeit, wie andere Mitgliedsstaaten auch. Die Verantwortlichen in den zuständigen staatlichen Stellen äußern großes Verständnis für den Wunsch der beteiligten Industrien nach Geheimhaltung der entsprechenden Daten.

Für die Verbraucher, die in wachsendem Umfang mit den Chemikalien im Essen konfrontiert sind, ist das natürlich weniger erfreulich.

5. BUTTER FÜR DIE ARMEN

Zusatzstoffe in Lebensmitteln:
Was ist erlaubt?

Schönfärberei: Wenn Margarine wie Butter aussehen soll / Idyllische 1950er Jahre: Als Zusatzstoffe noch »Gift« waren / Lebenslänglich Zusatzstoffe: Ist das noch gesund? / Wenn sich alles im Körper anreichert / Behörden mit beschränktem Wissen / Hurra: Chemie im Essen nützt jetzt dem Verbraucher

---

Sie waren beunruhigt, die Experten, die da zusammengekommen waren in dem reizenden Städtchen am See. Es ging um die chemischen Zusätze in Lebensmitteln. Und es ging auch um die Gesundheit der Menschheit. Eingeladen hatten die Vereinten Nationen.

Dabei bestand zu jener Zeit die Nahrungskette noch weitgehend aus echten Lebensmitteln, aus den Früchten der Natur. Es waren die idyllischen 50er Jahre des vorigen Jahrhunderts, und sie trafen sich in Ascona, dem 5300-Einwohner-Ort auf der Schweizer Seite des Lago Maggiore.

Hier wachsen Palmen, und im Frühling blühen die Blumen, wenn es anderswo noch bitterkalt ist. Ascona war aber auch schon früh ein Ort für Denker und Avantgardisten, sie trafen sich zu Beginn des 20. Jahrhunderts hoch droben auf dem Berg, der seither Monte Verità genannt wird: Berg der Wahrheit. Der Schriftsteller Hermann Hesse war dort, auch C. G. Jung, der Begründer der analytischen Psychologie.

In diesem Ort fand die Konferenz statt, zu der zahlreiche Lebensmittelexperten und Mediziner kamen. Thema: »Schutz vor Gefährdung der Gesundheit durch Lebensmittelzusätze«. Das war auch der Titel des Tagungsberichts in der *Deutschen Medizinischen Wochenschrift*.

Schon 1956, ein Jahr zuvor, hatte eine andere Konferenz der Weltgesundheitsorganisation (WHO) und der Organisation für Ernährung und Landwirtschaft (FAO) der Vereinten Nationen in Rom die Forderung aufgestellt, so ein »Lebensmittelzusatz« dürfe nur dann zugelassen werden, wenn er »im Interesse des Verbrauchers« liege.

Das klang schon damals ein bisschen verwegen, solch eine Forderung. Schließlich ging es bei den chemischen Lebensmittelzusätzen niemals um die Interessen der Verbraucher. Sie wurden ja nicht den Verbrauchern zuliebe ins Essen gemischt. Die Zusatzstoffe wurden auch nicht auf ihre Gesundheitsrisiken untersucht, bevor sie zum Einsatz kamen. Es war eher ein Wettlauf der Hersteller um die besten Technologien, den Vorsprung durch Technik sozusagen. Der Schutz der Gesundheit war bestenfalls nachgeordnet.

Bislang galt in der Geschichte der Zusatzstoffe die Regel, dass sie erst erfunden wurden, oft durch Zufall, dann wurden sie in die Nahrungskette eingespeist, irgendwann stellten sich Risiken ein, traten Beschwerden und Krankheiten auf, dann wurden Gesetze und Vorschriften erlassen. Im Nachhinein. Behörden und Gesetzgeber hinkten regelmäßig den Entwicklungen hinterher. Gerade aus diesem Grund wuchs ja die Besorgnis, erst unter den Ärzten, dann auch unter den Betroffenen, den Konsumenten. Die Obrigkeit aber, die noch im Mittelalter streng gegen Panscher und Fälscher vorgegangen war, sorgte sich in der Epoche der industrialisierten Nahrungsproduktion eher um die Freiheit der Gewerbeausübung und des Handels.

Zusatzstoffe in Lebensmitteln: Was ist erlaubt?

Jetzt aber, im 21. Jahrhundert, so scheint es, ist alles anders. Die Politik hat auf die zunehmende Skepsis reagiert. Der ganze Komplex der Chemie im Essen wurde neu geregelt, auf europäischer Ebene. Im Jahre 2008 hat die Europäische Union neue Vorschriften erlassen und auch ein ganz neues Verständnis von Zusatzstoffen zugrunde gelegt. Es sei ein »Meilenstein« im Verbraucherschutz, so jubelten einige schon. Denn: Erstmals in der Geschichte der chemischen Aufrüstung der Nahrung ist gesetzlich festgehalten, dass Zusatzstoffe nur eingesetzt werden dürfen, wenn sie den Verbrauchern einen Nutzen bringen. Ein völlig neuer Gesichtspunkt, der da ins Spiel kommt. Das Verbraucherinteresse. Bisher völlig vernachlässigt. Ein paar Haken hat die schöne neue Gesetzeswelt allerdings: Die Verbraucher werden gar nicht gefragt. Es entscheiden andere, was im Interesse des Verbrauchers liegt.
Es ist ja auch schwer zu beurteilen, was im Interesse des Verbrauchers liegt. Oft scheint es ja, als ginge es in erster Linie darum, die Verbraucher zu verschaukeln, um Schönfärberei, zum Beispiel. Zumindest sieht es so aus, auf den ersten Blick.
Wie im Fall Buttergelb. Ein klassisches Beispiel, ein Fall, der die Öffentlichkeit aufschreckte, wegen plötzlich bekanntgewordener Gesundheitsgefahren durch lebensmitteltechnologische Innovationen. Der Schock hat die Fachwelt nachhaltig verunsichert. Es war einer dieser billigen, chemischen Ersatzstoffe, mit der minderwertige, aber höchst profitable Nahrungsmittel aufgehübscht werden: ein Farbstoff, wissenschaftlicher Name: 4-Dimethylaminoazobenzol. Er diente dazu, Margarine so einzufärben, dass sie aussah wie gelbe Butter. Daher der Name der Farbe: »Buttergelb«. Das gelang leidlich, Margarine bekam immerhin den Ehrentitel »Arme-Leute-Butter«.
Eigentlich war das nicht nur eine Verschaukelung, sondern

zugleich auch schon ein verbraucherfreundlicher Akt: Nun konnten die Armen ihre billige Brotschmiere wenigstens optisch wie Butter genießen. So würde man das heute sehen, dank der neuen Gesetze. Denn seit 2008 gelten in Europa die chemischen Nahrungszusätze als »Stoffe zur Verbesserung von Lebensmitteln«.

Doch wurde das damals, in den 1950er Jahren, noch nicht so optimistisch betrachtet. Es ging eher um die Schattenseiten der Schönfärberei durch Chemikalien. Denn nun stellte sich plötzlich heraus, dass es der Gesundheit schadet, das Färbemittel. Es war, wie bei solchen chemischen Zusätzen üblich, einfach ins Essen gemischt worden, ohne Gesundheitsprüfung, ohne behördliche Kontrolle. Die sogenannten Teerfarben waren schon seit dem 19. Jahrhundert in Gebrauch.

Seit langem auch war bekannt, dass Buttergelb krebserregend ist. Ratten in Japan, die zu Forschungszwecken damit gefüttert wurden, bekamen Leberkrebs. Der Forscher Riojun Kinosita veröffentlichte dazu eine aufsehenerregende Studie im Jahre 1937. Doch es dauerte, bis die Verbraucher vor der Gefährdung durch 4-Dimethylaminoazobenzol geschützt wurden: Der Farbstoff wurde in Deutschland im Jahr 1938 verboten, in der Schweiz und anderen Ländern erst in den 1940er Jahren. Mit der Margarinefarbe geriet eine ganze Gruppe von Farbstoffen unter Verdacht, von denen viele bis zum heutigen Tage in Gebrauch sind – auf Betreiben der Europäischen Union, trotz Bedenken in vielen Ländern.

Buttergelb zählt zu den sogenannten Azofarbstoffen. Über 2000 Azofarbstoffe gibt es, einige sind für Nahrungsmittel zugelassen. Die meisten sind rot: Neben Cochenille-Rot (E 124) das Azorubin (E 122) und Amaranth (E 123), des Weiteren Allurarot AC (E 129) und das rote Rubinpigment (E 180). Außerdem das Braun HT (E 155), das leuchtend gelbe Tartrazin

(E 102), das Gelborange S (E 110) und fürs ganz Dunkle das Brillantschwarz BN (E 151).
Früher waren sie als Teerfarben bekannt. Klingt nicht sehr appetitlich, und der Rohstoff ist es auch nicht: Steinkohleteer. Aus dieser schwarzen, zähen Masse wird Anilin gewonnen, jener Grundstoff, auf dem die Farbenindustrie basiert und der heute noch bei BASF den Firmennamen ziert (Badische Anilin- und Soda-Fabrik). Auch Anilin ist nichts Appetitliches, sondern eine übelriechende, giftige Substanz.
Auf die Idee, daraus einen Zusatz für Bonbons und Fischgerichte zu gewinnen, würde in der Welt der echten Lebensmittel kein Mensch kommen. Anders in der industriellen Parallelwelt, denn dort sind Chemiker am Werk, und sie sind kühner.
Der englische Chemiker William Henry Perkin (1838–1907) zum Beispiel unternahm im Jahre 1856 Versuche mit Anilin, um ein Verfahren zur künstlichen Synthese von Chinin zu finden, jenem Stoff, der zur Blütezeit des Kolonialismus sehr begehrt war, denn er diente dazu, die Malaria zu behandeln, und der sich noch heute als Bitterstoff in Getränken wie Schweppes findet.
Plötzlich leuchtete es in des Chemikers Reaktionsschalen intensiv violett. Das war nun kein Chinin, sondern offenkundig eher ein Farbstoff. Perkin fand, er sehe Malvenblüten ähnlich, und taufte ihn »Mauvein«. Der Farbstoff eignete sich hervorragend zur purpurroten Färbung von Seide. Und weil die Kunstfarbe sehr beständig und lichtecht war, erfreute sich Mauvein bald großer Beliebtheit. Mauvein war der erste Azofarbstoff, und viele weitere sollten noch folgen.
Der Teer, der in großen Mengen während der Industrialisierung bei der Verkokung von Steinkohle für die Stahlherstellung anfiel, wandelte sich vom lästigen Abfallprodukt plötzlich

zu einem wertvollen Rohstoff für die Chemieküchen der Farbenhersteller – und später der Nahrungsmittelindustrie. Azofarbstoffe lassen sich heute auch aus Erdöl oder Erdgas gewinnen, was das Ganze nur unwesentlich appetitlicher macht.

Nicht nur die Teerfarben wurden ohne jede Zulassung und Gesundheitsprüfung in die Nahrungskette eingespeist, auch die Aromen, die Geschmack vorgaukeln, der in dem Produkt gar nicht vorhanden ist. Ohne Zulassung und Gesundheitsprüfung eingesetzt wurden auch die sogenannten Enzyme, mit denen aus Fleischabfällen Schinken zusammengeklebt wird und die die Brötchen schön aufblasen und die Kruste hübsch braun werden lassen.

Das Interesse an aufwendigen Gesundheitstests hält sich auf Seite der Hersteller verständlicherweise in Grenzen. So gab es erheblichen Gegenwind, als die Forderung nach Prüfung der Gesundheitsfolgen aufkam, ebenfalls in den 1950er Jahren in den USA, die damals schon führend waren in der Industrialisierung der Nahrung.

Dort war es vor allem der Kongressabgeordnete James Delaney, der sich dafür starkmachte und der damit in die Geschichte der chemiegestützten Nahrung einging. Er war zunächst auf heftigen Widerstand gestoßen. Neben dem befürchteten wirtschaftlichen Schaden für die Agrarproduzenten sahen Kritiker des Gesetzeszusatzes ernsthafte Versorgungsprobleme für die Bevölkerung. Denn in den USA war damals der Industrialisierungsgrad der Nahrungsproduktion schon weit fortgeschritten, die Zusatzchemikalien mithin weit verbreitet.

Doch Delaney und seine Mitstreiter setzten sich im Kampf um den Schutz der Konsumenten gegen alle Widerstände durch. Die Delaney-Klausel, ein 1958 verabschiedeter Zusatz zu dem einschlägigen US-amerikanischen Gesetz, verbietet es,

Nahrungsmittel in Verkehr zu bringen, die krebserregende Substanzen enthalten, ganz gleich, ob als Verunreinigung, als Rückstand eines Verarbeitungsprozesses oder in Form eines absichtlich hinzugefügten Zusatzstoffes.

Auf beiden Seiten des Atlantiks dominierte damals noch die Skepsis gegenüber den chemischen Zusätzen in der Nahrung. Besorgnis rief bei den Konferenzen in Rom und in Ascona vor allem die ständige Zufuhr der absichtlich zugesetzten »Gifte« in der alltäglichen Nahrung hervor. Absichtliche Vergiftung, das war ja bisher ein punktuelles Ereignis, Brunnenvergiftung beispielsweise, gesetzlich geächtet und natürlich streng geahndet. Jetzt ging es um den absichtlichen, aber dauerhaften Zusatz kleiner Mengen von »Giften«. Doch auch kleine Mengen können auf Dauer gefährlich werden, fürchteten damals die Experten. Wenn ein Nahrungsmittel häufig verzehrt wird, kann sich die Giftigkeit von Zusätzen aufsummieren. Dabei sei mitunter eine kleine, aber lebenslang verzehrte Menge schlimmer als ein einmaliges Bombardement mit einer Chemikalie.

Es kann sich also »die fortgesetzte Gabe kleiner Dosen sogar als wesentlich wirksamer« erweisen »als die Behandlung mit wenigen großen Dosen«, so der Freiburger Medizinprofessor Hermann Druckrey in seinem Bericht über die Zusatzstoffkonferenzen in Rom und Ascona, der 1957 in der *Deutschen Medizinischen Wochenschrift* erschien. »Das Besondere bei solchen Giften mit irreversibler ›Summationswirkung‹ liegt darin, dass auch kleine Einzeldosen sogar besonders gefährlich sind, wenn sie dauernd, womöglich von Jugend auf, über ein langes Leben auf den Menschen einwirken. Das ist aber gerade bei Lebensmittelzusätzen möglich.« Das Fazit: »Nach den neuen Erkenntnissen liegen die Gefahren für eine gesundheitliche Schädigung durch Fremdstoffe in Lebensmitteln besonders in der Möglichkeit extrem chronischer Giftwirkungen.«

Die Gefahr ist umso größer, je mehr von diesen »Fremdstoffen« die Leute zu sich nehmen. Bekanntlich macht ja die Dosis das Gift. So wäre es auch bei den »giftigen« Zusätzen wichtig zu wissen, wie viel die Menschen davon überhaupt verspeisen, Tag für Tag, Monat für Monat.

Das sieht auch die Europäische Union so. Sie hat stetig neue Chemikalien zugelassen, allerdings unter der Voraussetzung, den Verbrauch zu überwachen. Schließlich ist die Unbedenklichkeit der Zusätze ja nur bis zu einer gewissen Grenze gegeben. Daher schrieb eine EU-Zusatzstoffrichtlinie aus dem Jahr 1995 vor, dass die Regierungen »innerhalb von drei Jahren«, also bis 1998, »Systeme zur Überwachung des Verbrauchs und der Verwendung von Lebensmittelzusatzstoffen« festlegen sollten.

Entsprechende Vorgaben waren in den Richtlinien 94/35/EG, 94/36/EG und 95/2/EG des Europäischen Parlaments und des Rates enthalten. Demnach sollte jeder Mitgliedsstaat Verbrauch und Verwendung von Lebensmittel-Zusatzstoffen überwachen; die EU-Kommission sollte dem Europäischen Parlament und dem Rat einen Bericht hierüber vorlegen.

So weit, so richtig. Manche EU-Länder machten sich auch an die Arbeit und legten erste Ergebnisse vor. Zusammengefasst und veröffentlicht wurden sie im »Bericht der Kommission über die Aufnahme von Lebensmittelzusatzstoffen in der Europäischen Union« vom 1. Oktober 2001. Die Ergebnisse waren alarmierend. Bei vielen Chemikalien lagen die Verzehrmengen weit jenseits dessen, was gesundheitlich unbedenklich ist, vor allem für Kinder. Sie lagen bei manchen Chemikalien bis zum Zwölffachen über der akzeptablen täglichen Dosis.

Alarmiert war auch die Industrie. Sie befürchtete Einschränkungen, die ihre Geschäfte betreffen könnten, schlimmstenfalls sogar Verbote, und forderte zu verstärkten Lobbyaktivitäten auf. Das »Hauptrisiko«, so das Kunstnahrungsfachblatt *International Food Ingredients,* seien gesetzliche »Begrenzungen bei einzelnen Zusatzstoffen«.

Die Gefahr für die Industrie ist heute gebannt. Die Verzehrmengen wurden nicht mehr erhoben. Die Bundesrepublik Deutschland beispielsweise hat erst gar kein Überwachungssystem eingeführt, sträubt sich seit Jahren, überhaupt irgendwelche Erkenntnisse über die Verbreitung von Chemie im Essen zu gewinnen.

In Brüssel reichte Deutschland statt einer Zusatzstoffstatistik eine Bayerische Verzehrsstudie ein, bei der es um Bier, Brezeln und anderes ging, aber in keiner Zeile um Zusatzstoffe.

Und bei der im Jahr 2008 veröffentlichten »Nationalen Verzehrsstudie II« wurde zwar flächendeckend erhoben, was die Deutschen an Speisen und Getränken zu sich nehmen, mit großem Aufwand, unter Federführung des Max-Rubner-Instituts (MRI), der wichtigsten staatlichen Ernährungsforschungseinrichtung. Doch um Zusatzstoffe machte die Erhebung einen großen Bogen. Von Chemikalien im Essen wollten die staatlichen Forscher lieber nichts wissen, sagt ihr Präsident, Professor Gerhard Rechkemmer: »Wir fragen ja nicht, ob Sie die Haferflocken von Hersteller X oder Y gegessen haben. Wir fragen: Haben Sie Haferflocken gegessen? Haben Sie Chips gegessen?«

Wie viele Zusatzstoffe die Deutschen verspeisen, das will Rechkemmer nicht erfahren. Da müssten ja die Hersteller erklären, wie viel Chemie sie in eine *5-Minuten-Terrine* mixen. Zu viel verlangt, findet er. »Dann müssten Sie die Informationen von den Firmen haben, wie viel Zusatzstoffe enthalten sind. Keine Firma kann gezwungen werden, ihre exklusiven Formulierungen für die einzelnen Produkte anzugeben. Sie hat schließlich die Urheberschaft einer bestimmten

Zusammensetzung. Das ist etwas, worauf der Hersteller ein bestimmtes Anrecht hat, wenn er solche Produkte entwickelt hat, das nicht offenzulegen.«

Aufgrund des Widerstandes gegen die Umsetzung und der Verschleppungstaktik war die Europäische Union über Jahre hinweg außerstande, die eigentlich geforderten Verzehrdaten zu erheben. Sie hat dann auch nicht weiter auf der Erhebung bestanden. Das Verfahren wurde im Zuge der grundlegenden Neuordnung des Zusatzstoffrechts ganz neu aufgerollt. Jetzt ist die europäische Lebensmittelsicherheitsbehörde EFSA zuständig – und muss fünfzehn Jahre nach der Aufforderung der Europäischen Union, die Verzehrmengen zu erheben, noch einmal von vorn beginnen, das Ausmaß der Gefährdung durch Lebensmittel-Zusatzstoffe zu ermitteln. Oder vielleicht besser: die Verbreitung der segensreichen Wirkungen von Lebensmittelzusätzen.

Denn mit der Neuordnung der Zuständigkeiten hat auch eine ganz neue Epoche begonnen in der Bewertung der Chemikalien im Essen. Früher galten die industriellen Zusätze als »Fremdstoffe«, die im Essen eigentlich nichts zu suchen hätten und strengster Überwachung zu unterwerfen seien. So jedenfalls dachten die Experten in den 1950er Jahren. Jetzt, zu Beginn des neuen Jahrtausends, ist eine völlig neue Situation entstanden. Die Europäische Union hat den ganzen Komplex der industriellen Zusätze neu geregelt und dafür ein ganzes »Paket« an Vorschriften geschnürt.

Und schon die Bezeichnung der zu regelnden Zugaben signalisiert ein neues Verständnis. Die Substanzen, die einst als »Fremdstoffe« galten und sogar von den Fachleuten als »Gifte« geschmäht wurden, wurden jetzt nicht nur rehabilitiert, sondern sogar geadelt. Sie gelten jetzt als »Stoffe zur Verbesserung von Lebensmitteln« (im internationalen Fachjargon:

Food Improvement Agents). Zur Regelung des Umgangs mit diesen edlen Ingredienzen hat die Europäische Union ein ganzes Quartett aus Vorschriften erlassen, das »Food Improvement Agents Package« (FIAP), bestehend aus vier Einzelverordnungen.

Die Kernsätze zur Karriere der ehemaligen Gifte zu Veredelungsingredienzen enthält die »VERORDNUNG (EG) Nr. 1333/2008 DES EUROPÄISCHEN PARLAMENTS UND DES RATES vom 16. Dezember 2008 über Lebensmittelzusatzstoffe«. Darin wird eine neue Maxime in die Bewertung eingeführt: das Verbraucherinteresse. Die zentrale Formulierung diesbezüglich lautet: »Zusatzstoffe müssen in ihrer Verwendung sicher sein; es muss eine technologische Notwendigkeit für ihre Verwendung geben und ihre Verwendung darf die Verbraucher nicht irreführen und muss diesen einen Nutzen bringen.« So steht das gleich unter Punkt (7) in der Präambel. Und in Artikel 6 (2) steht dann auch noch, dass Zusatzstoffe nur dann verwendet werden dürfen, wenn sie »für die Verbraucher Vorteile bringen«.

Ein Meilenstein. Ein völlig neues Kriterium. Endlich gilt der Verbraucher als maßgebliche Größe in der Zusatzstoffpolitik. Ein historischer Einschnitt in der Geschichte der Nahrungschemie. Merkwürdig nur: Es hat sich gar nichts geändert. Es ist jetzt nicht so, dass haufenweise Zusatzstoffe eliminiert werden, weil sie nicht im Interesse des Verbrauchers liegen. Es sind die gleichen Zusatzstoffe, die gleichen E-Chemikalien wie bisher, die eingesetzt werden. Die gleichen Farbstoffe, die gleichen Emulgatoren. Alles wie bisher, nur jetzt im Interesse des Verbrauchers. Ganz ausdrücklich.

Wobei weiterhin bei vielen Zusätzen das Verbraucherinteresse nicht erkennbar ist, zumindest nicht auf den ersten Blick. Beispiel Farbstoffe, wie etwa E 150d. Zuckerkulör. Schon die

Bezeichnung erscheint fast ein bisschen irreführend. Zuckerkulör. Denn was nach Karamellen klingt, ist pure Chemie: Der sogenannte Ammoniumsulfit-Zuckerkulör wird gebildet durch das Mischen von Zucker, Ammoniak und Sulfiten unter großem Druck und bei hohen Temperaturen. Die korrektere Bezeichnung würde also lauten: »Chemisches Braun, mit Schwefeltechnologie hergestellt«.

Auch mit der neuen Rechtslage und der Erhebung des Verbrauchers zum Nutznießer der chemischen Zusätze hat sich zumindest deren Bezeichnung nicht geändert. Zuckerkulör bleibt Zuckerkulör, und sei er noch so chemisch hergestellt. Es ist, andererseits, vielleicht auch ein verbraucherfreundlicher Akt, auf üble chemische Fachbegriffe zu verzichten und stattdessen heimeliges Vokabular aus dem vertrauten Küchenwortschatz zu verwenden.

Und vermutlich ist auch der Einsatz der Farben selbst ein verbraucherfreundlicher Akt.

Der Farbstoff Zuckerkulör (E 150d) zum Beispiel ist weit verbreitet, er wird nicht nur in *Coca-Cola* eingesetzt, aber auch in anderen braunen Brausen, sogar dem Kindertrank *Capri-Sonne Cola Mix,* dem Schweppes *Ginger Ale,* manchen Energydrinks, auch Getränken wie dem österreichischen *Almdudler.* Bei Süßwaren ist der Farbstoff besonders weit verbreitet: Er färbt Nestlés *Kit Kat Senses* und das Nestlé-Schöller-Wassereis Typ *Beach Cola,* Wrigleys Kaugummi *Airwaves active* mit Koffein und Guarana, die Chupa Chups *Bubble Gum*-Lutscher sowie zahlreiche Weingummis, Schaumzucker und anderes Süßzeug.

E 150d verleiht dem trendigen Balsamico-Essig einen dunklen Farbton: Knorr nimmt es für seinen *Professional Vinaigrette Balsamico* und Thomy färbt damit sein Dressing *Olive Balsamico.* Auch die Essighersteller Kühne und Hengstenberg werten damit ihren Balsamico auf, künstlich gebräunt ist auch die Hausmarke von Edeka. Selbst Maggis *Asia Nudel Snack* »*Kari-Curry*« enthält das künstliche Braun. Auch Whisky wird verschönert, häufig mit den Farben aus der Zuckerkulör-Familie. Nicht nur der billige Johnnie Walker, auch der für 2000 Euro, wie etwa der 40 Jahre alten Glenfiddich Rare Collection.

Der Vorteil für den Verbraucher ist nicht auf den ersten Blick ersichtlich, womöglich könnte es sogar Nachteile geben; in Kalifornien jedenfalls sind im Falle von E 150d Warnhinweise vorgeschrieben, wegen Krebsrisiken, die europäische Lebensmittelsicherheitsbehörde EFSA sieht diese Gefahr nicht.
Das ist immer eine Frage der Abwägung. Auch bei den Phosphaten, einschließlich der Phosphorsäure in *Coca-Cola*. Da gibt es ja ebenfalls Nachteile, etwa die Herz-OP durch Verkalken oder der Knochenschwund.
Dass es bei der Bewertung häufig abzuwägen gilt zwischen Vorteilen und Nachteilen, hat auch die Europäische Union erkannt. Die EU hat sogar ein aufwendiges Forschungsprojekt finanziert: BRAFO hieß es – »Benefit-Risk Analysis of Foods« (Nutzen-Risiko-Analyse für Lebensmittel). Mit großem Aufwand wurde eine Methode entwickelt, um Vorteile und Nachteile gegeneinander abzuwägen. In vielen europäischen Ländern trafen sich Experten, das Projekt führte zu einem gewaltigen Ausstoß an Stellungnahmen und Expertisen.
Die Sache mit den Zusatzstoffen, die ja spätestens seit 1995 zur Klärung anstünde, wurde allerdings nicht erörtert. Es ging nicht um Chemikalien im Essen, nicht um Süßstoffe und Geschmacksverstärker. Es ging auch nicht um Farbstoffe wie E 150d und Phosphorsäure und schon gar nicht um die Produkte, die sie enthalten, wie etwa *Coca-Cola*. Und deren

mögliche Nachteile. Ein Umstand, der vielleicht damit zusammenhängen könnte, dass Coca-Cola im Leitungskomitee der Forschungsgruppe saß.

Am EU-Projekt beteiligt waren auch der Glutamat-und-Aspartam-Konzern Ajinomoto, Nestlé, Danone, der Branchenverband CIAA, diverse Universitäten und Hochschulen. Auch staatliche Institutionen wie das deutsche Bundesinstitut für Risikobewertung (BfR), das Bundesforschungsinstitut für Ernährung und Lebensmittel (Max-Rubner-Institut), die Europäische Lebensmittelsicherheitsbehörde EFSA und die Weltgesundheitsorganisation (WHO).

Nicht beteiligt waren die Verbraucher. Das ist so üblich, auch bei der Weltregierung in Sachen Lebensmittel, dem Codex Alimentarius, einer Einrichtung der Vereinten Nationen, deren Zusatzstoffkomitee weltweit die Standards setzt für Gesetze und Vorschriften. Die Bundesrepublik Deutschland wird dort regelmäßig vertreten von dem – auch in Zusatzstoffen aktiven – Ingredienzenkonzern Südzucker, die Schweiz von Nestlé, Ajinomoto und dem Aromenkonzern Givaudan. Regierungsvertreter sind natürlich auch dabei in den Delegationen, Verbrauchervertreter hingegen nicht. (Siehe Hans-Ulrich Grimm: Vom Verzehr wird abgeraten)

Die Verbraucher spielen in diesen Gremien keine Rolle. Daran hat merkwürdigerweise auch die neue Rechtslage in Europa nichts geändert, der Umstand, dass Zusatzstoffe jetzt nur noch verkauft werden dürfen, wenn sie im Interesse des Verbrauchers sind.

Doch wer entscheidet das? Dürfen die Verbraucher jetzt abstimmen, welche Chemikalien sie noch haben möchten? Gibt es eine Volksabstimmung über E-Nummern? Eher nicht. Auch die Verbraucherverbände wurden nicht um Stellungnahme gebeten: »Uns hat da keiner gefragt«, teilt die Organisation

Foodwatch auf Anfrage mit. Ähnlich der Bundesverband der Verbraucherzentralen und die Verbraucherinitiative.
Das ist auch gar nicht nötig. Denn das Verbraucherinteresse ist in den neuen Vorschriften sozusagen schon enthalten. In Artikel 6 der Verordnung 1333/2008 beispielsweise. Daraus geht auch hervor, weshalb Farbstoffe, Aromen und Geschmacksverstärker, Emulgatoren und Konservierungsstoffe allesamt im Interesse des Verbrauchers sind: Im Interesse des Verbrauchers sei unter anderem die »Förderung der gleich bleibenden Qualität oder Stabilität eines Lebensmittels oder Verbesserung seiner organoleptischen Eigenschaften«. Das ist das »Shelf-Life«, die Haltbarkeit der Farben, des Geschmacks, des Sahnehäubchens auf dem Schokodessert. Das muss ganz zwingend alles im Interesse des Verbrauchers sein, schließlich kauft er das Zeug ja. Der Verbraucher hat sozusagen mit seinem Einkauf über die chemiehaltigen Produkte abgestimmt, daher sind sie in seinem Interesse.
Bei manchen Produkten ist der Verbraucher offenbar nicht ganz einverstanden. Zum Beispiel bei den berühmten Sägespänen, aus denen Erdbeeraroma gewonnen wird (siehe Hans-Ulrich Grimm: Die Suppe lügt). Der Gesetzgeber hat mit der Verordnung auch auf solche öffentlich bekanntgewordenen Verbrauchersorgen reagiert. Das »Paket« mit Vorschriften über die »Stoffe zur Verbesserung von Lebensmitteln« hat auch dazu eine Lösung. Und sie stellt das klar, was die Verbraucher erwarten: Nach der Verordnung (EG) Nummer 1334/2008 muss ein »natürliches Aroma« fortan selbstverständlich aus »Lebensmitteln« gewonnen werden.
Und was ist jetzt mit den Sägespänen? Die Sägespäne sind jetzt nicht verboten, sondern – sie werden zu Lebensmitteln ernannt. Ganz offiziell, in dieser Verordnung Nummer 1334/2008: Denn »Stoffe«, die »bisher für die Herstellung von Aromen verwen-

det worden sind, gelten für die Zwecke dieser Verordnung als Lebensmittel«. Auch wenn bislang, wie die Verordnung freimütig einräumt, »beispielsweise Rosenholz und Erdbeerblätter nicht als solche verwendet wurden«.

Auch bei der Kennzeichnung ändert sich eigentlich eher wenig. So müssen beispielsweise Enzyme gekennzeichnet werden, aber nur, wenn sie als »Zusatzstoff« dienen, wie beispielsweise die Invertase (E 1103), die als Feuchthaltemittel dient und etwa Marzipan vor dem Trockenwerden bewahrt, oder das Lysozym (E 1105), das in Hart- oder Schnittkäse als Konservierungsstoff dient, da es die Zellwände von Bakterien auflöst. Die »Transglutaminase« hingegen, mit der aus Abfällen Schinken zusammengeklebt werden kann, muss nicht gekennzeichnet werden. Sie dient als »Verarbeitungshilfsstoff«.

Die Details werden dann auch nicht unter Hinzuziehung von Verbrauchern geregelt, sondern in besonderen Gremien, deren Zusammensetzung vielleicht nicht direkt geheim ist, nur schwer zu erfahren. Dazu gibt es »Arbeitsgruppen« in Brüssel, etwa die Arbeitsgruppe »Stoffe zur Verbesserung von Lebensmitteln«. Wer dort Mitglied ist, ist nicht zu erfahren, Genaueres wissen auch die eigentlich für die Lebensmittelüberwachung zuständigen Bundesländer nicht, es gebe, so das zuständige Ministerium in Baden-Württemberg, »in diesen EU-Arbeitsgruppen keine festen Mitglieder, sondern wechselnde Teilnehmer, die in Anwesenheitslisten protokolliert werden«. Natürlich ohne öffentliche Kontrolle. Ohne Zuschauer. Keine Presse, keine Medien.

Die Regierungen der einzelnen europäischen Länder, die ja von den Verbrauchern gewählt wurden, müssen hinterher auch nicht mehr zustimmen. An die Stelle der Demokratie ist dieses neue Verfahren getreten, die sogenannte Komitologie. Von Vorteil ist das natürlich für die Food-Konzerne. So sieht das jedenfalls die EU-Kommission. In einem Papier heißt es unter der Überschrift »Wirtschaftliche Folgen«: »Die Einführung des Komitologie-Verfahrens für Zusatzstoffzulassungen wird für die Branche günstig sein, da die Verfahren für die Genehmigung neuer Zusatzstoffe damit beschleunigt werden. Dies könnte ein Anreiz für Investitionen in die Entwicklung neuer Zusatzstoffe sein, da Neuentwicklungen künftig insgesamt schneller gewinnbringend eingesetzt werden können.« Dass die Verbraucher damit nicht so glücklich sind, weiß die EU-Kommission auch: »Die Verbraucherverbände« hätten »Bedenken angemeldet«, weil »der Vorgang insgesamt durch das Komitologie-Verfahren an Transparenz verlieren wird, weil die Zulassungen nicht mehr so gründlich vom Europäischen Parlament geprüft und erörtert werden«. Trotzdem sei »der Weg über die Komitologie aber der geeignete«. Schließlich könnten die »Vertreter der Mitgliedstaaten« die »Verbraucherbedürfnisse« immer noch »in Betracht ziehen«, wenn sie »im Komitologie-Verfahren über die Zulassungen beraten«. Das Verbraucherinteresse ist sozusagen aufgehoben im Verfahren. Der Verbraucher ist gleichsam im Geiste mit dabei, wenn die Entscheidungen fallen.

Und weil die Verbraucher immer wieder partout Natur haben wollen statt Chemie, und keine langen Listen mit E-Nummern, gibt es jetzt neue Zusatzstoffe, ohne E-Nummer. Sie tauchen auch auf dem Etikett nicht auf. Ein Zulassungsverfahren gibt es auch nicht, und auch keine Gesundheitsprüfung. Eigentlich ganz so, wie es immer in der Geschichte der Zusatzstoffe seit je üblich war. Jetzt aber unter einer neuen Bezeichnung: »natürlich«.

6. GEHEIME ZUTAT

Clean Label: Die künstliche Natürlichkeit und ihre Tücken

Und plötzlich kam der Schock / Die große Säuberungswelle auf dem Etikett und ihre Schattenseiten / Rotkraut in Smarties – wie soll das denn gehen? / Undercover-Zusätze in Kantine, Kita, Krankenhaus / Der Fall Hefeextrakt: Zusätze ohne lästige Gesundheitsprüfung / Natur ist Natur ist Natur

---

Es war eine vermeintlich harmlose Zutat. Und die, die sie verspeisten, waren eigentlich auch keine Allergiker. Doch jetzt zeigten sie plötzlich Schockreaktionen, die im Extremfall tödlich enden können – binnen weniger Minuten. Fünf solche sogenannte anaphylaktische Reaktionen hatte es gegeben. Was genau die Reaktion hervorgerufen hatte, fand der Professor erst nach aufwendigen Recherchen heraus.

Eine seiner Patientinnen hatte eine Backmischung in Händen, als sie zu ihm in die Klinik kam. Auch sie hatte solch einen Schock erlitten. Er ließ sie erneut probieren, sie musste sich übergeben und bekam Durchfall. Doch welcher Inhaltsstoff verantwortlich war, war unklar. »Das war Detektivarbeit«, sagt Professor Carsten Bindslev-Jensen.

Der dänische Professor gehört zu einem europäischen Netzwerk von Allergieforschern, die sich in der Europäischen Stiftung für Allergieforschung (ECARF) zusammengeschlossen haben, die Zentrale sitzt in Berlin, an der Charité.

Und auch dort sehen die Experten die Entwicklung mit Skepsis.

Denn die Menschen reagierten mit einem Schock auf eine Zutat, die sie zu kennen schienen: »Weizen« stand auf dem Etikett. Was sie nicht wussten: Es war kein wirklicher Weizen, sondern eine chemisch verwandelte Form mit völlig neuen Eigenschaften – darunter auch der Fähigkeit, Menschen zu schädigen, die sich bisher ganz robust wähnten.

Solche Erfindungen gibt es jetzt immer häufiger – und sie stellen die Allergologen vor große Herausforderungen. Es sind Nahrungszusätze, die als natürlich gelten, nicht als Zusatzstoffe. Deshalb müssen sie auch nicht zugelassen, keiner Gesundheitsprüfung unterzogen werden – auch wenn sie gewissermaßen eine chemisch veränderte Form von Natur darstellen.

Tragischerweise sind die Menschen in gewisser Weise auch noch selbst schuld daran, dass ihnen jetzt so etwas vorgesetzt wird. Sie reagierten ja immer unwilliger auf die ganzen Chemikalien mit den E-Nummern, beharren hartnäckig auf »natürlichen« Zutaten. Mit natürlichen Zutaten können Food-Konzerne aber nichts anfangen, man stelle sich nur mal vor, Spinat-Grün in Smarties. Rote-Beete-Rot in Gummibärchen oder Rotkohl-Lila im Lolli. Wie das nässt, dazu die Fruchtfitzelchen und der Gemüsegeschmack. Und nach ein paar Tagen ist alles verdorben. Völlig unpassend für Süßigkeiten. Überhaupt für Industrieprodukte. Die Natur muss passend gemacht werden für die Bedürfnisse die Fabrik.

Und so wird der Spinat ein bisschen verwandelt, dann kann er die künstlichen Farbstoffe ersetzen. Richtig »natürlich« ist er dann allerdings auch nicht mehr. Aber das Etikett ist sauber. »Clean Label«, das ist das große Projekt der globalen Nahrungsindustrie im neuen Jahrtausend.

Die Clean-Label-Bewegung hebt die industrielle Transformation der Nahrungszutaten auf ein neues Niveau. Es herrscht wieder weitgehende Freiheit für die Produzenten, man könnte auch sagen: Anarchie. Es gibt kein Zulassungsverfahren und keine Risikoprüfung. Transparenz ist nicht gegeben. Die Angaben auf dem Etikett führen völlig in die Irre. Und die »kulinarische Selbstbestimmung« ist in noch weitere Ferne gerückt. Die Esser erfahren nicht mehr, sondern weniger. Die Wirkungen auf den Körper sind dabei völlig ungeklärt.

Die neue Natur ist eine rechtliche Grauzone. Und eine ganz neue Herausforderung für den Körper. Denn mit chemisch verwandelter Natur hat er ja keinerlei Erfahrung. Wie im Falle des verwandelten Weizens, der bei bislang allergiefreien Menschen plötzlich zu Schockreaktionen führte.

Die Recherchen waren nicht einfach, sagt Professor Bindslev-Jensen, Leiter des Allergie-Zentrums im Odense-Universitätsklinikum, Dänemark: »Wir sind wochenlang hingehalten worden.« Über einen holländischen Händler kam der Däne schließlich auf einen belgischen Zusatzstofflieferanten, Tochterfirma eines britischen Konzerns.

Und die waren so stolz gewesen auf ihre Innovation: Das »Weizenprotein« diene als Emulgator, es liefere ein »volles, cremiges Mundgefühl in Lebensmitteln wie Kaffee, Suppen und Saucen ohne Milchbestandteile«. Und dazu sei es auch noch »geeignet für Verbraucher mit Laktose-Intoleranz«. So habe die Erfindung ein »großes Potenzial«, wobei »Asien voraussichtlich ein wichtiger Markt sein« werde. Markenname: *Meripro 711.*

Das Produkt sei »ein großartiges Beispiel für unsere technische Exzellenz«, lobte sich der Hersteller, der britische Konzern Tate & Lyle, der das Zusatzstoffgeschäft des gleichnamigen Zuckergiganten betreibt. *Meripro 711* ist ein Emulgator, der keiner ist, jedenfalls gesetzlich nicht als solcher gilt, eine chemisch verwandelte Form von Weizen, der als Zusatzstoffersatz etwa für Kaffeeweißer konstruiert worden ist. Aber auch als Mittel, um mehr Wasser in Fleisch zu binden. Auf dem Etikett steht dann: »Weizenprotein«.

Und die Innovation ist weit verbreitet, sagte Professor Bindslev-Jensen: »*Meripro 711* ist in ganz Europa in zahlreichen Produkten enthalten. Das Weizenprodukt könnte die Erklärung für eine Reihe von anaphylaktischen Reaktionen bei Patienten sein, die wir bisher nicht erklären konnten.«

Es gibt eine ganze *Meripro*-Produktfamilie. Es gibt auch *Meripro 410* für Pizzateig und cholesterinfreie Salatdressings, und *Meripro 420* für Desserts, Mousse, Milchshakes oder auch Kaubonbons, *Meripro 430* für Kuchen und Füllungen, *Meripro 500* für Sport-Drinks, Energieriegel, Eiscreme, *Meripro 705* für Fleisch, Pasteten und vegetarische Gerichte, *Meripro 707* zudem für Würstchen, Tiefkühlprodukte.

Für die Befreiung der Etiketten von unerwünschten Bezeichnungen setzt die Food-Industrie eine Vielzahl von neuen Substanzen ein, die auf dem Etikett nicht genannt werden müssen. Natürlich streng legal. »Wir helfen den Firmen, ihre Etiketten zu säubern«, verspricht etwa Kent Snyder, ein Topmanager der amerikanischen Firma Senomyx.

Sein Unternehmen hat einen Stoff zur Geschmacksmanipulation entwickelt, der selbst nach nichts schmeckt, aber den Eindruck von süß oder salzig verstärkt und auf dem Etikett nicht genannt werden muss. Firmen wie Nestlé, Coca-Cola und Campbell's, aber auch der weltgrößte Glutamat-Hersteller Ajinomoto haben nach einem Bericht der *New York Times* mit Senomyx schon Verträge geschlossen.

»Die geheime Zutat«, so wirbt der Backzutaten-Lieferant Univar für seine Clean-Label-Produkte. Die Firma Univar liefert viele mehr oder weniger geheime Zutaten: Farben, Enzyme, Aromen, Lecithin, Stärke. Univar ist ein respektables Unternehmen mit 170 Niederlassungen und Kunden in über 100 Ländern.

Auch die Lieferanten für die Großküchen forcieren den Trend zum kennzeichnungsfreien Chemiekochen. Der Restaurantbesuch wird da zum Roulettespiel. Aber auch das Essen in Kantinen, im Krankenhaus, in Kindergärten oder Mensen von Schulen und Universitäten. So wirbt die Firma Unilever Food Solutions, ein Zulieferer für Kantinen, Krankenhäuser, Kindergärten, ausdrücklich mit dem Kürzel »o.d.Z.« – »ohne deklarationspflichtige Zusatzstoffe«. Slogan: »Damit nur das Wesentliche auf der Speisekarte steht!«

In der Werbung für diese Produkte heißt es: »Unilever Food Solutions bietet dem Profikoch mit über 170 Produkten aus allen Sortimentsbereichen – von der Suppe bis zum Dessert – eine breite Auswahl an Produkten ohne deklarationspflichtige Zusatzstoffe. Diese Auswahl wird ständig weiter ausgebaut – für noch mehr Vielfalt bei gleichzeitig weniger Fußnoten auf der Speisekarte!«

Noch besser ist: »Fußnoten einfach streichen«. Das rät Dr. Oetker. Der »Food Service für Großverbraucher« sieht sich als »führender Anbieter im Bereich kenntlichmachungsfreier Rezepturen«, hat offenbar eine großangelegte Säuberungsaktion durchlaufen und verspricht: »keine deklarationspflichtigen Zusatzstoffe mehr in den meisten Dr.-Oetker-Produkten«.

Und die Firma Nestlé hat sogar ein eigenes »OK-Logo«: »Was sagt unser OK-Logo aus? Bei diesen Produkten ist die Kennzeichnung von Zusatzstoffen auf Speisekarten (gem. § 9 ZZulV) nicht erforderlich.« So ganz clean ist zum Beispiel der 5-Kilo-Eimer *Maggi Salatfinesse Gartenkräuter-Dressing* allerdings auch nicht. Die Zutatenliste, mit der der Gast allerdings nicht behelligt wird: Zucker, Jodsalz, Säuerungsmittel

(Citronensäure, Natriumacetate), Stärke, Kräuter (Petersilie, Sellerieblätter, Dill, Basilikum, Estragon), Gewürze (Zwiebeln, Knoblauch, Pfeffer, Senfpulver), modifizierte Stärke, Milchzucker, Aroma, Sonnenblumenöl, Maltodextrin. [Spuren: Eier, Soja, Weizen]
Am wichtigsten ist und bleibt natürlich der Geschmack. Weil bei der Clean-Label-Produktion der Geschmacksverstärker Glutamat verpönt ist, greifen sie zum Glutamat-Ersatz: Hefeextrakt. Klingt schön, wie Hefezopf oder Hefeweizen. Und das Allerschönste: Der Glutamat-Ersatz gilt nicht als Zusatzstoff, sondern als Zutat, wie ein echtes Lebensmittel. Für die Clean-Label-Bewegung ist das ein Segen. So können sie draufschreiben: »Ohne Geschmacksverstärker«, auch wenn Hefeextrakt den Geschmack verstärkt. Hefeextrakt ist der Geschmacksverstärker der Zukunft.
Beispielsweise in der Maggi *Meisterklasse Broccoli-Creme Suppe,* Artikelnummer 012 008 546, die ebenfalls das hauseigene »OK-Logo« trägt, das anzeigt, dass »die Kennzeichnung von Zusatzstoffen auf Speisekarten«, so die Firma, »nicht erforderlich« sei. Ganz clean ist das Produkt auch sonst nicht, es enthält auch Aroma, modifizierte Stärke, ein Milcheiweißerzeugnis und pflanzliches Eiweiß, biologisch aufgeschlossen.
Allerlei Geschmackstricks verzaubert auch Maggis edlen *CHEF Fumet de Homard* (Hummerfond), Artikelnummer 012 177 272, laut Prospekt eine »edle Komposition aus Hummer, abgestimmt mit Nuancen von Languste und Scampi, verfeinert mit nativem Olivenöl Extra, Weißwein und Cognac«, kurz: eine »verlässliche, geschmackvolle Basis für hohe kulinarische Ansprüche«. Zusätzlich sogar noch verfeinert mit Maltodextrin, Hefeextrakt, einem »Milchfetterzeugnis«, zum Einsatz kommen auch »hydrolysiertes Weizenprotein«, ein »Milcheiweißerzeugnis« und ein »Emulgator (Lecithin, Mono- und

Diglyceride von Speisefettsäuren)«. Der Koch bekommt die Zutatenliste, der Gast leider nicht.
Auch die Supermarktlebensmittel enthalten Hefeextrakt, etwa die Gemüsebrühe von Maggi, aber auch die Hühnersuppe von Alnatura, die *Klare Brühe* von Rapunzel, die Knorr *Salatkrönung Cremig Joghurt-Kräuter.*
Sicher ist: Natürlich ist es nicht. Hefeextrakt wächst nirgends. Hefeextrakt wurde erfunden, 1902 in Großbritannien. Ausgangspunkt ist Bierhefe, sie wird chemisch bearbeitet, um die geschmacksverstärkenden Bestandteile herauszulösen, die sogenannten Aminosäuren.
Berühmtester Hersteller ist die britische Marmite Food Company, jetzt bei Unilever. Wichtigster deutscher Hersteller: Ohly in Hamburg, heute: Ohly ABF Ingredients. Im Jahre 1930 war Götz Ohly in Hamburg der Erste, der Hefeextrakt aus Backhefe gewann. In den 1970er Jahren kamen Enzyme ins Spiel, um den Prozess zu beschleunigen. Das verbesserte auch den Glutamatgehalt. Spezielle Enzyme produzieren spezielle Geschmacksverstärker. So kann der Geschmack jetzt besser gesteuert werden. Es gibt Hefeextrakt schon in verschiedenen Geschmacksnoten, gebratenes oder salziges Fleisch, oder würziges Huhn. Sie haben sogar schon eine Fabrik in China eröffnet, Kapazität 15 000 Tonnen, für 50 Millionen Dollar. »Der Markt für Hefeextrakt wächst ständig. Vor allem in den asiatischen Ländern«, freut sich Ohly-Boss Robert Rouwenhorst.
Was nicht geklärt ist, sind die Auswirkungen auf den menschlichen Körper, die medizinischen Fragen: Wie wirkt Hefeextrakt auf den menschlichen Körper? Ist es vielleicht sogar gesund? Oder eher schädlich? Das ist die Schattenseite der neuen Natürlichkeit: keine Gesundheitsprüfung, keine Risikobewertung, keine Studien zu möglichen Gefahren.
Es gibt »sehr wenig aufschlussreiche Literatur zu Hefe-

extrakt«, bemängelte eine Studie der Fachhochschule Münster, die versucht hat, das Geheimnis ein bisschen zu lüften, im Auftrag des Bundesverbandes Naturkost Naturwaren, gefördert vom Bundesverbraucherschutzministerium. Dabei gibt es durchaus Erfahrungsberichte von Konsumenten über teils heftige Nebenwirkungen: »Nach dem Konsum von Hefeextrakt bekomme ich heftigste Ausschläge am Hals und im Gesicht, nässend und fürchterlich juckend, diese dauern dann mehrere Wochen an, bis sie komplett verschwunden sind.« So berichtet etwa ein Hefeextrakt-Opfer aus Süddeutschland. Aber wissenschaftlich dokumentiert sind die Auswirkungen nicht. Das Allergierisiko ist unerforscht. Sie wurden auch nicht im Zulassungsverfahren erhoben, denn für Hefeextrakt gab es ja kein Zulassungsverfahren. Die Clean-Label-Ingredienzen gelten ja nicht als Zusatzstoffe, sondern als Zutaten, als so etwas wie Kartoffeln oder Weizen, wenngleich sie chemisch so verändert wurden, dass sie ganz neue Eigenschaften haben – zum Einsatz bei der Nahrungsfabrikation. Und, folgerichtig, auch im menschlichen Körper.

Eigentlich hatte sich die Situation für Allergiker eher gebessert. Früher galten die komplexen Industrienahrungsmittel als undurchsichtige Gefahrenquelle. Das *Bundesgesundheitsblatt* warnte noch 2001 vor Fertiggerichten: »Der Genuss von Lebensmitteln, die nicht selbst zubereitet werden, stellt für Allergiker ein nicht kalkulierbares Risiko dar.« Schon der Ernährungsbericht der deutschen Bundesregierung aus dem Jahr 1992 hatte den Anstieg bei den Lebensmittelallergien auf die »Zunahme der Verwendung von Zusatzstoffen« zurückgeführt, die »stetigen Innovationen der Lebensmittelindustrie« und den »Trend zum Verzehr vorgefertigter Speisen«. Die Industrie neigte auch sehr zur Geheimniskrämerei bei den verwendeten Zusatzstoffen.

»Das hat sich inzwischen geändert«, sagt Professor Torsten Zuberbier, Leiter des Europäischen Allergieforschungszentrums (ECARF) in Berlin. »Sowohl in der Schweiz als auch in Deutschland und der ganzen EU wurde die Deklaration erheblich verbessert. Die Hauptallergene müssen deklariert werden. Das ist mit Sicherheit auch nicht perfekt. Aber es ist nicht mehr sonderlich schwierig jetzt die Ursache einer Allergie herauszufinden. Angenommen, es hat jemand auf einen Keks reagiert und hat diese Kekspackung mitgebracht. Dann würden wir mit dem kompletten Keks einen Hauttest machen und würden dann nach der Packungsbeschreibung die Einzelallergene testen und würden normalerweise fündig werden. Wenn da beispielsweise Nüsse in dem Keks waren. Das kriegt man relativ schnell und gut heraus. Die Herstellerfirmen sind extrem offen geworden. Die schicken einem sowohl die Inhaltsangaben also auch im Zweifel die einzelnen Bestandteile. Da kooperiert die Industrie also außerordentlich gut. Und die Hauptauslöser sind nicht mehr die Konservierungsstoffe wie noch vor zehn Jahren. Da hat die Industrie deutlich umgestellt und einfach die Mengen reduziert.«

Jetzt allerdings kommen ganz neue Produkte zum Einsatz. Natur, aber chemisch verwandelt. Die Welt von Clean Label ist allergologisches Neuland. Auch für Professor Zuberbier: »Jetzt haben wir ein anderes Problem, insgesamt in der Europäischen Union, dass man experimentiert mit schon bekannten Nahrungsmitteln wie etwa Weizen.« Dadurch könne sich eine allergologisch völlig neue Lage ergeben: Durch die chemischen Veränderungen könnten »sogenannte Neo-Antigen-Strukturen entstehen«.

Die chemische Veränderung fange schon beim Kochen an. Allerdings wird dadurch das Allergierisiko meistens verringert: »Natürliche Nahrungsmittel werden durch Erhitzen vielfach weniger allergen. Der Apfel zum Beispiel. Der ist als Apfel allergen, und das Mus wird vertragen.« Anders bei *Meripro,* beim verwandelten Weizen. Der wird ja verändert, damit er neue Eigenschaften bekommt, etwa als Emulgator. Er gewinnt dadurch allerdings auch neue Eigenschaften als Allergieauslöser: »Der ist in einem bestimmten Verfahren verändert worden und ist dadurch allergener geworden. Und das ist eben der Punkt, wo es dann schwieriger wird.«

Zuberbier sieht daher Handlungsbedarf, um die neuen Unverträglichkeiten zu erfassen und die Ursachen zu erforschen: »Es ist nichts, um Ängste zu schüren, das ist nur ein Punkt, wo man systematisch beobachten muss: ändert sich die Welt, und wenn, kann ich da reagieren.« Zuberbier vertraut aber auf die Zusammenarbeit mit den Herstellern dieser neuen Allergieauslöser: »Man muss sagen, gerade die großen Konzerne haben ein erhebliches Interesse daran, nicht durch allergische Reaktionen aufzufallen.«

Manche Fachleute sehen weitergehenden Handlungsbedarf, etwa bei der Zulassung und der Kennzeichnung. Die österreichische Regierungsstudie über »Zusatzstoffe, Aromen und Enzyme in der Lebensmittelindustrie« jedenfalls sieht die »Entstehung von Grauzonen«, weil »in Zukunft verstärkt nach Möglichkeiten und Substanzen gesucht« werde, »welche eine vergleichbare Wirkung wie Zusatzstoffe haben, aber nicht als solche deklariert werden müssen«. Eine »Herausforderung« werde für den Gesetzgeber daher »die zukünftige Umgangsweise mit entstehenden Grauzonen sein.« So ist es in der Tat schwer zu verstehen, warum beispielsweise Paprikaextrakt als Zusatzstoff gilt (E 160c), Rote-Beete-Pulver hingegen nicht. Oder noch besser: Curcumin hat, als »natürlicher Farbstoff«, eine E-Nummer (E 100), der Curcuma-Extrakt hingegen nicht.

Die Studie stellt die Frage nach der rechtlichen, auch gesundheitlichen Bewertung dieser Zutaten mit »zusatzstoffähnlicher Wirkung«. »Gelten zumindest einige als Zusatzstoffe?« Und: »Müssen sie zugelassen werden?« Oder gelten sie womöglich als »Novel Food«, als neuartige Lebensmittel? Schließlich waren sie bisher als Nahrungsmittel nicht gebräuchlich. Sie werden zerlegt, isoliert, konzentriert und haben dann völlig neue Eigenschaften, nicht nur für die Nahrungsfabriken, auch für die Verbraucher, die sie verzehren. »Welche Aspekte sind zu berücksichtigen, wenn zwar natürlich in Lebensmittelrohstoffen vorkommende Substanzen isoliert und dann in weit höheren Konzentrationen eingesetzt werden, als ihrer natürlichen Konzentration entspricht?«

Die Firma Hydrosol aus Ahrensburg bei Hamburg beispielsweise hat »Stabilisierungs-Systeme« entwickelt, die die E-Nummern E 410, E 412, E 415 und E 1401 bis E 1452 ersetzen können. Als Rohstoffe dienen unter anderem »spezielle Milchproteinfraktionen«. Oder es gibt die *Solanic™ High-Performance-Kartoffelproteine*. Mit der eingebauten »Clean Label-Lösung«. Die Firma Wild aus Heidelberg bietet neue Farben, »maßgeschneiderte Rottöne«. Das sind keine Farbstoffe, sondern »färbende Lebensmittel«, natürlich in standardisierten Farben, wie die Fabriken sie mögen: »Das färbende Lebensmittel aus rotem Rettich sorgt für ein gelbliches Rot. Das aus Rotkohl gewonnene Konzentrat reicht eher ins Pink.« Sogar für Marshmellows hat Wild »natürliche« Farben aus Gemüse, was eine besondere »Herausforderung« war, wie Hélène Möller einräumte, Produktmanagerin bei der Firma, weil gerade bei solchen aufgeblasenen Produkten die Farbgebung eine komplexe Aufgabe ist. Der Rotkohl kann, wie Gott ihn schuf, an so ein Marshmellow natürlich nicht gelassen werden.

Die chemischen Veränderungen finden sich auf dem Etikett leider nicht wieder, monieren die deutschen Verbraucherzentralen. Sie kritisieren nach einer Erhebung über den »Clean Label«-Markt die »ungenügenden Deklarationsvorschriften«, die »dem Verbraucherbedürfnis nach klaren Angaben auf den Verpackungen nicht gerecht« würden. »Denn der Verbraucher kennt den Unterschied zwischen Farbstoffen im Sinne des Gesetzes und färbenden Lebensmittelzutaten nicht. Für ihn spielt es keine Rolle, ob die Färbung des Lebensmittels durch einen Farbstoff im Sinne des Gesetzes oder durch ein färbendes Lebensmittel erzielt wird.«

Einstweilen gibt es aber kaum Aussichten, dass die Verbraucher klarere Kennzeichnungen bekommen. Die Behörden haben nicht vor, an der gegenwärtigen Situation etwas zu ändern. So teilt das Bundesverbraucherschutzministerium auf Anfrage mit: »Es gibt grundsätzlich keine Bestrebungen, den Bereich der nicht zulassungsbedürftigen Lebensmittelzutaten weiter zu regeln.« Für die Clean-Label-Produzenten ist das natürlich schön: Sie haben weitgehende Freiheit bei der Wahl ihrer Rohstoffe, bei den Techniken für ihre Verarbeitung und beim Einsatz in den Produkten.

Weniger schön ist es für die Konsumenten. Die haben die Nase voll von Chemie. Sie wollen mehr Natur. Doch wenn sie die tollen Produkte aus dem Supermarkt kaufen, mit den aufwendig gesäuberten Etiketten, bekommen sie leider wieder keine Natur. Sie werden, so ist das leider üblich in der Welt der industriellen Ingredienzen, weiter an der Nase herumgeführt. Ihre Sehnsucht nach Natürlichkeit rächt sich. Natur ist: Ein Apfel. Eine Karotte. Ein Huhn. Ohne chemische Mittelchen.

Daran hat sich der menschliche Körper im Laufe der Evolution angepasst. Gegen die Eingriffe der Chemiker und der industriellen Parallelwelt scheint sich der Organismus zu wehren. Fast könnte man sagen: Gott sei Dank. Die menschliche Sehnsucht nach Natur hat offenbar Gründe. In der industriellen Parallelwelt kann sie nicht befriedigt werden. Denn was es nicht gibt, ist: Natürlichkeit aus industrieller Herstellung.

E 100

7. CHEMIE IM ESSEN KANN IHRE GESUNDHEIT GEFÄHRDEN

Das Lexikon der Lebensmittel-Zusatzstoffe

ZEICHENERKLÄRUNG

- ⓐ wird auch gentechnisch hergestellt
- ☹ für Allergiker gefährlich
- ⓢ wirkt geschmacksverfälschend
- ☠ besonders riskanter Stoff
- ✳ wird in großen Mengen eingesetzt
- ⓧ Designerstoff

E 100   Curcumin   ☹

Was ist es überhaupt? Curcumin ist ein natürlicher gelber Farbstoff, der aus der Wurzel der Gelbwurzelpflanze gewonnen wird und zum Beispiel Currypulver und anderen indischen Gewürzmischungen die charakteristische gelbe Farbe verleiht. Darin ist es nicht nur ein färbender Zusatzstoff, sondern auch ein würzender Bestandteil. Curcumin wird vor allem in Indien in großen Mengen industriell hergestellt.
Jährlich werden dort etwa 10 000 Tonnen exportiert. Curcumin besitzt eine starke antioxidative Wirkung und wird als Pulver oder Öl seit fast viertausend Jahren als Heilmittel in der asiatischen Medizin angewandt.

Die Risiken Der Farbstoff Curcumin in Nahrungsmitteln kann in sehr seltenen Einzelfällen, besonders bei Allergikern, die auf Beifußpollen reagieren, akute Urtikaria (Nesselsucht) und Neurodermitisschübe auslösen. Beim direkten Kontakt der Haut mit Curcumin wurden in Einzelfällen heftige allergische Reaktionen beobachtet, beispielsweise juckende Hautrötungen und -schwellungen. Andere als diese allergisch bedingten Risiken sind bislang nicht bekannt, jedoch deuten Reagenzglasstudien darauf hin, dass der Zusatzstoff Curcumin zu Übergewicht beitragen kann, indem er den Ausstoß des sogenannten Schlankmacherhormons Leptin bremst. Leptin hemmt das Hungergefühl, und niedrige Leptin-Konzentrationen gelten als eine der Ursachen von Fettsucht.

Betrifft es mich? Curcumin ist in zahlreichen Lebensmitteln enthalten. In Currypulver, indischen Gewürzmischungen und in asiatischen Fertiggerichten ist es nicht nur ein färbender Zusatzstoff, sondern auch würzender Bestandteil. Als reiner Lebensmittelfarbstoff wird es in geringeren Mengen auch in Backwaren, Kartoffelpüree, Süßwaren und Senf verwendet.

E 101 Riboflavin (Lactoflavin, Vitamin B2)

Was ist es überhaupt? Das gelbe Riboflavin findet sich einerseits als natürlicher Farbstoff in vielen Pflanzen und ist andererseits als Vitamin B2 ein wichtiger Nährstoff. Riboflavinreiche Nahrungsmittel sind Fleisch, Leber, Hefe, Milchprodukte, Vollkornprodukte und Eier. Als Lebensmittelfarbstoff wird es meist künstlich hergestellt, auch unter Einsatz von gentechnisch veränderten Bakterien *(Bacillus subtilis)*.

Die Risiken Riboflavin (auch Lactoflavin genannt) gilt als harmloser Lebensmittelfarbstoff, schließlich ist der Farbstoff chemisch identisch mit Vitamin B2. In einem Einzelfall, von

dem eine Studie aus Taiwan berichtet, waren indessen schwere allergische Reaktionen (»anaphylaktischer Schock«) bei einem 15-jährigen Jungen eindeutig auf Riboflavin zurückzuführen. Das Riboflavin war dabei in einem mit Vitaminen angereicherten Saftgetränk und einer Multivitamintablette enthalten.
Betrifft es mich? Der Lebensmittelfarbstoff Riboflavin ist oft verantwortlich, wenn es schön gelb aussieht. Zum Beispiel in Pudding, Tortenfüllungen, Kleingebäck, Kuchen und anderen Teigwaren, Mayonnaise, Essig, Speiseeis und Speiseöl. In Multivitamingetränken und -tabletten ist der gleiche Stoff, als Vitamin B2 deklariert, ebenfalls enthalten.

E 102   Tartrazin

Was ist es überhaupt? Tartrazin ist ein chemisch produzierter, zitrusgelber Farbstoff. Er wird künstlich aus Erdöl hergestellt, ist stabil gegenüber Säure, Licht und Hitze und lässt sich gut in wässrigen Lebensmitteln wie Senf und Säften, Pudding und Pasteten anwenden. Bei bestimmten Herstellungsverfahren kann auch Aluminium enthalten sein, es zählt dann zur Gruppe der sogenannten Aluminiumfarblacke.
Die Risiken Tartrazin gehört zu den sogenannten Azofarbstoffen und kann bei empfindlichen Menschen allergische oder allergieähnliche Hautreaktionen auslösen, wie etwa Nesselsucht (Urtikaria), oder eine bestehende Neurodermitis (atopisches Ekzem) bei Kindern verschlechtern.
In sogenannten offenen Provokationstests, bei denen Versuchspersonen Tartrazin-Lösungen verabreicht wurden, kam es bei empfindlichen Asthmatikern zu Atemnot und asthmaähnlichen Anfällen. Hyperaktivität und Aufmerksamkeitsdefizite bei Kindern können durch Tartrazin verstärkt werden.

In der 2007 in England veröffentlichten sogenannten Southampton-Studie wurde doppelblind und Placebo-kontrolliert ein direkter Zusammenhang zwischen der Nahrungsaufnahme von Farbstoffen, wie unter anderem Tartrazin, sowie Benzoesäure (E 210–213) und dem hyperaktiven Verhalten von Kindern im Alter von drei Jahren sowie von acht bis neun Jahren festgestellt. Der Stoff muss einen Warnhinweis tragen: »Kann Aufmerksamkeit und Aktivität bei Kindern beeinträchtigen«.

Die Annahme, dass davon besonders Menschen betroffen seien, die auch Aspirin schlecht vertragen, gilt nach neueren Untersuchungen als widerlegt.

In Reagenzglas- und Tierversuchen erwies sich der Farbstoff in hohen Dosen als potenziell erbgutschädigend, krebserregend und schädlich für das Immunsystem. Der Farbstoff kann auch Aluminium enthalten, ohne dass es auf dem Etikett angegeben ist. Das Metall steht im Verdacht, Demenzerkrankungen im Gehirn, wie die Alzheimer- und Parkinson-Krankheit, aber auch Hyperaktivität und Aufmerksamkeitsstörungen zu fördern. Es kann zudem wie ein weibliches Geschlechtshormon wirken und zählt daher zu den sogenannten Metallöstrogenen. Als solches kann es die Geschlechtsfunktionen beeinflussen und zu Übergewicht beitragen.

Betrifft es mich? E 102 war früher in Deutschland nur für alkoholische Getränke wie Branntwein, Liköre und Weine zugelassen. Nach einer Gesetzesangleichung in der Europäischen Union ist der Anwendungsbereich seit 1998 vergrößert worden, Tartrazin findet sich jetzt auch in anderen Produkten wie gelben Brausegetränken, Süßwaren und Puddings, Senf oder Pasteten. Es färbt auch Käserinden und Kunstdärme.

Das Lexikon der Lebensmittel-Zusatzstoffe

E 104 Chinolingelb

Was ist es überhaupt? Chinolingelb wird synthetisch produziert. Der wasserlösliche Farbstoff zeichnet sich durch große Stabilität gegenüber Licht und Hitze aus. Auch Fruchtsäuren können dem gelben Farbstoff nichts anhaben. Bei bestimmten Herstellungsverfahren kann auch Aluminium enthalten sein, er zählt dann zur Gruppe der sogenannten Aluminiumfarblacke.

Die Risiken Das in den USA, Australien und Norwegen in Nahrungsmitteln verbotene Chinolingelb kann kontaktallergische Reaktionen (Kontaktekzeme) auslösen. Zudem wirkte es in Reagenzglasversuchen nerven- und erbgutschädigend. Der Farbstoff kann auch Aluminium enthalten, ohne dass es auf dem Etikett angegeben ist. Das Metall steht im Verdacht, Demenzerkrankungen im Gehirn wie die Alzheimer- und Parkinson-Krankheit zu fördern. Es kann zudem wie ein weibliches Geschlechtshormon wirken und zählt daher zu den sogenannten Metallöstrogenen. Als solches kann es die Geschlechtsfunktionen beeinflussen und zu Übergewicht beitragen.

Betrifft es mich? E 104 wird oft für grüne industriell hergestellte Lebensmittel verwendet und dabei mit Blau kombiniert. Man findet es etwa in Fruchteis, alkoholfreien Getränken, Süßwaren und Desserts.

E 110 Gelborange S (Sunset Yellow)

Was ist es überhaupt? Gelborange S ist ein künstlicher Farbstoff aus der Gruppe der sogenannten Azofarbstoffe. Er wird künstlich aus Erdölderivaten hergestellt. Der Stoff ist sehr stabil gegenüber Fruchtsäuren, Licht und Hitze und ist daher vielseitig einsetzbar. In Wasser ist er am besten löslich. Bei bestimmten Herstellungsverfahren kann auch Aluminium enthalten sein, er zählt dann zur Gruppe der sogenannten Aluminiumfarblacke.

Die Risiken Gelborange S gehört zur Gruppe der sogenannten Azofarbstoffe. Es kann in sehr seltenen Einzelfällen bei empfindlichen Menschen allergische Hautreaktionen hervorrufen, wie etwa Ausschlag, Ekzeme oder Nesselsucht, zudem zu Atemnot und asthmaähnlichen Anfällen führen. Hyperaktivität und Aufmerksamkeitsdefizite bei Kindern können durch Gelborange S verstärkt werden. In der 2007 in England veröffentlichten sogenannten Southampton-Studie wurde doppelblind und Placebo-kontrolliert ein direkter Zusammenhang zwischen der Nahrungsaufnahme von Farbstoffen, wie unter anderem Gelborange S, sowie Benzoesäure (E 210–213) und dem hyperaktiven Verhalten von Kindern im Alter von drei Jahren sowie von acht bis neun Jahren festgestellt. Der Stoff muss einen Warnhinweis tragen: »Kann Aufmerksamkeit und Aktivität bei Kindern beeinträchtigen«.

Der Farbstoff kann auch Aluminium enthalten. Das Metall steht im Verdacht, Demenzerkrankungen im Gehirn, wie die Alzheimer- und Parkinson-Krankheit, aber auch Hyperaktivität und Aufmerksamkeitsstörungen zu fördern. Er kann zudem wie ein weibliches Geschlechtshormon wirken und zählt daher zu den sogenannten Metallöstrogenen. Als solches kann er die Geschlechtsfunktionen beeinflussen und zu Übergewicht beitragen.

Betrifft es mich? Gelborange S findet sich in Süßwaren, wie zum Beispiel Marzipan. Es eignet sich gut für gelbliche Desserts und Backwaren. Marmeladen sehen durch Gelborange S fruchtiger und Fruchtkonserven frischer aus. Auch Fertigsuppen und -soßen werden mit der Farbe verschönert, die englisch »Sunset Yellow« genannt wird: Sonnenuntergangsgelb.

Das Lexikon der Lebensmittel-Zusatzstoffe

E 120   Karmin (Cochenille, Echtes Karmin, Echtes Karminrot)

Was ist es überhaupt? Echtes Karminrot, auch Cochenille genannt, wird aus den Weibchen einer bestimmten Schildlausart *(Dactylopius coccus Costa)* gewonnen. Die färbende Komponente in diesem Extrakt ist die Karminsäure, ein natürlicher, roter, wasserlöslicher Farbstoff. Da die Herstellung von Karminrot relativ aufwendig ist, wird es heute oft durch künstliche Farbstoffe ersetzt, wie zum Beispiel durch das Cochenillerot A (E 124), einen sogenannten Azofarbstoff.

Die Risiken Das Echte Karminrot kann in sehr seltenen Fällen bei empfindlichen Menschen allergische Reaktionen, wie Asthmaanfälle und Nesselsucht, auslösen, die meistens auf Überreste der Schildlaus zurückzuführen sind, aus der es gewonnen wird. Auch sind Fälle von schweren allergischen (»anaphylaktischen«) Schocks bekannt geworden. Es gab zudem minderschwere Fälle, in denen keine Schildlausallergie vorlag, sondern der Farbstoff selbst die allergischen Reaktionen auslöste.

Betrifft es mich? E 120 wird vor allem in bunten Bonbons verwendet, auch in Marmeladen, Süßwaren und alkoholischen Getränken ist es enthalten.

E 122   Azorubin

Was ist es überhaupt? E 122 ist ein roter bis kastanienbrauner, wasserlöslicher Farbstoff. Er wird künstlich produziert und ähnelt dem Amaranth (E 123). Bei bestimmten Herstellungsverfahren kann auch Aluminium enthalten sein, er zählt dann zur Gruppe der sogenannten Aluminiumfarblacke.

Die Risiken Azorubin gehört zu den sogenannten Azofarbstoffen. Es kann in sehr seltenen Fällen bei empfindlichen Menschen allergische Reaktionen auf der Haut hervorrufen, wie etwa Ausschlag, Ekzeme oder Nesselsucht, und asthmaähnliche Anfälle auslösen. Der Farbstoff kann auch Aluminium enthalten, ohne dass es auf dem Etikett angegeben ist.

Hyperaktivität und Aufmerksamkeitsdefizite bei Kindern können durch Azorubin verstärkt werden. In der 2007 in England veröffentlichten sogenannten Southampton-Studie wurde doppelblind und Placebo-kontrolliert ein direkter Zusammenhang zwischen der Nahrungsaufnahme von Farbstoffen, wie unter anderem Azorubin, sowie Benzoesäure (E 210–213) und dem hyperaktiven Verhalten von Kindern im Alter von drei Jahren sowie von acht bis neun Jahren festgestellt. Der Stoff muss einen Warnhinweis tragen: »Kann Aufmerksamkeit und Aktivität bei Kindern beeinträchtigen«.

Das Metall steht im Verdacht, Demenzerkrankungen im Gehirn, wie die Alzheimer- und Parkinson-Krankheit, aber auch Hyperaktivität und Aufmerksamkeitsstörungen zu fördern. Es kann zudem wie ein weibliches Geschlechtshormon wirken und zählt daher zu den sogenannten Metallöstrogenen. Als solches kann es die Geschlechtsfunktionen beeinflussen und zu Übergewicht beitragen.

Betrifft es mich? Azorubin färbt zum Beispiel Fruchteis, alkoholfreie, rote Getränke sowie Süßwaren und Feingebäck. Außerdem findet man es in Desserts, Fruchtkonserven, Fertigsuppen und -soßen.

E 123 Amaranth

Was ist es überhaupt? Amaranth hat nichts mit dem südamerikanischen Getreide gleichen Namens zu tun. Es handelt sich um einen wasserlöslichen Farbstoff, der künstlich aus Erdölderivaten hergestellt wird. Er ist stabil gegenüber Licht und Hitze. Fruchtsäuren beeinträchtigen jedoch seine Farbkraft.

Das Lexikon der Lebensmittel-Zusatzstoffe

Bei bestimmten Herstellungsverfahren kann auch Aluminium enthalten sein, er zählt dann zur Gruppe der sogenannten Aluminiumfarblacke.

Die Risiken Amaranth gehört zu den sogenannten Azofarbstoffen. Es kann in sehr seltenen Fällen bei empfindlichen Menschen allergische Reaktionen auf der Haut hervorrufen, wie etwa Ausschlag, Ekzeme oder Nesselsucht, und es kann zudem zu Atemnot und asthmaähnlichen Anfällen führen.

In Tierstudien zeigte sich bei hohen Dosen eine erbgutschädigende Wirkung und im Reagenzglasversuch eine Beeinträchtigung des Immunsystems. Der Farbstoff kann auch Aluminium enthalten, ohne dass es auf dem Etikett angegeben ist. Das Metall steht im Verdacht, Demenzerkrankungen im Gehirn, wie die Alzheimer- und Parkinson-Krankheit, aber auch Hyperaktivität und Aufmerksamkeitsstörungen zu fördern. Es kann zudem wie ein weibliches Geschlechtshormon wirken und zählt daher zu den sogenannten Metallöstrogenen. Als solches kann es die Geschlechtsfunktionen beeinflussen und zu Übergewicht beitragen.

Betrifft es mich? Amaranth ist nur für bestimmte alkoholische Getränke und Fischrogen zugelassen. Typischerweise wird dieser Farbstoff zum Beispiel in Bitter Soda, Aperitifweinen und Spirituosen eingesetzt.

E 124 Cochenillerot A

Was ist es überhaupt? Bei Cochenillerot A handelt es sich um einen billigeren Ersatz für das natürliche Echte Karmin (E 120). Es ist ein roter, wasserlöslicher Farbstoff, der durch Licht, Hitze und Säuren nicht in seiner Farbbrillanz beeinträchtigt wird. Es wird künstlich aus Erdölderivaten hergestellt. Bei bestimmten Herstellungsverfahren kann auch Aluminium enthalten sein, es zählt dann zur Gruppe der sogenannten Aluminiumfarblacke.

Die Risiken Cochenillerot A gehört zu den sogenannten Azofarbstoffen. Es kann in sehr seltenen Fällen bei empfindlichen Menschen allergische Reaktionen auf der Haut hervorrufen, wie etwa Ausschlag, Ekzeme oder Nesselsucht, und kann zudem zu Atemnot und asthmaähnlichen Anfällen führen. Im Reagenzglasversuch und in Tierstudien mit Mäusen zeigte sich bei hohen Dosen eine erbgutschädigende Wirkung.

Hyperaktivität und Aufmerksamkeitsdefizite bei Kindern können durch Cochenillerot A verstärkt werden. In der 2007 in England veröffentlichten sogenannten Southampton-Studie wurde doppelblind und Placebo-kontrolliert ein direkter Zusammenhang zwischen der Nahrungsaufnahme von Farbstoffen, wie unter anderem Cochenillerot A, sowie Benzoesäure (E 210–213) und dem hyperaktiven Verhalten von Kindern im Alter von drei Jahren sowie von acht bis neun Jahren festgestellt. Der Stoff muss einen Warnhinweis tragen: »Kann Aufmerksamkeit und Aktivität bei Kindern beeinträchtigen«.

Der Farbstoff kann auch Aluminium enthalten, ohne dass es auf dem Etikett angegeben ist. Das Metall steht im Verdacht, Demenzerkrankungen im Gehirn, wie die Alzheimer- und Parkinson-Krankheit, aber auch Hyperaktivität und Aufmerksamkeitsstörungen zu fördern. Es kann zudem wie ein weibliches Geschlechtshormon wirken und zählt daher zu den sogenannten Metallöstrogenen. Als solches kann es die Geschlechtsfunktionen beeinflussen und zu Übergewicht beitragen.

Betrifft es mich? Das künstliche Cochenillerot A ist nur für bestimmte Lebensmittel zugelassen, etwa spanische Wurstspezialitäten, wie Chorizo, Salsichon und Sobrasada, sowie für Lachsersatz. Auch manche alkoholfreien Getränke, Süßwaren und Marmeladen werden mit ihm gefärbt.

Das Lexikon der Lebensmittel-Zusatzstoffe 111

E 127 Erythrosin

Was ist es überhaupt? Erythrosin ist ein künstlich hergestellter sogenannter Fluorescinfarbstoff mit einer Farbskala von Rosa bis Rot. Mit dem Säurecharakter der Umgebung ändert sich seine Farbe, je saurer, desto intensiver wird sie. Hitze verträgt der Stoff gut, aber Licht zerstört seine Farbkraft. Bei bestimmten Herstellungsverfahren kann auch Aluminium enthalten sein, er zählt dann zur Gruppe der sogenannten Aluminiumfarblacke.

Die Risiken Erythrosin kann in hohen Dosen wegen seines Jodgehalts bei Schilddrüsenpatienten zur Schilddrüsenüberfunktion führen, was sich durch allgemeine Unruhe, Nervosität und starkes Schwitzen bemerkbar macht. Erythrosin wirkte im Reagenzglasversuch und bei Tierstudien mit Mäusen erbgutschädigend. Der Farbstoff kann auch Aluminium enthalten, ohne dass es auf dem Etikett angegeben ist. Das Metall steht im Verdacht, Demenzerkrankungen im Gehirn, wie die Alzheimer- und Parkinson-Krankheit, aber auch Hyperaktivität und Aufmerksamkeitsstörungen zu fördern. Es kann zudem wie ein weibliches Geschlechtshormon wirken und zählt daher zu den sogenannten Metallöstrogenen. Als solches kann es die Geschlechtsfunktionen beeinflussen und zu Übergewicht beitragen.

Betrifft es mich? Erythrosin darf nur für das Verschönern von Cocktailkirschen, in Sirup eingelegten Kirschen und kandierten Kirschen angewendet werden.

E 129 Allurarot AC

Was ist es überhaupt? E 129 ist ein wasserlöslicher Farbstoff. Er wird künstlich aus Erdölderivaten hergestellt. Der Farbstoff kann auch Aluminium enthalten, er zählt dann zur Gruppe der sogenannten Aluminiumfarblacke.

7. CHEMIE IM ESSEN KANN IHRE GESUNDHEIT GEFÄHRDEN

Die Risiken In Tierversuchen mit Mäusen erwies sich Allurarot in hohen Dosen als erbgutschädigend.

Hyperaktivität und Aufmerksamkeitsdefizite bei Kindern können durch Allurarot AC verstärkt werden. In der 2007 in England veröffentlichten sogenannten Southampton-Studie wurde doppelblind und Placebo-kontrolliert ein direkter Zusammenhang zwischen der Nahrungsaufnahme von Farbstoffen, wie unter anderem Allurarot AC, sowie Benzoesäure (E 210–213) und dem hyperaktiven Verhalten von Kindern im Alter von drei Jahren sowie von acht bis neun Jahren festgestellt. Der Stoff muss einen Warnhinweis tragen: »Kann Aufmerksamkeit und Aktivität bei Kindern beeinträchtigen«.

Der Farbstoff kann auch Aluminium enthalten, ohne dass es auf dem Etikett angegeben ist. Das Metall steht im Verdacht, Demenzerkrankungen im Gehirn, wie die Alzheimer- und Parkinson-Krankheit, aber auch Hyperaktivität und Aufmerksamkeitsstörungen zu fördern. Es kann zudem wie ein weibliches Geschlechtshormon wirken und zählt daher zu den sogenannten »Metallöstrogenen«. Als solches kann es die Geschlechtsfunktionen beeinflussen und zu Übergewicht beitragen.

Betrifft es mich? Allurarot wird häufig zum Färben von Süßwaren und Desserts verwendet, es kommt auch in roten alkoholfreien Getränken und Bitter Soda vor, seltener in manchen Wurst- und Fleischwaren.

E 131   Patentblau V

Was ist es überhaupt? E 131 ist ein wasserlöslicher, blauer Farbstoff, der chemisch-synthetisch hergestellt wird. Bei bestimmten Herstellungsverfahren kann auch Aluminium enthalten sein, er zählt dann zur Gruppe der sogenannten Aluminiumfarblacke.

Das Lexikon der Lebensmittel-Zusatzstoffe

Die Risiken Der Stoff gilt eigentlich als harmlos. Doch für Allergologen steht er unter latentem Verdacht, wenngleich bislang nicht als Lebensmittel-Zusatzstoff. Patentblau aber wird auch in der Medizin verwendet, zur Lymphdrüsendarstellung (»Lymphographie«). Nach solchen Lymphographien mit Patentblau wurden mehrfach schwere anaphylaktische Reaktionen beschrieben. Bislang sind jedoch keine allergischen Reaktionen auf den Farbstoff in Lebensmitteln bekannt. Allergische Reaktionen sind aber nach Expertenmeinung auch in diesen Fällen denkbar.

Der Farbstoff kann auch Aluminium enthalten, ohne dass es auf dem Etikett angegeben ist. Das Metall steht im Verdacht, Demenzerkrankungen im Gehirn, wie die Alzheimer- und Parkinson-Krankheit, aber auch Hyperaktivität und Aufmerksamkeitsstörungen zu fördern. Es kann zudem wie ein weibliches Geschlechtshormon wirken und zählt daher zu den sogenannten Metallöstrogenen. Als solches kann es die Geschlechtsfunktionen beeinflussen und zu Übergewicht beitragen.

Betrifft es mich? Patentblau V wird vor allem zum Färben von modisch bunten Getränken und Süßwaren verwendet, zudem auch auf Eierschalen oder bei Glasuren. Es kann auch mit Tartrazin (E 102) oder Chinolingelb (E 104) zu einem Grünton kombiniert werden. Der Farbstoff wird vom menschlichen Körper nicht aufgenommen und nahezu vollständig wieder ausgeschieden.

E 132   Indigotin

Was ist es überhaupt? Indigotin ist ein künstlicher blauer Farbstoff. Er wird chemisch-synthetisch und mittels biotechnischer Verfahren hergestellt, dabei können auch gentechnisch veränderte Mikroorganismen eingesetzt werden. Natürliches Vorbild ist der blaue Farbstoff aus der Indigopflanze. Chemisch wurde das Indigo-Imitat erstmals im Jahre 1887 von der Chemiefirma BASF hergestellt, heute ersetzt der künstliche Farbstoff E 132 meist das natürliche Indigo. Indigotin ist im Gegensatz zu seinem natürlichen Vorbild wasserlöslich. Es besitzt zwar nur eine geringe Lichtechtheit, verträgt jedoch – wichtig bei der industriellen Verarbeitung – hohe Temperaturen bis 150 °C. Wegen seiner geringen Säurebeständigkeit kann Indigotin nicht in sauren Lebensmitteln eingesetzt werden.

Die Risiken In sehr seltenen Einzelfällen kann Indigotin allergische und allergieähnliche Reaktionen wie akute Urtikaria (Nesselsucht) verursachen. Es ist in der medizinischen Literatur ein Einzelfall dokumentiert, in dem das Indigotin als Farbstoff in einem Schilddrüsenmedikament enthalten war und diese Wirkung hatte. Es sind bislang aber keine schädlichen Wirkungen durch Indigotin in Lebensmitteln bekannt.

Betrifft es mich? Mit Indigotin werden zum Beispiel Kunstspeiseeis und Süßigkeiten blau gefärbt. Häufig wird es in Glasuren von Dragees verwendet. Auch einige Liköre enthalten E 132. Zudem gibt es mehr und mehr alkoholfreie Getränke, die mit diesem synthetischen Farbstoff blau leuchten. In Kombination mit gelben Farbstoffen wird Indigotin zur Grünfärbung verwendet.

E 133   Brillantblau FCF

Was ist es überhaupt? E 133 ist ein synthetisch hergestellter Farbstoff, der wenig hitze- und lichtbeständig ist. Er ist wasserlöslich und wird vom Körper wieder ausgeschieden. In Deutschland war er lange verboten, ist aber im Zuge der EU-Harmonisierung seit 1998 wieder zugelassen. Der Farbstoff kann auch Aluminium enthalten, er zählt dann zur Gruppe der sogenannten Aluminiumfarblacke.

Die Risiken Der blaue Farbstoff schädigte im Reagenzglas- und Tierversuch mit Ratten in hohen Dosen die Gene und störte den Energiehaushalt der Körperzellen. Der Farbstoff kann auch Aluminium enthalten, ohne dass es auf dem Etikett angegeben ist. Das Metall steht im Verdacht, Demenzerkrankungen im Gehirn, wie die Alzheimer- und Parkinson-Krankheit, aber auch Hyperaktivität und Aufmerksamkeitsstörungen zu fördern. Es kann zudem wie ein weibliches Geschlechtshormon wirken und zählt daher zu den sogenannten Metallöstrogenen. Als solches kann es die Geschlechtsfunktionen beeinflussen und zu Übergewicht beitragen.

Betrifft es mich? Brillantblau setzt man überwiegend in der Produktion von Getränken und Süßwaren ein, vor allem für feine Backwaren, Frühstücksgebäck und Kekse. Außerdem ist es für bestimmte englische Gemüsekonserven zugelassen. Erlaubt ist es auch zur Kennzeichnung von Fleischerzeugnissen. In Kombination mit Tartrazin (E 102) oder anderen gelben Farbstoffen erzielt man mit diesem Farbstoff verschiedene Grünnuancen.

E 140 Chlorophyll

Was ist es überhaupt? Chlorophyll ist ein natürlicher Farbstoff. Man gewinnt ihn durch Extraktion mit Hilfe von Lösungsmitteln, wie Alkohol oder Azeton, aus Brennnesseln, Gras, Luzernen oder Algen. Je nach Kupfer- bzw. Magnesiumgehalt können auch dunkel- bzw. olivgrüne Farbschattierungen erzielt werden. E 140 ist ein farbschwacher Lebensmittel-Zusatzstoff und zudem empfindlich gegenüber Licht, Hitze und Säure. Chlorophylle wirken antioxidativ und können möglicherweise vor Krebs schützen.

Die Risiken Über gesundheitliche Risiken durch Chlorophyll ist nichts bekannt.

Betrifft es mich? Chlorophylle lassen eingelegtes, grünes Gemüse sowie grüne Konfitüren und Marmeladen frisch und attraktiver erscheinen. Limonaden und Likören verleihen sie grüne Farbe. Auch für Kaugummis und bei anderen Süßwaren werden sie verwendet. Außerdem können die Farbstoffe E 140 sowie E 141 die grüne Salbei-Marmorierung im englischen Sage-Derby-Käse erzeugen.

E 141   Kupferchlorophyll

Was ist es überhaupt? Kupferchlorophyll wird synthetisch aus dem natürlichen Pflanzenfarbstoff Chlorophyll (siehe E 140) hergestellt, indem man Kupfersalze zusetzt. Das Kupfer verdrängt dabei das ursprünglich im Chlorophyll vorhandene Magnesium teilweise oder ganz. Der dadurch entstehende Farbstoff ist stabiler und nicht nur in Wasser, sondern auch in Fett löslich. Abhängig vom Kupfer- bzw. Magnesiumgehalt sind die Kupferchlorophylle von eher dunkel- bzw. olivgrüner Schattierung. Im Gegensatz zu E 140 sind sie lichtecht und beständig gegen Fruchtsäuren, jedoch ebenfalls nicht hitzeresistent.

Die Risiken Über gesundheitliche Risiken des Kupferchlorophylls ist bislang nichts bekannt.

Betrifft es mich? Chlorophylle lassen eingelegtes, grünes Gemüse sowie grüne Konfitüren und Marmeladen frisch und attraktiver erscheinen. Limonaden und Likören verleihen sie grüne Farbe. Auch für Kaugummis und bei anderen Süßwaren werden sie verwendet. Außerdem dürfen die Chlorophyllfarbstoffe auch die grüne Salbei-Marmorierung im englischen Sage-Derby-Käse erzeugen.

E 142 Brillantsäuregrün BS

Was ist es überhaupt? Brillantsäuregrün S ist ein chemisch synthetisierter grünblauer Farbstoff. Er gehört zu den Triphenylmethanfarbstoffen, die vom menschlichen Körper nur in geringem Maß aufgenommen werden. Bei bestimmten Herstellungsverfahren kann auch Aluminium enthalten sein, er zählt dann zur Gruppe der sogenannten Aluminiumfarblacke.

Die Risiken Der Farbstoff gilt als harmlos. Zwar hat sich Brillantsäuregrün bei Tests mit Tieren als erbgutschädigend erwiesen, doch die vom Menschen aufgenommenen Mengen, höchstens 4 Milligramm pro Kilogramm Körpergewicht und Tag, gelten als unschädlich. Der Farbstoff kann auch Aluminium enthalten, ohne dass es auf dem Etikett angegeben ist. Das Metall steht im Verdacht, Demenzerkrankungen im Gehirn, wie die Alzheimer- und Parkinson-Krankheit, aber auch Hyperaktivität und Aufmerksamkeitsstörungen zu fördern. Es kann zudem wie ein weibliches Geschlechtshormon wirken und zählt daher zu den sogenannten Metallöstrogenen. Als solches kann es die Geschlechtsfunktionen beeinflussen und zu Übergewicht beitragen.

Betrifft es mich? Brillantsäuregrün S wird vor allem zur Färbung von Süßigkeiten verwendet. Erbsen in Dosen erscheinen durch diesen Stoff appetitlicher. Typischerweise ist es auch in Pfefferminzgelee, Pfefferminzsoße und Ostereierfarbe zu finden.

E 150a
E 150b
E 150c
E 150d

7. CHEMIE IM ESSEN KANN IHRE GESUNDHEIT GEFÄHRDEN

E 150 a Zuckerkulör (Karamellfarbstoff)
E 150 b Sulfit-Zuckerkulör
E 150 c Ammoniak-Zuckerkulör
E 150 d Ammoniumsulfit-Zuckerkulör

Was ist es überhaupt? Die braunen Karamellfarbstoffe entstehen im Haushalt durch das Erhitzen von stärke- bzw. zuckerhaltigen Lebensmitteln. In der Industrie wird die Bildung der Zuckerkulör-Farbstoffe durch diverse Chemikalien wie Säuren, Hydroxide, Carbonate, Phosphate, Sulfate oder Sulfite wesentlich beschleunigt. Dabei entsteht dann entweder E 150 a (einfacher Zuckerkulör), E 150 b (Sulfit-Zuckerkulör), E 150 c (Ammoniak-Zuckerkulör) oder aber E 150 d (Ammoniumsulfit-Zuckerkulör). Das Farbspektrum von E 150 reicht von Bräunlich bis Schwarz, typisch sind ein bitteres bis süßliches Aroma und der Karamellgeruch des erhitzten Zuckers.

Die Risiken Zuckerkulör gilt als harmlos, der karamellfarbene Stoff entsteht schließlich auch beim Anbraten von Fleisch oder beim Erhitzen von Zucker. Bei Ammoniak-Zuckerkulör (E 150 c) jedoch wurde im Tierversuch mit Ratten eine beeinträchtigende Wirkung auf das Immunsystem beobachtet. Reagenzglasstudien haben außerdem Erbgutschädigungen durch diesen Farbstoff gezeigt. Bei der Herstellung von E 150 d (Ammoniumsulfit-Zuckerkulör) entstehen zudem Stoffe, die sich vor einigen Jahren in Tierversuchen als krebserregend erwiesen. Diese sogenannten Methyl-Imidazole finden sich im Farbstoff selbst und in den mit ihm gefärbten Lebensmitteln wieder, wie etwa in Colagetränken oder Balsamico-Essig und vielen weiteren Produkten. In Kalifornien, USA, forderte die Regierung nach Bekanntwerden der potenziellen Krebsgefahr niedrigere Grenzwerte für Methyl-Imidazole und Warnhinweise auf den Etiketten von betroffenen Lebensmitteln. Daraufhin änderten kürzlich die Hersteller des karamellfarbenen Farbstoffs ihre Produktionsweise, um so die niedrigeren Grenzwerte einzuhalten und Warnhinweise zu vermeiden.

Die europäische Lebensmittelsicherheitsbehörde EFSA hält das Krebsrisiko für nicht so gravierend und Warnhinweise mithin für entbehrlich.

Betrifft es mich? Zuckerkulör wird zum Beispiel eingesetzt, um alkoholischen Getränken wie Whisky, Brandy, Cidre, Getreidespirituosen, Branntwein, Rum, Bier, Weinbrand, Trester, Grappa und Ähnlichem eine attraktive Braunfärbung zu verleihen. Bei abgepackter Wurst, Fertigsoßen und Essig muss der Stoff angegeben werden, wenn sie damit optisch aufgewertet wurden, ebenso bei süßen Lebensmitteln, wie Marmelade, Süßwaren und Colagetränken. Für Brot, Kleingebäck, Kakao, Schokolade, Tee oder Kaffee ist diese künstliche Färbung verboten, weil hier ein intensiver Braunton dem Verbraucher eine höhere Qualität in Form eines höheren Vollkorn-, Kaffee- oder Schokoladenanteils vortäuscht.

E 151 Brillantschwarz BN

Was ist es überhaupt? Der Farbstoff E 151 wird künstlich aus Erdölderivaten hergestellt. Je nach Verdünnung kann man mit ihm lila bis schwarze Farbeindrücke erzielen. Bei bestimmten Herstellungsverfahren kann der Farbstoff auch Aluminium enthalten, er zählt dann zur Gruppe der sogenannten Aluminiumfarblacke.

Die Risiken Brillantschwarz gehört zu den sogenannten Azofarbstoffen. Diese können bei sehr empfindlichen Menschen allergische Hautreaktionen, wie etwa Ausschlag, Ekzeme oder Nesselsucht, auslösen, zudem zu Atemnot und asthmaähnlichen Anfällen führen. Einige Reagenzglas- und Tierversuche weisen außerdem auf eine mögliche erbgutschädigende und krebserregende Wirkung hin. Der Farbstoff kann auch Aluminium enthalten, ohne dass es auf dem Etikett angegeben ist. Das Metall steht im Verdacht, Demenzerkrankungen im Gehirn, wie die Alzheimer- und Parkinson-Krankheit, aber auch Hyperaktivität und Aufmerksamkeitsstörungen zu fördern. Es kann zudem wie ein weibliches Geschlechtshormon wirken und zählt daher zu den sogenannten Metallöstrogenen. Als solches kann es die Geschlechtsfunktionen beeinflussen und zu Übergewicht beitragen.

Betrifft es mich? Mit Brillantschwarz wird falscher Kaviar schwarz gefärbt. Außerdem schwärzt er Lakritz und andere Süßwaren sowie schwarz und violett gefärbte Getränke.

E 153   Pflanzenkohle

Was ist es überhaupt? E 153 ist ein geruch- und geschmackloses schwarzes Pulver, das durch unvollständige Verbrennung oder Zersetzung von Pflanzenabfällen gewonnen wird. Pflanzenkohle besteht zu 95 Prozent aus Kohlenstoff. Sie wird meist als feines Pulver verwendet und ist weder in Wasser, pflanzlichen Ölen noch in organischen Lösungsmitteln löslich. Ihre Färbewirkung wird durch Hitzeeinwirkung, Säuren oder alkalische Chemikalien in der Lebensmittelproduktion nicht gemindert. Medizinisch wird diese Kohle auch gegen Durchfall oder bei akuten Vergiftungen mit Arzneimitteln oder Schwermetallen eingesetzt.

Die Risiken Über schädliche Nebenwirkungen bei Pflanzenkohlenschwarz ist bislang nichts bekannt.

Betrifft es mich? Kohlenschwarz nimmt man zum Färben von Süßigkeiten, vor allem Dragees, und alkoholischen Getränken.

Der typische Aschestreifen im französischen Morbier-Käse darf nur durch diesen Stoff geschwärzt sein. Manche Käsesorten haben schwarze Wachsüberzüge, die Pflanzenkohle enthalten.

E 155 Braun HT

Was ist es überhaupt? Braun HT wird chemisch-synthetisch aus Erdöl hergestellt und liegt dann als rötlich braunes Pulver oder Granulat vor. Es ist ein Gemisch aus dem künstlichen Azofarbstoff sowie sonstigen Farbstoffen und einem Anteil Koch- und/oder Glaubersalz. Braun HT ist ein extrem temperaturbeständiger Azofarbstoff.

Die Risiken Braun HT gehört zu den Azofarbstoffen und kann in sehr seltenen Einzelfällen bei empfindlichen Menschen allergische Hautreaktionen hervorrufen, wie etwa Ausschlag, Ekzeme oder Nesselsucht, zudem kann er zu Atemnot und asthmaähnlichen Anfällen führen.

Betrifft es mich? E 155 lässt Gebäck und Dessertspeisen braun und damit schokoladig aussehen. Außerdem werden häufig Würzmittel damit gefärbt.

E 160 a Carotin (Alpha-, Beta-, Gamma-Carotin, Provitamin A)

Was ist es überhaupt? Carotine sind gelbe bis orangefarbene Farbstoffe, die natürlicherweise in vielen Pflanzen vorkommen, heute aber häufig mit den Mitteln der Chemie oder Gentechnik hergestellt werden. Der Pflanze dienen ihre Farbstoffe als Schutz vor aggressiven Sauerstoffverbindungen und sogenannten freien Radikalen. Diese Wirkung haben sie in der richtigen Dosierung auch für Menschen und werden deshalb oft zur Nahrungsergänzung als sogenannte Antioxidanzien eingesetzt, die zum Beispiel vor Krebs-, Herzgefäß- und Nervenerkrankungen schützen können. Besonders in gelben und orangefarbenen Früchten, in Möhren, aber auch in grünem Gemüse und grünen Blättern ist viel von diesen Stoffen zu finden. Sie werden auch als Provitamin A bezeichnet, weil der Körper aus ihnen Vitamin A herstellen kann. Die Carotine werden daher auch als Bestandteil von Vitaminpräparaten verwendet. Die verschiedenen Stoffe, die sich hinter E 160 a verbergen, wurden ursprünglich aufwendig aus Pflanzenextrakten (zum Beispiel Aprikosen, grünen Blattgemüsen, Hagebutten, Möhren, Orangen, Tomaten) gewonnen. Heute werden sie auch synthetisch oder mit Hilfe gentechnisch veränderter Mikroorganismen produziert. Forscher arbeiten auch an speziellen, gentechnisch veränderten Pflanzen (Tomaten, Möhren), aus denen größere Mengen von Carotinoiden gewonnen werden können.

Die Risiken Die Carotinoide (E 160) stehen im Ruf, besonders gesund zu sein, und werden daher vielen Lebensmitteln in größeren Mengen zugesetzt. Doch im Jahr 2000 wurde in der Europäischen Union die empfohlene maximale tägliche Aufnahme für Beta-Carotin (E 160 a) von 5 Milligramm pro Kilogramm Körpergewicht auf 1–2 Milligramm gesenkt. Der Grund waren Studien, nach denen eine tägliche Aufnahme von 20 Milligramm isoliertem Beta-Carotin bei starken Rauchern und Menschen mit Herz-Kreislauf-Erkrankungen das Risiko für Lungenkrebs und Herzinfarkt erhöht. Auch die Entstehung von Darmkrebs kann begünstigt werden. Wer regelmäßig größere Mengen, zum Beispiel 1 bis 2 Liter mit Beta-Carotin angereicherte Multivitaminsäfte, trinkt, erreicht schnell 20 Milligramm am Tag und damit die riskante Dosis. Bei hohen Dosen kann sich bei kleinen Kindern die Haut gelb verfärben. Der

Effekt tritt allerdings auch bei natürlicher Zufuhr von Carotin auf (etwa den sogenannten Karottenbabys).

Betrifft es mich? Carotine werden besonders gern der Butter zugesetzt oder den Legehennen ins Futter gemischt. Durch Carotin bekommt auch Käse oft seine ansprechende Farbe. Bei Mayonnaise sowie Nudeln und Gebäck können Eier eingespart werden, ohne dass es farblich auffällt. In vielen künstlichen Softdrinks erzeugt der Farbstoff E 160 a einen fruchtigen Eindruck, auch wenn Obst kaum oder gar nicht zum Einsatz kam. Carotine können aber auch ganz einfach nur eine schönere Farbe erzeugen, etwa bei Margarine, Ölen, Marzipan, Speiseeis, Desserts, Cremes, Puddings, Eispulver, Joghurt, Suppenpulver oder auch Soßen auf Tomatenbasis. Bei sogenannten ACE-Produkten erfüllen die Carotine einen doppelten Zweck. Sie dienen einerseits als Farbe, andererseits als Vitaminzusatz mit gesundheitsfördernder Wirkung. In einigen Getränken sind bis zu 36 Milligramm pro Liter enthalten, in der Zutatenliste meist als Provitamin A bezeichnet.

E 160 b   Bixin, Norbixin (Carotin, Annatto)

Was ist es überhaupt? E 160 b gehört zu den sogenannten Carotinoiden. Es ist ein rosa-orangefarbener Farbstoff, der neuerdings mit gentechnischen Methoden, klassischerweise aber aus den dunkelroten Samenkrusten des in Peru, Brasilien, Indien, Sri Lanka und Indonesien wachsenden Annattostrauches *(Bixa orellana)* gewonnen wird. Je nach dabei verwendetem Lösungsmittel ist der damit gewonnene Farbstoff besser in Fett (»Bixin«) oder in Wasser (»Norbixin«) löslich. Die flexible Löslichkeit macht Annatto zu einem bei der Industrie sehr beliebten, da für ein breites Lebensmittelsortiment geeigneten

Farbstoff, der lediglich etwas lichtempfindlich ist. Der Farbstoff wird auch mit Hilfe von biotechnischen Verfahren, bei denen auch gentechnisch veränderte Mikroorganismen eingesetzt werden, hergestellt.

Die Risiken Bixin gilt wie alle Carotinoide generell als gesund. Studien belegen, dass E 160 b bei sehr empfindlichen Allergikern zu Hautreaktionen, wie Ekzemen und Nesselsucht, oder zu Asthmaanfällen führen kann.

Betrifft es mich? Das orangefarbene Bixin ist in Deutschland nicht für alle Lebensmittel zugelassen. Es wird insbesondere verwendet, um Liköre und andere Getränke mit zugesetztem Alkohol zu färben. Außerdem ist es zugelassen für feine Backwaren, Dessertspeisen, Dekorationen und Überzüge für Lebensmittel, Käserinden und Wursthüllen, Snacks und Knabbererzeugnisse, aromatisierten Schmelzkäse sowie Räucherfisch und auch in aromatisierten Milchprodukten, wie etwa Multivitamin-Milchgetränken. In der Europäischen Union ist sein Einsatz nicht nur für Käserinden und aromatisierten Schmelzkäse erlaubt, sondern auch bei Käse wie Cheddar, Chester, aber auch Gouda. Die zugelassenen Höchstmengen in Deutschland betragen je nach Lebensmittel zwischen 10 und 20 Milligramm pro Kilogramm Lebensmittel.

E 160 c Paprikaextrakt (Carotin)

Was ist es überhaupt? E 160 c gehört zu den Carotinoiden und ist klassischerweise ein orangeroter Extrakt aus den mit oder ohne Samen gemahlenen Paprikaschoten der Art *Capsicum annuum L*. E 160 c ist fettlöslich und empfindlich gegen Licht und Hitze.

Die Risiken Die Farbstoffe des Paprikaextraktes, das Capsanthin und das Capsarubin, gelten für die meisten Menschen als unbedenklich. Zahlreiche Untersuchungen belegen jedoch, dass Paprikabestandteile und damit auch der Farbstoff Paprikaextrakt bei manchen überempfindlichen Allergikern zu Hautreaktionen, wie Ekzemen und Nesselsucht, oder zu Asthmaanfällen führen können.

Betrifft es mich? Paprikaextrakt zählt zu den sogenannten Carotinoiden, diese gelten allgemein als eher gesund, sind generell für alle Lebensmittel zugelassen. Vorschriften über Höchstmengen gibt es nur bei Wurst und Pasteten. Bestimmte Lebensmittel sind von der allgemeinen Zulassung allerdings ausgenommen, weil eine Färbung die Verbraucher täuschen könnte (so etwa Brot, verschiedene Milchprodukte, Nudeln, Honig). Der Extrakt enthält je nach Herstellungsverfahren mehr oder weniger Substanzen, die nach Paprika schmecken. Eingesetzt wird er darum vor allem in herzhaften Speisen wie Wurst, Mayonnaise, Soßen, Suppen, auch Fertigprodukten, Fleisch- und Fischkonserven sowie orangefarbenen oder gelblichen Käsesorten. Um Eier und Geflügelfleisch farblich kräftiger erscheinen zu lassen, wird dieser Farbstoff dem Tierfutter zugesetzt. Wegen der aromatisierenden Wirkung findet sich E 160 c seltener in süßen Lebensmitteln wie Cremes, Füllungen, Puddingpulver, Dessert- und Tortendekor, Konfitüre und Marmelade, Süßwaren (Marzipan), Teigwaren, Frühstücksgetreideprodukten: Der Paprikageschmack würde dort doch sehr störend wirken.

E 160 d   Lycopin (Carotin)

Was ist es überhaupt? Lycopin ist ein orangerotes Carotinoid, heute oft ein synthetisches Erzeugnis, das von Natur aus in Tomaten und Hagebutten vorkommt. Es ist empfindlich gegen Licht und Sauerstoff, hält jedoch Hitze, Säuren und Laugen stand. Das natürliche Lycopin gewinnt man aus Tomatenkonzentraten. Dabei entsprechen 20 Milligramm Farbstoff etwa einem Kilogramm Tomaten. Dabei können auch Tomaten aus gentechnisch veränderten Pflanzen als Rohstoff dienen.

Die Risiken Der Farbstoff Lycopin gilt als unbedenklich, wegen seiner schützenden antioxidativen Wirkung gegen schädliche Sauerstoffradikale sogar eher als gesundheitsförderlich.

Betrifft es mich? Nach der Zusatzstoff-Zulassungsverordnung ist Lycopin nur für bestimmte Lebensmittel mit Höchstmengenbeschränkung (Höchstmenge: 50–300 Milligramm pro Kilogramm, in Überzügen bis 500 Milligramm pro Kilogramm) zugelassen. In aromatisiertem Schmelzkäse, Frisch- und Krebstierpasteten sowie Knabbererzeugnissen und essbaren Käse- und Wurstrinden ist dieser rote Farbstoff häufig gebräuchlich, weil dort sein leichtes Tomatenaroma nicht negativ auffällt. Curry-Gewürzmischungen enthalten teilweise auch Lycopin als Farbstoff.

E 160 e Beta-apo-8'-Carotinal (Carotin, Provitamin A)

Was ist es überhaupt? Der gelborangefarbene Farbstoff ist ein künstlich hergestelltes Carotinoid, das in ganz ähnlicher Form auch in der Natur, vor allem in Zitrusfrüchten, Gemüse und Leber, vorkommt. Der Körper kann es in Vitamin A umwandeln. Beta-apo-8'-Carotinal ist vor allem in Fett löslich und wird durch Licht und Sauerstoff leicht zerstört. Davon profitieren vornehmlich fetthaltige Lebensmittel, weil die Carotinoide die Lebensmittel vor Zerstörung durch aggressive Sauerstoffverbindungen schützen, das Fett so vor dem Ranzigwerden bewahren und die Haltbarkeit erhöhen.

Die Risiken Der Farbstoff gilt grundsätzlich als gesund. In größeren Mengen allerdings steht Beta-apo-8'-Carotinal, ähnlich

Das Lexikon der Lebensmittel-Zusatzstoffe

wie Beta-Carotin, im Verdacht, zumindest bei starken Rauchern die Entstehung von Krebs zu fördern.
Betrifft es mich? E 160 e ist in Deutschland nur für bestimmte Lebensmittel zugelassen. Es ist ein typischer Farbstoff für Cremes und Desserts in der Geschmacksrichtung Pfirsich. Man verwendet es auch in orangeroten Dressings, Suppen, Soßen und Würzmitteln sowie zum Färben von Getränken und Zuckerwaren.

E 161 b Lutein (Carotin, Xanthophylle)
E 161 g Canthaxanthin

Was ist es überhaupt? Lutein und Canthaxanthin gehören zu den sauerstoffhaltigen Carotinoiden (»Xanthophylle«). Diese gelborangefarbenen Farbstoffe kommen in vielen Pflanzen, wie Tomaten, Orangen, Hagebutten, aber auch in grünem Gemüse vor. Tierische Lebensmittel wie Butter, Eier, Seelachs, Hummer und Pfifferlinge oder Algen bekommen durch diese Stoffe ihre typische Färbung. Xanthophylle sind fettlöslich und sehr hitzeempfindlich. E 161 b und E 161 g werden aus Pflanzenteilen extrahiert. Diese Carotinoide können im Körper nicht in Vitamin A umgewandelt werden.
Die Risiken Die Xanthophylle E 161 b und E 161 g sind in den üblicherweise zur Lebensmittelfärbung eingesetzten Mengen nach bisherigen Erkenntnissen nicht schädlich. Das Xanthophyll Lutein (E 161 b) hat sogar eine gesundheitsfördernde Wirkung und schützt vor Augenerkrankungen. Canthaxanthin (E 161 g) als Bestandteil von Bräunungspräparaten indessen zeigte sich in Einzelfällen in hohen Dosen als besonders gesundheitsschädlich. Es kann ein sogenanntes Goldflimmern im Auge erzeugen. Außerdem kann es das Blutplasma orange färben und hat in einem Einzelfall eine Blutarmut ausgelöst.

Betrifft es mich? Die Zusatzstoffe E 161 b und E 161 g färben Lebensmittel orange bis rosarot. Sie unterliegen in EU-Ländern unterschiedlichen Zulassungen. Für Lebensmittel, die in Deutschland produziert werden, ist lediglich Lutein (E 161 b) zugelassen. Das gesundheitlich nicht ganz unproblematische Canthaxanthin (E 161 g) ist in Europa nur für bestimmte regionale Fleischerzeugnisse (etwa Straßburger Wurstwaren) erlaubt. Der Zusatz der ganzen Farbstoffgruppe zum Forellenfutter zur Erzeugung eines hübschen lachsfarbenen Rosarots im Fleisch ist nicht mehr zugelassen. E 161 b findet Verwendung in Ölextrakten zur Färbung von Butter, Teigwaren, feinen Backwaren, deren Glasuren und Füllungen, Dessertspeisen sowie Würzmitteln.

E 162 Beetenrot (Betanin, Rote Beete)

Was ist es überhaupt? E 162 ist ein natürlicher, roter bis dunkelroter Farbstoff, der als Extrakt aus Roten Beeten gewonnen und als eingedickter Pflanzensaft oder Pulver verwendet wird. Die farbgebende Komponente ist ein Stoff namens Betanin, ein wasserlösliches Pigment, das leicht durch Hitze und Licht zerstört, aber von Säuren und Laugen nicht verändert wird. Außerdem enthält der Extrakt noch Zucker, Proteine und weitere Pflanzenwirkstoffe der Rübe. Geosmin zum Beispiel ist für den erdigen Geschmack verantwortlich und enthaltene Anthocyane haben aufgrund ihrer antioxidativen Wirkung einen gesundheitsfördernden Effekt. Es wurde außerdem eine vor Krebs schützende Wirkung von Rote-Beete-Extrakten festgestellt.

Die Risiken Über schädliche Nebenwirkungen von Beetenrot ist bislang nichts bekannt.

Betrifft es mich? Beetenrot ist allgemein für alle Lebensmittel zugelassen. Ausgenommen sind bestimmte Produkte, deren Färbung dem Verbraucher eine bessere Qualität vortäuschen könnte (zum Beispiel Brot, verschiedene Milchprodukte, Nudeln, Honig). Bevorzugt eingesetzt wird E 162 zur optischen Aufwertung von Fruchtgelees, Speiseeis, Kaugummi, aromatisiertem Joghurt, Marmelade und Frühstücksgetreideprodukten. Aber auch Wurstwaren, Essig, Soßen, Teigwaren oder eingelegtes Gemüse erhalten durch den Rote-Beete-Farbstoff ihre Farbe.

E 163 Anthocyane

Was ist es überhaupt? Die Anthocyane sind natürliche Pflanzenfarbstoffe, die in fast allen Pflanzen in den Blüten und Früchten vorkommen. Sie sind in Usambara-Veilchen, Auberginen, Kirschen, blauen Trauben und Heidelbeeren, aber auch in Spargel, Bananen, Fenchel, Kartoffeln, Erbsen oder Birnen enthalten. Hergestellt wird E 163 meist durch Extraktion aus roten Traubenrückständen, roten Beeren oder Rotkohl.

Die Risiken Über schädliche Wirkungen der Anthocyane ist bislang nichts bekannt. Aufgrund ihrer antioxidativen Wirkung sind sie sogar möglicherweise gesundheitsfördernd.

Betrifft es mich? E 163 ist allgemein für alle Lebensmittel zugelassen. Ausgenommen sind bestimmte Produkte, bei denen zusätzliche Färbung dem Verbraucher eine bessere Qualität vortäuschen könnte (zum Beispiel Brot, verschiedene Milchprodukte, Nudeln, Honig). Der Farbton der Anthocyane eignet sich für alles, was mit Früchten zu tun hat. So findet man diesen Stoff vor allem in Fruchtgelees, Süßwaren, Brausen, Speiseeis, Marmelade und Konfitüren. Aber auch Obstkonserven und Backmittel für feine Backwaren bekommen durch ihn eine kräftigere Farbe.

E 170 Calciumcarbonat (Kalk, Kreide)

Was ist es überhaupt? Calciumcarbonat, auch Kalk oder Kreide genannt, ist natürlicher Bestandteil in Böden. Es ist ein weißgraues Pulver, das industriell aus Calciumsalz und Soda (Natriumcarbonat) hergestellt wird.

Die Risiken Über schädliche Nebenwirkungen des Calciumcarbonats ist bislang nichts bekannt.

Betrifft es mich? Calciumcarbonat ist fast für alle Lebensmittel zugelassen. Ausgenommen sind bestimmte Produkte, deren Färbung dem Verbraucher eine bessere Qualität vortäuscht (zum Beispiel Brot, verschiedene Milchprodukte, Nudeln, Honig). In Glasuren, Dragees und Süßwaren wird E 170 als Farbstoff eingesetzt. In der Kaugummiproduktion dient es als Füllstoff, Salz wird es als Trennmittel bzw. Rieselhilfe zugesetzt, und durch Einsatz in Backmitteln und Backgrundstoffen erzielt man eine Verbesserung der Teigeigenschaften. E 170 ist der einzige Lebensmittelfarbstoff, der für Öko-Lebensmittel zugelassen ist.

E 171 Titandioxid

Was ist es überhaupt? Titandioxid ist wegen seiner großen Deckkraft der wichtigste weiße Farbstoff. Er ist ein sehr hitzestabiles Metallpigment und wird aus natürlich vorkommenden Ilmeniterzen gewonnen. Wegen seiner starken Färbekraft wird Titandioxid auch für Wandfarben, Druckfarben, Kunststoffe sowie in der Textilindustrie und in der Kosmetik verwendet.

Die Risiken Titandioxid steht im Verdacht, zell- und erbgutschädigend zu wirken, wenn der Zusatzstoff als sogenanntes Nanopartikel (mit einem Durchmesser von weniger als 250 Nanometer, also 250 Milliardstel Meter) eingesetzt wird.

Mehrere Studien weisen darauf hin, dass Nanopartikel aufgrund der geringen Größe die Zellwand bestimmter Körperzellen durchdringen und so die Zellteilung behindern, das Erbgut schädigen oder auch Entzündungsreaktionen hervorrufen können.

Betrifft es mich? Titandioxid ist allgemein für alle Lebensmittel zugelassen. Ausgenommen sind jedoch bestimmte Produkte, bei denen eine zusätzliche Färbung dem Verbraucher eine bessere Qualität vortäuschen könnte (zum Beispiel Brot, verschiedene Milchprodukte, Nudeln, Honig). Hauptsächlich wird es für Dragees und Süßwaren verwendet.

E 172 Eisenoxide und -hydroxide

Was ist es überhaupt? Eisenoxide und Eisenhydroxide kommen in der Natur als Ocker-, Umbra- oder Sienaerden vor. Je nach Zusammensetzung können die eisenhaltigen Pigmente gelb, rot, orange, braun oder schwarz sein. Für die Industrie werden Eisenoxide aus Sulfat- oder Chlorverbindungen durch chemische Reaktionen synthetisiert. Die Farbstoffe sind sehr hitzestabil und lichtbeständig und daher vielseitig verwendbar.

Die Risiken Über schädliche Wirkungen der Eisenoxide und -hydroxide ist bislang nichts bekannt. Sie werden von der Darmschleimhaut nicht aufgenommen und nahezu vollständig wieder ausgeschieden.

Betrifft es mich? Eisenoxide sind für alle Lebensmittel zugelassen. Ausgenommen sind bestimmte Produkte, bei denen zusätzliche Färbung dem Verbraucher eine bessere Qualität vortäuschen könnte (zum Beispiel Brot, verschiedene Milchprodukte, Nudeln, Honig). Fleischpasteten, Wursthüllen, Lachse und Garnelen werden mit E 172 künstlich nachgerötet. Käserinde kann ebenfalls so gefärbt werden. In Kuchen, Desserts, Dragees und Süßwaren wird E 172 für Gelb- und Rotvariationen eingesetzt. Viele der handelsüblichen schwarzen Oliven werden grün gepflückt und dann nachträglich mit E 172 umgefärbt.

E 173   Aluminium

Was ist es überhaupt? E 173 steht für das silbrig graue Metall Aluminium und wird in Form von Pulver oder dünnen Blättchen gehandelt.

Die Risiken Das Metall steht im Verdacht, Demenzerkrankungen im Gehirn, wie die Alzheimer- und Parkinson-Krankheit, aber auch Hyperaktivität und Aufmerksamkeitsstörungen zu fördern. Es kann zudem wie ein weibliches Geschlechtshormon wirken und zählt daher zu den sogenannten Metallöstrogenen. Als solches kann es die Geschlechtsfunktionen beeinflussen und zu Übergewicht beitragen.

Außerdem verstärkt es die nervenschädigende Wirkung von Blei. Es hemmt körpereigene Stoffe, die normalerweise vor aggressiven Sauerstoffverbindungen schützen (»antioxidativ« wirken). Es ist in der Umwelt und auch in der Nahrung weit verbreitet; der Verzehr sollte daher möglichst begrenzt werden. Nach einer Untersuchung der EU-Kommission aber wird bei Aluminiumzusätzen die akzeptable tägliche Aufnahmemenge bei vielen Menschen erheblich überschritten, bei Kindern um das bis zu 7,5-Fache. Die vor allem in Limonaden häufig anzutreffende Zitronensäure kann den Transport ins Gehirn erleichtern.

Betrifft es mich? Für Aluminium als Farbstoff gibt es beim Einsatz keine Mengenbeschränkungen. Es darf aber nur zur Dekoration von Kuchen, Keksen und Ähnlichem sowie für

Glasuren von Dragees und anderen Süßigkeiten verwendet werden. Auch andere Lebensmittelfarbstoffe können Aluminium enthalten, ohne dass dies auf dem Etikett angegeben wäre.

E 174 Silber

Was ist es überhaupt? Silber ist ein Schwermetall, das aus Silbererzen bei der Verarbeitung von Kupfer, Blei oder Zink gewonnen wird. Bei der Edelmetallgewinnung fällt Silber als Nebenprodukt an. Da Silber sehr teuer ist, wird es selten in der Lebensmittelproduktion eingesetzt.
Die Risiken Silber als Lebensmittel-Zusatzstoff gilt als unbedenklich.
Betrifft es mich? E 174 ist als Farbstoff zur Dekoration von Süßwaren, zum Verzieren von Pralinen sowie zur Färbung von Likören ohne Höchstmengenbeschränkung zugelassen. Silber tötet Keime ab und ist daher teilweise zur Aufbereitung von Trinkwasser erlaubt. Unerlaubterweise tauchen gelegentlich silberhaltige Entkeimungsmittel im Lebensmittelbereich auf.

E 175 Gold

Was ist es überhaupt? Gold ist ein Edelmetall, das als natürlicher, goldener Farbstoff in Pulver- oder in Blättchenform verwendet wird. Als Berggold wird es aus Quarzgängen abgebaut oder als Seifengold in Nuggetform gewonnen.
Die Risiken Gold als Lebensmittel-Zusatzstoff gilt als unbedenklich.
Betrifft es mich? Gold ist ohne vorgegebene Höchstmenge, allerdings nur zur Verzierung von Konfekt, Pralinen und Dra-

gees sowie als Farbstoff für Liköre zugelassen. In der Lebensmittelproduktion wird es wegen seines hohen Preises selten verwendet. Berühmt wurde es als Risotto-Überzug beim italienischen Sternekoch Gualtiero Marchesi, wo es neben einer vornehmen Färbung einen dezent metallischen Geschmack erzeugt.

E 180   Litholrubin BK

Was ist es überhaupt? Litholrubin ist ein roter Azofarbstoff, der aus Calcium- und Aluminiumverbindungen hergestellt wird.
Die Risiken Litholrubin steht im Verdacht, bei sehr empfindlichen Menschen allergische Reaktionen auszulösen, wie Ausschlag, Ekzeme, Nesselsucht oder Neurodermitis, bis hin zu Atemnot und asthmaähnlichen Anfällen. Der Farbstoff enthält Aluminium. Das Metall steht im Verdacht, Demenzerkrankungen im Gehirn, wie die Alzheimer- und Parkinson-Krankheit, aber auch Hyperaktivität und Aufmerksamkeitsstörungen zu fördern. Es kann zudem wie ein weibliches Geschlechtshormon wirken und zählt daher zu den sogenannten Metallöstrogenen. Als solches kann es die Geschlechtsfunktionen beeinflussen und zu Übergewicht beitragen.
Betrifft es mich? E 180 darf ohne Mengenbeschränkung, allerdings nur zur Färbung essbarer Käserinden eingesetzt werden.

E 200   Sorbinsäure
E 202   Kaliumsorbat
E 203   Calciumsorbat

Was ist es überhaupt? Sorbinsäure ist ein chemisch-synthetisch produzierter Konservierungsstoff, der in erster Linie die Ausbreitung von Schimmel- und Hefepilzen, aber auch Bakterien bremst. Sie verleiht dem Lebensmittel einen leicht sauren Geschmack. In E 202 und E 203 ist die Sorbinsäure mit Kalium bzw. Calcium verknüpft und dadurch wasserlöslicher. Aus diesen Verbindungen wird nach und nach Sorbinsäure abgegeben, was die Haltbarkeit erhöht. Sorbinsäure kommt auch natürlich vor, etwa in Vogelbeeren, Blattläusen und Wein. Als Konservierungsstoff wird allerdings ausschließlich die chemisch hergestellte Variante verwendet.

Die Risiken Sorbinsäure gilt unter den Konservierungsstoffen als der harmloseste. Dennoch gibt es ein gewisses allergenes Potenzial: Die Säure wurde in sehr seltenen Einzelfällen als Auslöser von Überempfindlichkeitsreaktionen wie Nesselsucht identifiziert. Sorbinsäure führte schon, allerdings nur in hohen Dosen, bei Reagenzglasversuchen zu Zellschäden, die Krebs zur Folge haben können. Der mit Sorbinsäure chemisch verwandte Stoff Natriumsorbat (E 201) war bis 1998 in Deutschland zugelassen, wurde danach aber wegen des Verdachts auf erbgutschädigende Wirkungen in der EU verboten.

Betrifft es mich? Sorbinsäure ist vor allem in abgepacktem Schnittbrot, in Salatsoßen, Ketchup, Senf, Mayonnaise und Feinkostsalaten zu finden. Sie kommt auch in Hart- und Brühwürsten vor, in Geflügelfleisch- und Fischerzeugnissen sowie sauer eingelegtem Gemüse, Kartoffel- und Tomatenprodukten. Enthalten ist sie außerdem in Instantsuppen und Suppenkonzentraten, Margarine, Milch und Milchprodukten, Käse, Quark, Fruchtjoghurt, Marmelade, Süßwaren, Kuchen und Torten sowie diversen Getränken und Spirituosen. Durch die weitverbreitete Nutzung wird die gesetzlich geduldete maximale Aufnahmemenge (ADI) von 25 Milligramm pro Kilogramm Körpergewicht pro Tag von Kindern ebenso wie von Erwachsenen regelmäßig überschritten.

7. CHEMIE IM ESSEN KANN IHRE GESUNDHEIT GEFÄHRDEN

E 210 Benzoesäure
E 211 Natriumbenzoat
E 212 Kaliumbenzoat
E 213 Calciumbenzoat

Was ist es überhaupt? Benzoesäure ist von Natur aus in sehr geringen Mengen Bestandteil von Milch, Honig und manchen Obstsorten, wie Heidel- oder Preiselbeeren. Die von der Industrie benötigten Mengen werden chemisch-synthetisch hergestellt. Die Nummern E 211, E 212 und E 213 kennzeichnen die Benzoate, dabei handelt es sich um Salze der Benzoesäure mit ähnlichen Eigenschaften. Da Benzoesäure und Benzoate zwar vor Schimmel- und anderen Pilzen, aber nicht ausreichend vor unerwünschten Bakterien schützen, werden sie oft mit Schwefeldioxid (E 220) kombiniert. Sie lösen ein leichtes Prickeln auf der Zunge aus. Benzoesäure und Benzoate sind zur Konservierung von Tierfutter verboten. In einem Fall in den 70er Jahren starben in einem Londoner Tierasyl 28 von 40 Katzen an einer Benzoesäurevergiftung nach Verzehr von benzoesäurekonservierten Lebensmitteln. Experten warnen daher davor, Lebensmittelreste mit diesem Zusatzstoff an Katzen zu verfüttern.

Die Risiken Benzoesäure kann in sehr seltenen Fällen allergische Reaktionen auslösen, in Form von Asthmaanfällen oder allergischem Schnupfen. Mit Benzoesäure und Benzoaten konservierte Lebensmittel sind für Katzen extrem giftig. Lebensmittelreste mit diesem Zusatzstoff dürfen nicht an Katzen verfüttert werden. In Reagenzglas- und Tierversuchen zeigten Benzoesäure und Benzoate zudem eine zell- und erbgutschädigende Wirkung.

Hyperaktivität und Aufmerksamkeitsdefizite bei Kindern können durch Benzoesäure und Benzoate verstärkt werden. In der 2007 in England veröffentlichten sogenannten »Southampton-Studie« wurde doppelblind und Placebo-kontrolliert ein direkter Zusammenhang zwischen der Nahrungsaufnahme von einigen Farbstoffen sowie Benzoesäure (E 210–213) und dem hyperaktiven Verhalten von Kindern im Alter von drei Jahren sowie von acht bis neun Jahren festgestellt. Der Stoff muss einen Warnhinweis tragen: »Kann Aufmerksamkeit und Aktivität bei Kindern beeinträchtigen«.

Betrifft es mich? Benzoesäure und die Benzoate werden vorwiegend zur Konservierung von Mayonnaisen und mayonnaisehaltigen Produkten wie Fleisch- und Wurstsalaten genutzt. Auch Marinaden, Obst- und Gemüsekonserven (vor allem sauer eingelegtes Gemüse, etwa die Gurken in Hamburgern) bleiben so länger haltbar. Fruchtsaftkonzentrate werden ebenfalls durch Benzoesäure und Benzoate konserviert. Durch die weitverbreitete Nutzung wird die gesetzlich geduldete maximale Aufnahmemenge (ADI) von 5 Milligramm pro Kilogramm Körpergewicht pro Tag von Kindern ebenso wie von Erwachsenen regelmäßig überschritten.

E 214 Ethyl-p-Hydroxybenzoat (PHB-Ester)
E 215 Natriumethyl-p-Hydroxybenzoat
E 218 Methyl-p-Hydroxybenzoat
E 219 Natriummethyl-p-Hydroxybenzoat

Was ist es überhaupt? Künstliche Verbindungen von Benzoesäure mit Phenol und einem weiteren Alkohol werden als PHB-Ester bezeichnet. Sie sind zur Konservierung auf unterschiedliche Pilze und Bakterien spezialisiert und unterscheiden sich auch in ihrer Fett- und Wasserlöslichkeit voneinander. Mit ihnen können auch nichtsaure Lebensmittel konserviert werden, anders als die Benzoate hindern sie Bakterien ebenso wie Pilze am Wachstum. Nachteilig ist jedoch ein me-

138 7. CHEMIE IM ESSEN KANN IHRE GESUNDHEIT GEFÄHRDEN

tallischer Eigengeschmack und dass sie ein pelziges Mundgefühl verursachen, wie nach milder Betäubung beim Zahnarzt.
Die Risiken Benzoesäurehaltige PHB-Ester können in sehr seltenen Fällen allergische Reaktionen auslösen, in Form von Asthmaanfällen oder allergischem Schnupfen. Mit diesen Stoffen konservierte Lebensmittel sind für Katzen extrem giftig. Lebensmittelreste mit diesem Zusatzstoff dürfen nicht an Katzen verfüttert werden.
Betrifft es mich? PHB-Ester unterdrücken Bakterien und Pilze in Geleeüberzügen von Fleischerzeugnissen. Auch Fleisch- und Fischpasten, Garnelenprodukte, Marinaden und Würzsoßen werden länger frisch gehalten. Sie werden auch in manchen Knabber- und Süßwaren angewandt.

E 220 Schweflige Säure (Schwefeldioxid)
E 221 Natriumsulfit
E 222 Natriumhydrogensulfit
E 223 Natriummetabisulfit
E 224 Kaliummetabisulfit
E 226 Calciumsulfit
E 227 Calciumhydrogensulfit
E 228 Kaliumhydrogensulfit

Was ist es überhaupt? Schwefeldioxid entsteht bei der Verbrennung von sulfithaltigen Erzen oder reinem Schwefel. Es kann dem Lebensmittel als reines Gas (E 220) hinzugefügt werden oder aber als Verbindung aus der schwefeligen Säure mit Natrium, Kalium oder Calcium (Sulfite, E 221–228). In allen Fällen kann der Konservierungsstoff auf dem Etikett als Schwefeldioxid deklariert sein. Es wirkt gegen Schimmel-, Hefepilze und Bakterien und hemmt außerdem Oxidationsprozesse sowie pflanzliche Bräunungsprozesse und wirkt als

Bleichmittel. Milchsäure wird durch Schwefeldioxid zerstört. Manche Bakterien, die auch im menschlichen Darm vorkommen, wie jene der Gattung *Desulfovibrio,* leben von solchen Schwefelsubstanzen und vermehren sich dadurch prächtig.

Die Risiken Schwefeldioxid und Sulfite sind die häufigsten Unverträglichkeitsauslöser unter den chemischen Lebensmittelzusätzen. Sie können bei sehr empfindlichen Allergikern das sogenannte Sulfitasthma mit Bronchienverengungen und Zuschwellen der Atemwege auslösen. Es kann aber auch zu Nies- und Schnupfenanfällen, Nesselsucht, anderen Hautreizungen sowie Kopfschmerzen kommen. Beobachtet wurden auch sogenannte anaphylaktische Schocks mit Kollaps und Kreislaufzusammenbruch; nach einem Todesfall in Kanada wurde die Verwendung von Schwefelzusätzen in Restaurants untersagt. Manche Forscher vermuten darüber hinaus, dass einige entzündliche, chronische Darmerkrankungen mit dem Verzehr von mit schwefelhaltigen Stoffen konservierten Nahrungsmitteln ursächlich in Zusammenhang stehen könnten. Sogenannte schwefelreduzierende *Desulfovibrio*-Bakterien im Darm sind dabei möglicherweise die Ursache für Schäden an der Darmschleimhaut.

Betrifft es mich? Wer häufig Fertiggerichte isst, verzehrt große Mengen dieser Schwefel-Additive: Nach einer Untersuchung der EU-Kommission über die Verwendung von Zusatzstoffen nehmen Erwachsene bis zum 2,6-Fachen und Kinder sogar bis zum 12-Fachen der akzeptablen Tagesdosis zu sich. Das ist kein Wunder, denn Schwefeldioxid und Sulfite sind europaweit für 61 Lebensmittelgruppen als Konservierungsstoff zugelassen. Vor allem in Kartoffelprodukten, wie Pulverpürees oder Rösti, wo sie verhindern, dass die Kartoffeln braun werden. Auch in Trockenobst (zum Beispiel Aprikosen) können sie eingesetzt werden, für Fruchtzubereitungen, Fruchtsäfte und Gemüsezubereitungen. Auch bei Senf, Würzmitteln und Meeresfrüchten (Shrimps, Krabben) werden sie verwendet, bei offenem Verkauf zumeist ohne Kennzeichnung. Bei der Weinherstellung wird ebenfalls Schwefeldioxid eingesetzt, wobei süßer Wein stärker geschwefelt ist als trockener. Neuerdings muss das Weinetikett auf den Schwefeldioxidgehalt hinweisen. Mit manchen Weinen überschreitet man schon im Bereich von ein bis zwei Gläsern die täglich akzeptable Aufnahme von maximal 0,7 Milligramm pro Kilogramm Körpergewicht. Bei der für Hamburgerfleisch maximal zugelassenen Menge von 450 Milligramm pro Kilogramm wird die zulässige Tagesdosis für einen 70-Kilo-Menschen (49 Milligramm) schon durch einen einzigen 125-Gramm-Fleischklops überschritten, ein Kind mit 15 Kilo hat damit mehr als die vierfache Tagesdosis (10,5 Milligramm).

E 234 Nisin

Was ist es überhaupt? Nisin ist ein Enzym, das einige Bakterienarten im Wachstum hemmt. Nisin-bildende Mikroorganismen kommen natürlicherweise auch im Darm von Menschen und anderen Säugetieren vor. Für die Industrie wird es biotechnisch mit gentechnisch veränderten Bakterien hergestellt. Die antibakterielle Wirkung von Nisin wird durch zu viel Säure im Lebensmittel, durch Temperaturen unter 20 °C sowie durch andere Stoffe im Lebensmittel, wie zum Beispiel Fette, gehemmt.

Die Risiken Über schädliche Wirkungen des Nisins ist bislang nichts bekannt.

Betrifft es mich? E 234 ist in Deutschland nur in gereiftem Käse und Schmelzkäse sowie für Grießbrei, Puddings aus Tapiokamehl und ähnliche Desserts erlaubt. Außerdem darf es in einer britischen Sahne-Spezialität (»clotted cream«) enthalten sein.

Das Lexikon der Lebensmittel-Zusatzstoffe

E 235 Natamycin

Was ist es überhaupt? Natamycin ist ein Antibiotikum, das von bestimmten Pilzkulturen zur Verdrängung anderer Schimmelpilze und Hefepilze gebildet wird. Gegen Bakterien und Viren wirkt es nicht. Natamycin wird industriell auf biotechnischem Wege produziert, dabei kann auch Gentechnik eingesetzt werden. Natamycin wird meist in Pulverform gehandelt, in Wasser und Alkohol ist es schlecht löslich. Seine antibiotischen Wirkungen werden auch in der Medizin, zum Beispiel bei Geschlechtskrankheiten, Fußpilz, Augenerkrankungen, und in der Tiermedizin genutzt. Beim medizinischen Einsatz zum Beispiel in Lutschtabletten gegen Mundkrankheiten wird mit einer Tablette die 10-fache Menge (10 Milligramm) dessen eingenommen, was bei Lebensmitteln auf den nicht zum Verzehr bestimmten Käserinden erlaubt ist.

Die Risiken Natamycin wird in der Humanmedizin als Lokalantibiotikum und als Antimilbenmittel verwendet. In sehr seltenen Fällen wurden allergische Reaktionen beobachtet. Über schädliche Wirkungen des Natamycins als Lebensmittel-Zusatzstoff zur Konservierung ist bislang nichts bekannt. Die eingesetzten Mengen auf den nicht zum Verzehr bestimmten Käse- und Wurstrinden sind mit einem Milligramm pro 100 Quadratzentimeter sehr gering.

Betrifft es mich? Natamycin darf in Deutschland nur für Käserinden und zur äußerlichen Behandlung von getrockneten und gepökelten Würsten verwendet werden. Die Höchstmenge ist mit 1 Milligramm pro 100 Quadratzentimeter Lebensmitteloberfläche genau festgelegt. Eine duldbare tägliche Aufnahme ist nicht festgelegt, da die behandelten Oberflächen nicht mitgegessen werden sollen. Wer die konservierte Rinde mit isst, verzehrt allerdings auch den pilztötenden Zusatz. Zudem kann er sich auch in der äußeren Schicht von Wurst und

Käse finden, denn es ist zulässig, dass der keimtötende Stoff bis zu 5 Millimeter tief eindringt.

E 239 Hexamethylentetramin

Was ist es überhaupt? E 239 ist eine chemisch hergestellte Verbindung aus Ammoniak und Formaldehyd. Durch Säure wird das Formaldehyd wieder freigesetzt und entfaltet seine konservierende Wirkung, wobei es vor allem Hefepilze und Bakterien hemmt. Hexamethylentetramin wird außerdem zu medizinischen Zwecken verwendet, als Desinfektionsmittel für die Haut und als keimtötendes Mittel bei Harnwegsentzündungen. Gleichzeitig kann die Chemikalie, da leicht entzündlich, auch als rauchfrei brennender Campingkochersprit dienen.

Die Risiken Über schädliche Wirkungen von Hexamethylentetramin als Lebensmittelkonservierungsstoff ist bislang nichts bekannt.

Betrifft es mich? Der Stoff mit dem zungenbrecherischen Namen ist ausschließlich für den sogenannten Provolone, eine italienische Käsespezialität, zugelassen.

E 242 Dimethyldicarbonat

Was ist es überhaupt? Dimethyldicarbonat ist ein synthetisch hergestellter flüssiger Konservierungsstoff. Mit ihm werden in nichtpasteurisierten, alkoholfreien Getränken auf chemische Weise ungewünschte Hefegärungen gestoppt. E 242 zerfällt nach dem Zusetzen fast vollständig zu Methanol und Kohlensäure.

Die Risiken Über schädliche Wirkungen des Dimethyldicarbonats als Lebensmittel-Zusatzstoff ist bislang nichts bekannt. Es

zersetzt sich im Lebensmittel fast vollständig zu den Stoffen Methanol und Kohlensäure, die in den entsprechenden Mengen als unbedenklich eingestuft werden.
Betrifft es mich? Dimethyldicarbonat wird benutzt, um Hefepilze in alkoholfreien Getränken abzutöten, zum Beispiel in Saft, alkoholfreiem Wein sowie in Teekonzentraten oder Instantteepulver. Weil dieser Konservierungsstoff sich während der Anwendung zu anderen Stoffen umwandelt, muss er auf dem Etikett nicht erwähnt werden.

E 249   Kaliumnitrit
E 250   Natriumnitrit

Was ist es überhaupt? Nitrite sind natürliche Stickstoffverbindungen. Für den Einsatz als Lebensmittelkonservierungsstoff werden Nitrite chemisch aus Salpetersäure, bestimmten Laugen oder auch Gasen hergestellt.
Die Risiken Nitrite führen bei Einnahme großer Mengen zur sogenannten Blausucht, die durch eine typische Blaufärbung von Lippen, Schleimhäuten und der Haut gekennzeichnet ist. Dabei wird die Sauerstoffbindung in den roten Blutkörperchen unterbunden, was insbesondere bei Kindern zu akutem Sauerstoffmangel bis hin zum Erstickungstod führen kann (Fachbegriff: Methämoglobinämie). Im Verdauungssystem kann Nitrit zu krebserregenden Nitrosaminen umgewandelt werden, wie es auch vom Nitrat im Trinkwasser bekannt ist. Die Nitrosamine können auch entstehen, wenn gepökelte Fleischwaren beim Kochen zusammen mit Käse erhitzt werden. Zudem besteht einigen Studien zufolge ein direkter Zusammenhang zwischen dem erhöhten Verzehr von mit Nitriten und Nitraten konservierten Fleischwaren und dem Risiko für Diabetes und koronare Herzerkrankungen.

Betrifft es mich? Nitrite dürfen aufgrund der hohen Giftigkeit nur in Kombination mit Kochsalz verwendet werden, um getrocknete Wurst- und Fleischwaren zu pökeln und so zu konservieren. Die nitrithaltigen Salze sorgen für das typische Pökelaroma und die kochstabile rote Fleischfarbe. Wegen der oben genannten Risiken sind enge Grenzwerte (50–250 Milligramm pro Kilogramm Lebensmittel) vorgeschrieben.

E 251 Natriumnitrat
E 252 Kaliumnitrat

Was ist es überhaupt? Nitrate sind natürliche Stickstoffverbindungen. Durch zu starkes Düngen und Anreicherung im Boden enthalten Gemüse und Trinkwasser in manchen Gegenden hohe Nitratmengen. Für den Einsatz als Lebensmittelkonservierungsstoff werden Nitrate chemisch aus der Salpetersäure, bestimmten Laugen oder auch Gasen hergestellt. Durch die Abspaltung eines Sauerstoffatoms entsteht aus dem Nitrat das Nitrit.

Die Risiken Nitrate führen durch die daraus im Körper gebildeten Nitrite bei Einnahme großer Mengen zur sogenannten Blausucht, die durch eine typische Blaufärbung von Lippen, Schleimhäuten und der Haut gekennzeichnet ist. Dabei wird die Sauerstoffbindung in den roten Blutkörperchen unterbunden, was insbesondere bei Kindern zu akutem Sauerstoffmangel bis hin zum Erstickungstod führen kann (Fachbegriff: Methämoglobinämie).

Im Verdauungssystem kann das aus dem Nitrat entstehende Nitrit zu krebserregenden Nitrosaminen umgewandelt werden, die im Verdacht stehen, Magenkrebs auszulösen. Sie können auch entstehen, wenn gepökelte Fleischwaren zusammen mit Käse erhitzt werden.

Zudem besteht einigen Studien zufolge ein direkter Zusammenhang zwischen dem erhöhten Verzehr von mit Nitriten und Nitraten konservierten Fleischwaren und dem Erkrankungsrisiko für Diabetes und koronare Herzerkrankungen.

Betrifft es mich? Nitrate sind nur in Kombination mit Salz zugelassen, um getrocknete Wurst- und Fleischwaren zu pökeln und so zu konservieren. Die nitrathaltigen Salze sorgen für das typische Pökelaroma und die kochstabile rote Fleischfarbe. E 251 und E 252 dürfen auch zum Konservieren von Schnittkäse, Käseimitaten und für eingelegte Fischprodukte genutzt werden. Wegen großer gesundheitlicher Bedenken sind enge Grenzwerte (50–250 Milligramm pro Kilogramm Lebensmittel) vorgeschrieben.

E 260 Essigsäure
E 261 Kaliumacetat
E 262 Natriumdiacetat
E 263 Calciumacetat

Was ist es überhaupt? Essigsäure ist eine nach Essig riechende ätzende Flüssigkeit. Essigsäure und ihre Salze (Acetate) werden als Säuerungsmittel und zur Konservierung genutzt. Klassischerweise wird Essig durch Vergärung von alkoholischen Ausgangsprodukten hergestellt (zum Beispiel Weinessig), der Zusatzstoff Essigsäure wird allerdings industriell auf biotechnologischem Wege erzeugt. In Lebensmitteln senkt die Säure den pH-Wert und dämmt das Wachstum der Bakterien ein. Da Essigsäure gegen Milchsäurebakterien nicht wirkungsvoll genug ist, wird sie häufig mit stärkeren Konservierungsstoffen, wie Sorbinsäure (E 200) und Benzoesäure (E 210), kombiniert.

Die Risiken Über schädliche Wirkungen der Essigsäure als Zusatzstoff ist bislang nichts bekannt. Reine Essigsäure wirkt stark ätzend auf Haut und Schleimhäuten. In Lebensmitteln ist sie aber aus geschmacklichen Gründen so gering dosiert, dass keine Risiken oder Nebenwirkungen zu befürchten sind. **Betrifft es mich?** Essigsäure und ihre Salze sind für fast alle Lebensmittel ohne Mengenbeschränkungen zugelassen. Nur in Säuglingsnahrung darf sie nicht eingesetzt werden. Häufig findet man sie und ihre Salze als Zusatz zur Konservierung von Dosenobst und Gemüsekonserven, Fischbüchsen, Mayonnaise und mayonnaisehaltigen Salaten und Salatsoßen. In manchen Roggenbroten schafft der Einsatz von Essigsäure, Milchsäure, Zitronensäure und Weinsäure einen Ersatz für den klassischen Sauerteig. Allerdings können mit diesem Teigsäuerungsmittel nur leicht säuerlicher Geschmack und Teigbeschaffenheit nachgeahmt werden, der typische Geschmack natürlichen Sauerteigs hingegen nicht.

E 270   Milchsäure

Was ist es überhaupt? Reine Milchsäure ist eine ölige, aber wasserlösliche Flüssigkeit, die auch in natürlichen Lebensmitteln vorkommt. Haltbarmachung durch den Einsatz von Milchsäurebakterien ist bereits ein altes Konzept, das heute noch in Joghurt, Quark, Sauerkraut usw. Anwendung findet. Milchsäure wird biotechnologisch industriell produziert, dabei können gentechnisch veränderte Bakterien oder gentechnisch veränderte Rohstoffe eingesetzt werden, ohne dass dies für den Verbraucher auf dem Etikett zu erkennen wäre. Milchsäure allein bietet nur einen relativ schwachen Schutz vor unerwünschten Bakterien. Da sie nicht gegen Hefe- und Schimmelpilze wirkt, wird sie häufig mit Sorbinsäure (E 200) oder Benzoesäure (E 210) kombiniert.

Das Lexikon der Lebensmittel-Zusatzstoffe 147

Die Risiken Über schädliche Wirkungen ist bislang nichts bekannt.

Betrifft es mich? Milchsäure ist mit wenigen Ausnahmen für alle Lebensmittel ohne Mengenbeschränkungen zugelassen. Weil die linksdrehende Form von Kleinkindern und Säuglingen nicht ausreichend abgebaut werden kann, darf in Säuglingsnahrung nur die rechtsdrehende Milchsäure verarbeitet werden. Milchsäure wird aus geschmacklichen Gründen vorwiegend für Limonaden, eingelegtes Gemüse, Margarine und Salatsoßen verwendet, dabei spielen auch ihre konservierenden Eigenschaften eine Rolle. In manchen Roggenbroten schafft der Einsatz von Milchsäure, Essigsäure, Zitronensäure und Weinsäure einen Ersatz für den bewährten Sauerteig. Allerdings können mit diesem Teigsäuerungsmittel nur ein leicht säuerlicher Geschmack und die Teigbeschaffenheit nachgeahmt werden, der typische Geschmack des natürlichen Sauerteigs hingegen nicht.

E 280 Propionsäure
E 281 Natriumpropionat
E 282 Calciumpropionat
E 283 Kaliumpropionat

Was ist es überhaupt? Propionsäure ist eine gesättigte Fettsäure, eine wasserlösliche, brennbare Flüssigkeit mit stechendem Geruch. Propionate sind salzartige Natrium-, Calcium- und Kaliumverbindungen der Propionsäure. Sie kommt von Natur aus in Emmentaler und in Jarlsberg-Käse vor, allerdings nur in sehr geringen Mengen. Auch die Propionsäurebakterien, die für Löcher und Aroma im Schweizer Käse verantwortlich sind, produzieren zu wenig Säure, um konservierend zu wirken. In der industriellen Produktion wird künstliche Pro-

E 280
E 281
E 282
E 283

pionsäure aus Ethylen hergestellt. Die Aufgabe der Propionsäure kann ebenso gut durch Sorbin- bzw. Benzoesäure erfüllt werden.

Die Risiken Propionsäure und Propionate stehen nach einer australischen Studie im Verdacht, bei Kindern Verhaltensstörungen auszulösen, wie Hyperaktivität, Konzentrationsstörungen und Lernschwächen sowie Schlafstörungen. Nach einer anderen Studie besteht auch ein gewisser Verdacht, Propionsäure und ihre Salze könnten den Zucker- und Fettstoffwechsel stören, mithin zu Blutzuckerschwankungen und verschlechterten Blutfettwerten führen.

Betrifft es mich? Der Kontakt mit Propionsäure war früher unwahrscheinlich: In Deutschland war der Stoff seit 1988 verboten, wurde jedoch 1998 im Zuge der EU-Harmonisierung wieder zugelassen. Mittlerweile ist die Säure nach Angaben eines renommierten britischen Forschungsinstituts (Leatherhead Food International) »sehr weit verbreitet« in abgepacktem Brot, auch Kuchen und Keksen. Außerdem darf dieser Stoff dem in Großbritannien verbreiteten Christmas Pudding und dänischem Polsebröd zugesetzt werden. Nach einer Untersuchung der EU-Kommission über die Verbreitung von Lebensmittel-Zusatzstoffen sind Überschreitungen der akzeptablen Dosis aber weder bei Kindern noch bei Erwachsenen nachgewiesen worden. Für die verschiedenen Produkte gelten Höchstmengen von 1 bis 3 Gramm pro Kilogramm Lebensmittel.

Das Lexikon der Lebensmittel-Zusatzstoffe

E 284 Borsäure
E 285 Borax

Was ist es überhaupt? Borsäure ist ein gängiges Insektengift und wirkt gegen Pilze und Unkraut. Textilien werden mit ihr behandelt, sie dient als Flammschutzmittel für Holz und ist Bestandteil von Fotoentwicklern. Für die Lebensmittelindustrie ist sie ein hochwirksamer, wasserlöslicher Konservierungsstoff.

Die Risiken Borsäure und Borax sind als Gesundheitsrisiko nicht sehr bedeutend, sie werden nur in sehr geringen Mengen ausschließlich zur Konservierung von echtem Kaviar eingesetzt. Für Kaviarfreunde, die viel verzehren, allerdings könnten die Gesundheitsrisiken von Interesse sein: Borsäure und Borax führen bei regelmäßigem Verzehr großer Mengen zu einer chronischen Vergiftung, die zu körperlichem Verfall, Krämpfen, Durchfall und Wahrnehmungsstörungen führt.

Betrifft es mich? Es trifft nur die kleine Gruppe der Menschen, die Kaviar essen. Denn Borsäure ist wegen der schweren Gesundheitsbedenken nur noch zur Haltbarmachung von echtem Kaviar mit genau definierten Höchstmengen zugelassen (5 Gramm pro Kilogramm Kaviar).

E 290   Kohlendioxid

Was ist es überhaupt? Kohlendioxid oder Kohlenstoffdioxid (CO_2) ist ein farb- und geruchloses Gas. Mischt man es mit Wasser, wird es zu Kohlensäure. Kohlendioxid entsteht bei der Atmung von Lebewesen sowie durch Verbrennungsprozesse. Für Pflanzen ist es so lebensnotwendig wie für Menschen und Tiere Sauerstoff.

Bei Lebensmitteln wirkt es konservierend, weil es im abgepackten Lebensmittel den Sauerstoff verdrängt und so den meisten Bakterien die Lebensgrundlage entzieht. Unwirksam ist CO_2 allerdings bei Milchsäurebakterien und den stark giftigen Clostridien. Schimmel- und Hefepilze werden eher wenig gehemmt. Weitere Verwendung findet CO_2 unter anderem als Trockeneis zur Tiefkühlung und Nebelerzeugung und als Dünger in Gewächshäusern.

Auch beim sogenannten Treibhauseffekt spielt Kohlendioxid eine Rolle: Der weltweite Anstieg des CO_2-Gehalts in der Atmosphäre unter anderem durch die Verbrennung von Erdöl, Erdgas, Kohle zur Energiegewinnung sorgt nach Ansicht von Klimaforschern für den sogenannten Treibhauseffekt, der zur globalen Klimaerwärmung führt.

Die Risiken Über schädliche Wirkungen von Kohlendioxid und Kohlensäure in Lebensmitteln ist nichts bekannt. Hohe Konzentrationen von Kohlendioxid in der Atemluft führen zu Sauerstoffmangel mit Kopfschmerzen, Herzklopfen, Blutdruckanstieg, Krämpfen, beschleunigter Atmung, Bewusstlosigkeit und Ersticken.

Betrifft es mich? Der Stoff ist weit verbreitet, für alle Lebensmittel außer Bier zugelassen. In Mineralwasser, Limonaden und anderen kohlensäurehaltigen Getränken wird durch den Zusatz von Kohlendioxid die Kohlensäure erzeugt, die für das bekannte Prickeln sorgt. Eine Höchstmenge ist nicht vorgeschrieben. Kohlendioxid dient auch in Verpackungen als Schutz vor Oxidation und Schädlingsbefall. Dabei wird das Lebensmittel unter hohem Druck luftdicht verpackt, wobei die normale Luft gegen Kohlendioxid ausgetauscht wird. Häufig verwendet wird es zum Beispiel für eingeschweißte Produkte, wie Wurst, Käse, Kaffee oder Backwaren, sowie für Wein und Säfte.

E 296 Äpfelsäure

Was ist es überhaupt? Äpfelsäure ist eine Säure, die in den namensgebenden Früchten vorkommt, daneben in Quitten, Stachel- und Vogelbeeren. Auch im menschlichen Körper wird sie produziert und verarbeitet. Für die Lebensmittelindustrie wird sie auf künstlichem Wege mit Hilfe von Mikroorganismen hergestellt und in Form von weißen Kristallen angewendet. Sowohl die natürliche L-Form als auch die synthetische D-Form dürfen als Zusatzstoff verwendet werden. Sie werden als Säuerungsmittel mit leicht geschmacksverstärkender Wirkung eingesetzt. Fetthaltige Lebensmittel schützen sie vor dem Ranzigwerden.

Die Risiken Über schädliche Wirkungen der Äpfelsäure als Lebensmittel-Zusatzstoff ist bislang nichts bekannt.

Betrifft es mich? Äpfelsäure ist für fast alle Lebensmittel zugelassen, Ausnahmen sind Butter, Honig, Tee und Kaffee. Häufig findet man sie in Säften, Limonaden und Obsterzeugnissen sowie in Soßen und Fertigsuppen. In zuckerfreien Lebensmitteln kann durch die geschmacksverstärkende Wirkung von Äpfelsäure die Süßstoffmenge reduziert werden. Lebensmittelverpackungen werden mit Äpfelsäure imprägniert.

E 297 Fumarsäure

Was ist es überhaupt? Die Fumarsäure kommt natürlicherweise in Pflanzen, Flechten und Pilzen vor. Im menschlichen Stoffwechsel spielt sie auch eine Rolle. Bei Raumtemperatur bildet Fumarsäure schlecht wasserlösliche, farblose Kristalle. Die Industrie stellt dieses Säuerungsmittel aus Äpfelsäure her oder lässt es von Schimmelpilzen aus Kartoffel- oder Maisstärke erzeugen.

Die Risiken Über schädliche Wirkungen der in Lebensmitteln eingesetzten Fumarsäure-Mengen ist bislang nichts bekannt.
Betrifft es mich? Zugelassen ist Fumarsäure für die Füllungen und Glasuren von Kuchen und Keksen, außerdem für Fruchtdesserts und Pulvermischungen für Fertigdesserts sowie für Kaugummis und Zuckerwaren. Es darf Instantpulvermischungen für Tee und Getränke auf Früchtebasis zugesetzt werden. Fumarsäure ist auch Bestandteil von Teigsäuerungsmitteln für sogenannten Kunstsauerteig und wird bei der Weinherstellung eingesetzt.

E 300 L-Ascorbinsäure (Vitamin C)
E 301 Natriumascorbat
E 302 Calciumascorbat
E 304 Ascorbylpalmitat

Was ist es überhaupt? Ascorbinsäure ist der wissenschaftliche Name für Vitamin C. E 301 bis E 304 sind Salze bzw. Ester der Ascorbinsäure. In der Natur findet sich das Vitamin C zum Beispiel in Paprika, verschiedenen Beerenfrüchten, Zitrusfrüchten, aber auch in Weißkohl, Brokkoli und Rosenkohl, sogar in Spinat und Kartoffeln. Als Zusatzstoff wird es entweder chemisch-synthetisch hergestellt oder von gentechnisch veränderten Mikroorganismen produziert. Vitamin C ist sehr empfindlich gegenüber Hitze, Licht und Sauerstoff. Es wirkt konservierend oder als Säuerungsmittel. Als sogenanntes Antioxidationsmittel verhindert es, dass sich Lebensmittel durch Sauerstoffeinwirkung verfärben.
Die Risiken In den üblicherweise als Zusatzstoff eingesetzten Mengen zur Lebensmittelkonservierung, Säuerung oder Stabilisierung sind bislang keine schädlichen Wirkungen bekannt geworden. Ascorbinsäure und Ascorbate gelten im Ge-

genteil sogar als gesundheitsfördernd, weil sie wie natürliches Vitamin C wirken, das der Körper nicht selbst produzieren kann. In sehr hohen Dosen, wie sie in Form von Vitaminpräparaten zur Nahrungsergänzung von manchen eingenommen werden, können sie jedoch die Bildung von Nierensteinen begünstigen, bei Diabetikern den Stoffwechsel stören und sogar Herz-Kreislauf-Erkrankungen fördern. Auch kann Vitamin C nach Ansicht mancher Wissenschaftler das Immunsystem beeinträchtigen und so bei Allergien und Asthma eine Rolle spielen.

Betrifft es mich? Die Ascorbinsäure ist für alle Lebensmittel zugelassen. In Säuglingsnahrung dürfen nicht mehr als 300 Milligramm Zusatzstoff pro Kilogramm Lebensmittel zugesetzt werden, für alle anderen Produkte sind keine Höchstmengen vorgeschrieben. E 300 bis E 302 werden häufig eingesetzt zur Farbstabilisierung und als sogenanntes Antioxidationsmittel in Obst und Gemüse, in Dosen, Gläsern oder als Tiefkühlprodukt. Die Braunfärbung von Kartoffelprodukten wird so verhindert. E 300 bis E 304 sind beliebte Konservierungsmittel für viele Fertignahrungsmittel. In Nitritpökelsalz fördern sie das Färben von Fleisch und Wurstwaren, wobei gleichzeitig die Bildung von giftigen Verbindungen aus Nitrit gehemmt wird. Wein, Bier und Säfte werden durch diesen Zusatzstoff stabilisiert sowie gesäuert. Oft wird der Zusatzstoff als Vitamin C deklariert, um dem Produkt ein gesünderes Image zu verleihen.

E 306 Tocopherol (Vitamin E)
E 307 Alpha-Tocopherol
E 308 Gamma-Tocopherol, synthetisch
E 309 Delta-Tocopherol

Was ist es überhaupt? Tocopherol ist der wissenschaftliche Name für Vitamin E, es wird als fettlösliches Antioxidationsmittel eingesetzt. Es konserviert und stabilisiert die Farbe von Lebensmitteln, schützt auch Vitamin A und Carotine in Lebensmitteln und hemmt die Entstehung krebsfördernder Nitrosamine zum Beispiel aus gepökelten Fleischwaren. Natürliches Vitamin E kommt in vielen Pflanzen und ihren Ölen vor. Extrahiert wird es meist aus Weizen- oder Reiskeimen, Mais, Soja sowie Baumwollsaat. Alle Tocopherole sind lichtempfindlich und werden durch Sauerstoff schnell angegriffen, durch Erhitzen aber kaum zerstört.

Die Risiken In den üblicherweise als Zusatzstoff eingesetzten Mengen zur Lebensmittelkonservierung und Stabilisierung durch Antioxidation sind bislang keine schädlichen Wirkungen bekannt. Tocopherole wirken als Bestandteil der Nahrung im Gegenteil sogar gesundheitsfördernd, weil sie wie natürliches Vitamin E wirken, ein lebenswichtiges antioxidatives Vitamin, das der Körper nicht selbst produzieren kann. In sehr hohen Dosen, wie sie in Vitaminpräparaten vorkommen, können sie jedoch giftig wirken. In einem Tierversuch verursachten große Mengen von Tocopherolen Entzündungen und Schäden an Gefäßen sowie Zellwucherungen in der Lunge. Sie können zudem erbgutschädigend wirken und Krebserkrankungen befördern. Bei klinischen Studien mit Rauchern wurde ein erhöhtes Risiko für Schlaganfall bei regelmäßiger Einnahme hoher Dosen von Vitamin E in Nahrungsergänzungsmitteln nachgewiesen und in weiteren Studien, dass dabei auch das Risiko, an Prostatakrebs zu erkranken sowie eine Hirnblutung zu erleiden, erheblich ansteigt. Andere Studien belegen, dass Tocopherol in hohen Dosen das Leben eher verkürzt als verlängert. Der dänische Mediziner Christian Gluud hat mit seinem Team vom Kopenhagener Universitätsklinikum 68 Untersuchungen mit insgesamt 232 600 Teilnehmern neu ausgewertet und festgestellt, dass Versuchspersonen, die die Vitamine A, E oder auch Beta-Carotin genommen hatten, oft früher starben, die Sterberate hatte sich um fünf Prozent erhöht. Auch kann Vitamin E nach Ansicht mancher Wissenschaftler das Immunsystem beeinträchtigen und so bei Allergien und Asthma eine Rolle spielen.

Betrifft es mich? Die Antioxidationsmittel E 306 bis E 309 sind für fast alle Lebensmittel ohne Mengenbeschränkungen zugelassen. Säuglingsnahrung darf 10 Milligramm pro Deziliter enthalten. Tocopherol stabilisiert die Fette im Lebensmittel und schützt damit vor dem Ranzigwerden. Deshalb findet sich Tocopherol meist in fettreichen Produkten, wie in Margarine, Pflanzenölen, Dessertsoßen und Fertigdesserts. Es wird in größeren Mengen auch für Vitaminpräparate verwendet.

E 310 Propylgallat
E 311 Octylgallat
E 312 Dodecylgallat

Was ist es überhaupt? Gallate sind künstliche, chemisch hergestellte Verbindungen aus Alkohol und der sogenannten Gallussäure, einem natürlichen Gerbstoff, der beispielsweise in der Eichenrinde vorkommt. In den für die Industrie erforderlichen Mengen wird die Gallussäure von Schimmelpilzen erzeugt. Die Gallate werden häufig kombiniert mit Butylhydroxyanisol bzw. Butylhydroxytoluol (E 320 und E 321).

Die Risiken Gallate können in großen Mengen zur sogenannten Blausucht führen, die an einer typischen Blaufärbung von Lippen, Schleimhäuten und der Haut zu erkennen ist. Sie entsteht, wenn die roten Blutkörperchen nicht mehr genug Sauerstoff aufnehmen können (Fachbegriff: Methämoglobinämie), was, insbesondere bei Kindern, zu akutem Sauerstoffmangel bis hin zum Erstickungstod führen kann. Deshalb ist die Anwendung von Gallaten in Kinder- und Säuglingsnahrung verboten. Kinder sind aber gleichwohl gefährdet, denn diese Gallate sind häufig in Produkten enthalten, die sie besonders mögen, etwa in Kuchen, Marzipan- und Persipanerzeugnissen und auch in Knabbersachen. Gallate können außerdem beim Kontakt mit der Haut allergische Reaktionen wie Ekzeme oder Nesselsucht hervorrufen. Davon sind vor allem Menschen betroffen, die beruflich mit Zusätzen in Berührung kommen, zum Beispiel in Bäckereien oder anderen lebensmittelverarbeitenden Betrieben.

Betrifft es mich? Gallate verhindern, dass Fette in Lebensmitteln ranzig werden, zudem konservieren sie Farbe und Geschmack fettreicher Produkte. Sie dürfen für Bratöle und Frittierfette verwendet werden, für Schmalz, Fischöl, Rinder-, Geflügel- und Schaffett. Außerdem stabilisieren sie das Fett in diversen Instantprodukten, wie in Milchpulver für Automatengetränke, Tütensuppen, Fertigsoßen, Würzmitteln und gekochten, zu Pulver verarbeiteten Kartoffeln. Erlaubt sind sie auch für Süßigkeiten und Snacks, wie etwa Kuchen, Getreideknabbereien, gemahlene Nüsse, Nougat, Marzipan und Kaugummi. Dabei dürfen maximal 200 Milligramm pro Kilogramm bezogen auf den Fettanteil der Lebensmittel eingesetzt werden.

E 315 Isoascorbinsäure
E 316 Natriumisoascorbat

Was ist es überhaupt? Isoascorbin ist ein künstlich hergestelltes Antioxidationsmittel, das der Ascorbinsäure (E 300) ähnlich ist, aber im Gegensatz zu dieser fast keine Vitamin-C-Wirksamkeit besitzt. Aus der chemischen Reaktion mit Natrium entsteht das Natriumisoascorbat.

Die Risiken Über schädliche Wirkungen der Isoascorbinsäure und der Isoascorbate als Zusatzstoff ist bislang nichts bekannt.

Betrifft es mich? E 315 und E 316 sind nur zum Stabilisieren von Fisch- und Fleischwaren sowie zur Farberhaltung zugelassen. Meist werden sie als Hilfsstoff beim Pökeln von Wurst und Schinken benutzt.

E 319 Tertiär-Butylhydrochinon (TBHQ)

Was ist es überhaupt? E 319 ist ein chemisch aus Erdöl hergestelltes Antioxidationsmittel, das die Reaktion mit Sauerstoff in Fetten unterdrückt und verhindert, dass diese ranzig werden.

Die Risiken Die ursprünglich vorgesehene maximale Einsatzmenge von 1 Gramm je Kilogramm Fett wurde bei der Zulassung auf 200 Milligramm reduziert, da TBHQ im Tierversuch mit Ratten Magenkrebs verursachte und erbgutschädigend wirkte.

Betrifft es mich? E 319 wird in tierischen Fetten wie etwa Schmalz und Fischöl, Rinder-, Geflügel oder Schaffett verwendet und in fetthaltigen Lebensmitteln. Die als akzeptabel erachtete Aufnahme liegt bei 0,7 Milligramm pro Kilogramm Körpergewicht pro Tag.

E 320 Butylhydroxyanisol (BHA)
E 321 Butylhydroxytoluol (BHT)

Was ist es überhaupt? E 320 und E 321 sind künstliche Antioxidationsmittel, die chemisch mit dem Desinfektions- und Holzschutzmittel Phenol verwandt sind. Sie sind extrem hitzebeständig und eignen sich gut für fettreiche Lebensmittel. Die Lebensmittelindustrie kombiniert BHA und BHT häufig mit den Gallaten E 310 bis E 312.

Die Risiken E 320 und E 321 können in großen Mengen zur lebensgefährlichen Blausucht führen, die durch eine typische Blaufärbung von Lippen, Schleimhäuten und der Haut gekennzeichnet ist. Dabei wird die Sauerstoffbindung in den roten Blutkörperchen unterbunden, was besonders bei Kindern zu akutem Sauerstoffmangel bis hin zum Erstickungstod führen kann (Fachbegriff: Methämoglobinämie). Aus diesem Grund ist die Anwendung in Kinder- und Säuglingsnahrung verboten. Kinder sind trotzdem gefährdet, weil sich die Zusatzstoffe E 320 und E 321 auch in von Kindern geschätzten Lebensmitteln befinden können, wie etwa Biskuits und Obstkuchen. Bei Tier- und Reagenzglasversuchen veränderte E 320 in großen Mengen das Erbgut, vor allem in Zellen des Magen-Darm-Traktes. In Langzeit-Tierstudien zeigten sich E 320 und E 321 bei Einnahme großer Mengen als krebserregend und verursachten Magen- und Leberkrebs bei Mäusen. Trotz zahlreicher Hinweise auf die krebserregende Wirkung dieser Zusatzstoffe wird in der Europäischen Union die gesetzlich geduldete maximale Aufnahmemenge (ADI) von 1 Milligramm pro Kilogramm Körpergewicht pro Tag für E 320 und 0,25 Milligramm pro Kilogramm Körpergewicht pro Tag für E 321 als unbedenklich eingestuft. Diese wird jedoch, Verzehrstudien zufolge, bei E 321 von Kindern überschritten, zumindest in einigen Ländern, wie etwa Finnland und den Niederlanden.

Das Lexikon der Lebensmittel-Zusatzstoffe 159

Betrifft es mich? E 320 und E 321 dürfen in Brat- und Frittierfetten, Schmalz, Fischöl sowie in Schaf-, Rinder- und Geflügelfett zur Stabilisierung genutzt werden. Sie verhindern das Ranzigwerden der Fette. Ebenfalls erlaubt sind sie in Fertigwürzmitteln, getrockneten, pulverisierten Kartoffeln, manchen Getreideprodukten und Kaugummi. Auch dürfen Instantsuppen, -soßen und -brühen, Milchpulver für Automatengetränke sowie Kuchen und Knabbererzeugnisse aus Getreide und Nüssen E 320 enthalten.

E 322 Lecithin

Was ist es überhaupt? E 322 ist ein Stoff, der sowohl wasser- als auch fettlöslich ist und somit Wasser und Öl in Lebensmitteln gut verbinden kann. Zudem wirkt der sogenannte Emulgator leicht antioxidativ sowie stabilisierend und verhindert so vorzeitiges Ranzigwerden. Lecithin kommt in allen Tier- und Pflanzenzellen vor, industriell gewonnen wird es aber zum größten Teil aus Sojaöl. Dieses stammt überwiegend aus gentechnisch veränderten Sojabohnen. Da der Zusatzstoff vor der Weiterverwendung von den Soja-Erbgutresten getrennt wird, muss die gentechnische Behandlung der Rohstoffe auf dem Etikett nicht deklariert sein. Lecithin wird auch aus Sonnenblumen- und Rapsöl und Eiern gewonnen.

Die Risiken Über schädliche Wirkungen des Lecithins ist bislang nichts bekannt. Da aber Lecithin größtenteils aus Sojabohnen hergestellt wird, können im Lecithin enthaltene Reste von Sojaproteinen in sehr seltenen Einzelfällen allergische Reaktionen bei Soja-Allergikern auslösen.

Betrifft es mich? Lecithin darf in fast allen Lebensmitteln ohne Mengenbeschränkungen verwendet werden. Nur für Säuglingsnahrung ist eine Höchstmenge von 1 Gramm pro Liter vorgeschrieben. Wasser und Öl können durch den Emulgator Lecithin leichter zu einer stabilen Mischung verarbeitet werden, daher ist er ein häufiger Zusatzstoff in fettreichen Produkten, wie etwa Margarine, Salatdressings, Mayonnaise, Kakao, Eiscreme und Desserts. In Instantsoßen und -suppen sorgt es für eine bessere Löslichkeit beim Anrühren mit Wasser. Der Bäcker verwendet E 322, um den Teig elastischer und lockerer sowie die Porung feiner zu machen. Das Gebäck bleibt außerdem länger saftig frisch. Bei der Schokoladenherstellung kann durch das Verflüssigen der Schokolade mittels Zugabe von Lecithin der zeitaufwendige Conchierprozess erheblich verkürzt werden.

E 325 Natriumlactat
E 326 Kaliumlactat
E 327 Calciumlactat

Was ist es überhaupt? Lactat wird hergestellt, indem Milchsäure chemisch mit Natrium, Kalium oder Calcium verbunden wird. Lactate regulieren den Säuregehalt, binden Wasser und wirken leicht bakterienhemmend. Sie verbessern den Geschmack und die Beschaffenheit der Lebensmittel, indem sie die Vermischung von Fett und Wasser erleichtern. Lactate dienen auch als Schmelzsalze. Denn Käse sondert beim Erhitzen normalerweise wässrige Molke ab, was Lactate verhindern. Auch im menschlichen Stoffwechsel kommt Lactat vor. Spürbar ist das vor allem für Sportler. Bei zu starker körperlicher Belastung produziert der Muskel wesentlich mehr davon, dann ändert sich der Säurewert, und es kommt zur Erschöpfung im Muskel.
Die Risiken Über schädliche Wirkungen der Lactate ist bislang nichts bekannt. In Säuglings- und Kleinkindernahrung ist der Zusatz nicht zugelassen, da Kinder im ersten Lebensjahr

Das Lexikon der Lebensmittel-Zusatzstoffe

Milchsäure nur eingeschränkt verdauen können. Ausgenommen davon ist sogenannte Entwöhnungsnahrung, bei der Lactate zur Regulierung des Säuregrads eingesetzt werden dürfen.
Betrifft es mich? Die Salze der Milchsäure werden häufig zur Konservierung und auch zur Geschmacksverbesserung in Fertiggerichten eingesetzt. Bei Torten, Backmischungen, Pasteten, Konfekt und Schaumkringeln werden sie eher zugesetzt, um die fabrikmäßige Produktion zu erleichtern. Bei Fleischwaren wird die Oberfläche mit diesen Milchsäuresalzen behandelt, um sie haltbarer zu machen. Lactate werden aus Geschmacksgründen fast ausschließlich für Herzhaftes verwendet.

E 330   Zitronensäure

Was ist es überhaupt? Zitronensäure ist ein Naturstoff, der in Zitrusfrüchten, wie Zitronen oder Orangen, und zahlreichen anderen Früchten enthalten ist. Auch im Stoffwechsel des menschlichen Körpers wird Zitronensäure ständig als Zwischenprodukt gebildet. In größeren Mengen findet sich die Säure als Geschmacks- und Konservierungsstoff in Nahrungsmitteln. Zitronensäure wird als Zusatzstoff immer dann eingesetzt, wenn etwas frisch und fruchtig schmecken soll, aber auch, damit die Produkte länger halten. Die Säure wird industriell mit Hilfe des Schimmelpilzes *Aspergillus niger* produziert, als Nebenprodukt entsteht dabei eine etwa gleich große Menge Gips. Die aggressive Säure kommt auch als Entkalker für Kaffeemaschinen oder als WC-Reiniger zum Einsatz, dann sind von Gesetzes wegen Warnhinweise vorgeschrieben: »Haut- und augenreizend« steht daher auf den Packungen, und: »Darf nicht in die Hände von Kindern gelangen«.
Die Risiken Zitronensäure kann die Zähne angreifen und dazu führen, dass der Zahnschmelz aufgelöst wird. Zitronensäure

fördert auch die Aufnahme von Metallen wie Blei und Aluminium ins Blut. Das kann die Hirntätigkeit beeinträchtigen, zu Lern- und Gedächtnisstörungen führen, aber auch bei sogenannten neurodegenerativen Erkrankungen, wie Alzheimer oder Parkinson, eine Rolle spielen, bei denen Hirnzellen zerstört werden. Auch Erkrankungen der Nieren und der Leber können die Folge sein. Am häufigsten sind sicher die Zahnschäden durch Zitronensäure, da die Säure in vielen, bei Kindern beliebten Eis- und Kindertees, in Limonaden und anderen Fruchtsaftgetränken enthalten ist. Im fortgeschrittenen Stadium bleiben von den Zähnen nur noch dunkel gefärbte, kleine Stummel übrig. Der Zahnmediziner Professor Willi-Eckhard Wetzel aus Gießen untersuchte mit seinen Mitarbeitern den Säuregehalt von 44 Eisteesorten, die sich allesamt als wahre Säurebomben entpuppten. Allein in seiner Gießener Klinik verdoppelte sich in nur einem Jahr die Anzahl der Kinder, die wegen stark säuregeschädigter Zähne behandelt werden mussten.

Betrifft es mich? Zitronensäure ist eigentlich ein harmloser Zusatzstoff. Zum Risiko wird die Substanz, weil sie dadurch sehr verbreitet ist und jeder Supermarktkunde praktisch täglich mit ihr in Berührung kommt. Weltweit werden jährlich etwa 1,8 Millionen Tonnen Zitronensäure produziert. Das entspricht mehr als dem Zehnfachen des Säuregehaltes der gesamten Welt-Zitronenernte. Die Säure wird vor allem in Getränken wie Eistee, Kinder- und Früchtetee, Fruchtsäften und Limonaden verwendet, selbst in manchen Babygläschen mit Obst- und Gemüsebrei, aber auch in industriell hergestellten Marmeladen, Bonbons, Gummibärchen und Fruchtgummi und sogar im Brot. Als Konservierungsstoff und wegen ihrer stabilisierenden Eigenschaften findet sich die Zitronensäure auch in zahlreichen Fertiggerichten, Konserven und bei tiefgekühlten Früchten.

Das Lexikon der Lebensmittel-Zusatzstoffe 163

E 331 Natriumcitrat
E 332 Kaliumcitrat
E 333 Calciumcitrat

Was ist es überhaupt? Citrate entstehen aus der chemischen Verknüpfung von Natrium, Kalium oder Calcium mit Zitronensäure. Zitronensäure ist ein Naturstoff, der in Zitrusfrüchten, wie Zitronen oder Orangen, und zahlreichen anderen Früchten enthalten ist. Auch im Stoffwechsel des menschlichen Körpers wird Zitronensäure ständig als Zwischenprodukt gebildet. Die Säure wird industriell mit Hilfe des Schimmelpilzes *Aspergillus niger* produziert.
Die Risiken Über schädliche Wirkungen der Citrate ist bislang nichts bekannt.
Betrifft es mich? Citrate sind antioxidativ wirkende Zusatzstoffe. Sie konservieren und stabilisieren die Inhaltsstoffe von Erfrischungsgetränken sowie Wein. Auch in Scheibenkäse, Backwaren, Knabberartikeln und Eiscreme werden sie eingesetzt sowie in Süßkonfekt, Diätmarmelade und Puddingfertigmischungen. Häufig auch in Milchprodukten, wie Milchpulver, Kondensmilch und ultrahocherhitzter Sahne.

E 334 Weinsäure
E 335 Natriumtartrat
E 336 Kaliumtartrat
E 337 Kaliumnatriumtartrat

Was ist es überhaupt? Weinsäure kommt natürlicherweise in vielen Pflanzen, vor allem, wie der Name sagt, in Weintrauben, vor. Bei längerer Lagerung von Wein entsteht in Fässern und Flaschen ein Bodensatz aus Kaliumtartrat, der sogenannte Weinstein. Er bildet die Ausgangssubstanz für die chemische Herstellung von E 334, E 335 und E 337. Als Zusatzstoff ist nur die rechtsdrehende Form der Weinsäure erlaubt, die sogenannte L-Form.

Die Risiken Über schädliche Wirkungen der Weinsäure und Tartrate ist bislang nichts bekannt. In Säuglings- und Kleinkindernahrung allerdings ist der Zusatz aufgrund einer entwicklungsbedingten Weinsäureunverträglichkeit nicht zugelassen. Ausgenommen davon ist sogenannte Entwöhnungsnahrung, die bis zu 5 Gramm pro Kilogramm Lebensmittel enthalten darf, aber ausschließlich die »rechtsdrehende«, sogenannte »L«-Form.

Betrifft es mich? Weinsäure und ihre Salze sind häufig Bestandteil von Backpulver, sie lockern den Teig für Brot, Kuchen und Kekse. Die Säure sorgt für besseres Gelieren bei der industriellen Produktion von Puddings, Marmeladen, Gelees, Aspik und Sülze. Zusammen mit anderen Antioxidationsmitteln verhindern sie, dass Fett ranzig wird. Bei Obst- und Gemüsekonserven, Fruchteis und Limonade dienen E 334 bis E 337 als Säuerungsmittel und Konservierungsstoff. Das Kaliumsalz der Weinsäure wird von Menschen, die an Bluthochdruck leiden, als Ersatz für Kochsalz verwendet.

E 338 Phosphorsäure

Was ist es überhaupt? Phosphorsäure ist in Reinform stark ätzend. Sie wird künstlich mit Hilfe von Schwefelsäure, Chlorwasserstoffsäure oder Salpetersäure aus phosphathaltigen Mineralien hergestellt. Über die Phosphorsäure gelangt auch Phosphor als Mineralstoff in den Körper, zu viel davon kann Calcium aus den Knochen verdrängen.

Die Risiken Phosphorsäure ist in Colagetränken in relativ großen Mengen enthalten. Sie kann, wenn diese regelmäßig oder gar täglich getrunken werden, zur Zerstörung des Zahnschmelzes beitragen, was vor allem bei Kindern zu schweren Zahnschäden (sogenannten Erosionsschäden) führen kann. Phosphorsäure gilt als »Calciumräuber« und kann vor allem bei Kindern und Jugendlichen zu Knochenschwund führen. Besonders betroffen sind auch andere Menschen mit erhöhtem Calciumbedarf, Schwangere etwa, Leistungssportler oder Frauen in den Wechseljahren. Der Calciumabbau in den Knochen tritt vor allem dann ein, wenn gleichzeitig zu wenig calciumhaltige Milchprodukte oder auch Gemüse verzehrt werden. Phosphorsäure und Phosphate erhöhen das Risiko für die Knochenschwäche Osteoporose und sogar für Herzkrankheiten. Die in großen Mengen in vielen industriell hergestellten Nahrungsmitteln enthaltenen Phosphate gelten seit langem als Risikofaktor für chronisch Nierenkranke. Neuere Forschungen legen jedoch nahe, dass ein hoher Phosphatspiegel im Blut auch bei gesunden Menschen Schaden anrichten kann. Entzündungen und Verkalkungen der Blutgefäße kommen bei Menschen mit hohem Blutphosphatspiegel häufiger vor, und das Risiko für Bluthochdruck und Herz-Kreislauf-Erkrankungen steigt.

Betrifft es mich? Vor allem Kinder sind betroffen: Nach einer Studie der EU-Kommission zum Verzehr von Lebensmittel-Zusatzstoffen nehmen die Kleinen bei Phosphorsäure und Phosphaten bis zum 1,7-Fachen der akzeptablen Menge auf. Der wichtigste Einsatzbereich von E 338 sind Colagetränke. Zugelassen ist der Stoff aber allgemein zur Säuerung von alkoholfreien Getränken, zudem wie die Phosphate zur Konservierung sterilisierter, ultrahocherhitzter und eingedickter Milch. Als Trennmittel sorgt sie zusammen mit Phosphaten dafür, dass Milchpulver nicht verklumpt. Insgesamt sind Phosphorsäure und Phosphate für mehr als 40 Lebensmittel und Lebensmittelgruppen zugelassen, darunter Speiseeis,

Flüssigei und Kartoffelprodukte, für Fischpasteten und Fischfilets, auch Krebsfleischerzeugnisse und das Krebsfleisch-Imitat Surimi. Auch Sportlergetränke, Tee, Apfel- sowie Birnenwein und Malzgetränke können nach der Zusatzstoff-Zulassungsverordnung Phosphorsäure und Phosphate enthalten.

E 339 Natrium-Orthophosphat
E 340 Kalium-Orthophosphat
E 341 Calcium-Orthophosphat
E 343 Magnesiumhydrogenphosphat

Was ist es überhaupt? E 339 bis E 343 sind chemisch hergestellte, salzartige Verbindungen der Phosphorsäure (E 338). Eingesetzt werden sie zur Haltbarmachung und für den gewünschten säuerlichen Geschmack einiger Lebensmittel. Sie halten Fett und Wasser etwa in Soßen und Desserts gut vermischt. Teige lassen sich leichter verarbeiten, Brot und Kuchen gehen stärker auf und werden größer. Über die Phosphate gelangt Phosphor als Mineralstoff in den Körper, zu viel davon kann Calcium aus den Knochen verdrängen.

Die Risiken Phosphorsäure und Phosphate erhöhen das Risiko für die Knochenschwäche Osteoporose und sogar für Herzkrankheiten. Über diese Zusatzstoffe gelangt Phosphor als Mineralstoff in den Körper, zu viel davon kann Calcium aus den Knochen verdrängen. Die in großen Mengen in vielen industriell hergestellten Nahrungsmitteln verborgenen Phosphate gelten seit langem als Risikofaktor für chronisch Nierenkranke. Neuere Forschungen legen jedoch nahe, dass ein hoher Phosphatspiegel im Blut auch bei gesunden Menschen Schaden anrichten kann. Entzündungen und Verkalkungen der Blutgefäße kommen bei Menschen mit hohem Blutphosphat-

spiegel häufiger vor, und das Risiko für Bluthochdruck und Herz-Kreislauf-Erkrankungen steigt.
Betrifft es mich? Phosphate verbessern die Haltbarkeit von sterilisierter, ultrahocherhitzter und eingedickter Milch und sorgen dafür, dass Milchpulver nicht verklumpt. Ebenfalls erlaubt sind Phosphate etwa für Käse, Sahne, Frühstücksprodukte, Speiseeis, Desserts, Soßen, Suppen, Fleischerzeugnisse, Fischpasteten und -filets, Flüssigei, Mehl und Backwaren, Kaugummi, Glasuren für Süßes und Herzhaftes, Tee, Tafelwasser, Sportlergetränke und Eiweißshakes. Magnesiumhydrogenphosphat ist nur für die Konservierung von Frisch- und Schmelzkäse zugelassen.

E 350 Natriummalat
E 351 Kaliummalat
E 352 Calcium-DL-Malat

Was ist es überhaupt? Malate sind salzartige Verbindungen von Natrium, Kalium oder Calcium und Äpfelsäure und kommen natürlicherweise auch bei Tieren und Pflanzen vor. Besonders hohe Gehalte zeigen unreife Äpfel und Quitten sowie Vogelbeeren und Stachelbeeren. Sowohl die Herstellung aus natürlichen Rohstoffen als auch die chemische Synthese sind möglich. Malate werden als Geschmacksverstärker oder Säuerungsmittel eingesetzt.
Die Risiken Über schädliche Nebenwirkungen ist bislang nichts bekannt. Durch die geschmacksverändernde Wirkung können Verbraucher allerdings über die Beschaffenheit des Produktes getäuscht werden.
Betrifft es mich? Malate sind für Lebensmittel allgemein zugelassen und unterliegen keinen Mengenbeschränkungen. Vorwiegend findet man sie in Erzeugnissen aus Obst, zum Bei-

7. CHEMIE IM ESSEN KANN IHRE GESUNDHEIT GEFÄHRDEN

spiel in Gelees, Konfitüren, Säften und Limonaden. Besonders in den zuckerfreien Varianten werden sie wegen ihrer geschmacksverstärkenden Eigenschaften oft verwendet. Auch Fertigsuppen, Fertigsoßen und Kartoffelchips enthalten häufig Malate. Käseverpackungen werden mit ihnen imprägniert.

E 353   Metaweinsäure (Weinstein)

Was ist es überhaupt? E 353 wird chemisch aus Weinstein hergestellt, der als Nebenprodukt der Weinherstellung entsteht. Es wird als künstlicher Stabilisator und Säuerungsmittel verwendet.

Die Risiken Über schädliche Nebenwirkungen ist nichts bekannt.

Betrifft es mich? Metaweinsäure darf nur zur Weinstabilisierung verwendet werden. Weintrinker sind ohnehin von dem Stoff betroffen, weil er auch natürlich im Wein vorkommen kann (»Weinstein«).

E 354   Calciumtartrat

Was ist es überhaupt? E 354 wird chemisch aus Weinstein hergestellt, der als Nebenprodukt der Weinherstellung entsteht. Es wird als künstlicher Stabilisator und Säuerungsmittel eingesetzt.

Die Risiken Über schädliche Nebenwirkungen des Calciumtartrats ist bislang nichts bekannt.

Betrifft es mich? Calciumtartrat ist für alle Lebensmittel zugelassen. Mengenbeschränkungen bestehen nur für seinen Einsatz in Keksen und Zwieback zur Säuglingsentwöhnung. E 354 wird außer im Wein vor allem als Säuerungsmittel und Stabilisator in Obst- und Gemüsekonserven, Limonade, Desserts, Fruchteis und Süßwaren eingesetzt. Es bindet Wasser in Wurstwaren, hält die Sülze stabil und schützt Fette vor dem Verderb. Es ist Bestandteil von Backpulvern und Hilfsmittel für einen lockeren, saftigen Teig.

E 355 Adipinsäure

Was ist es überhaupt? Adipinsäure kommt natürlicherweise auch in manchen Rübensorten und auch im Zigarettenrauch vor. Es wird für die Verwendung als Zusatzstoff aber künstlich aus einer Substanz namens Cyclohexan hergestellt.
Die Risiken Über schädliche Nebenwirkungen der Adipinsäure ist bislang nichts bekannt.
Betrifft es mich? Adipinsäure ist nur für bestimmte Lebensmittel zugelassen. Füllungen und Glasuren von Kuchen und Keksen sowie verschiedenen Desserts verleiht sie die gewünschte säuerliche Note. Getränkepulver und Puddingpulver bleiben bis zum Gebrauch trocken und stauben weniger beim Anrühren.

E 356 Natriumadipat
E 357 Kaliumadipat

Was ist es überhaupt? Natrium- und Kaliumadipat werden für die Verwendung als Zusatzstoff künstlich hergestellt. Sie sind Salze der Adipinsäure. In Lebensmitteln dienen die sogenannten Adipate vor allem als Säuerungsmittel bzw. als Säureregulatoren, mit lang anhaltendem, saurem Eigengeschmack.
Die Risiken Über schädliche Wirkungen der Adipate ist bislang nichts bekannt.
Betrifft es mich? Adipate werden für Füllungen und Glasuren von Kuchen und Keksen angewandt, und sie verleihen ver-

schiedenen Desserts die gewünschte säuerliche Note. Getränkepulver und Puddingpulver bleiben bis zum Gebrauch trocken und stauben weniger beim Anrühren.

E 363   Bernsteinsäure

Was ist es überhaupt? Diese farblose, kristalline Säure wurde durch Erhitzen von Bernstein entdeckt und hat daher ihren Namen. Natürlicherweise kommt sie in Harzen vor, aber auch in Pilzen, Flechten, Algen und Tomaten. Als kurzzeitiges Zwischenprodukt im Energiestoffwechsel ist Bernsteinsäure in jeder Zelle zu finden. Für die Lebensmittelindustrie wird sie chemisch-synthetisch oder mit Hilfe von Mikroorganismen hergestellt.
Die Risiken Über schädliche Nebenwirkungen der Bernsteinsäure ist bislang nichts bekannt.
Betrifft es mich? Zugelassen ist Bernsteinsäure für Suppen, Brühen, Desserts und Getränkepulver; sie wird aber eher selten verwendet. Meist dient sie als Säuerungsmittel und Geschmacksverstärker. Gelegentlich wird sie auch als Kochsalzersatz in entsprechender Diätkost verwendet.

E 380   Ammoniumcitrat

Was ist es überhaupt? Ammoniumcitrat ist ein weißes, kristallines Pulver, das chemisch-synthetisch aus Zitronensäure hergestellt wird. E 380 dient als Säureregulator und zur Farb- und Fettstabilisierung.
Die Risiken Über schädliche Nebenwirkungen des Ammoniumcitrats ist bislang nichts bekannt.
Betrifft es mich? Das Ammoniumsalz der Zitronensäure ist für Lebensmittel allgemein und ohne Mengenbeschränkungen

zugelassen. Man findet es oft in Lebensmitteln, die auch Zitronensäure enthalten. Für die saure Note im Geschmack sorgt Ammoniumcitrat zum Beispiel in Limonaden, Konfitüren, Marmeladen oder Obst- und Gemüsekonserven. Man findet es aber auch in Fertigsuppen, Schmelzkäse, Brühwürsten, Speisefetten, in Eiscreme, Milchpulver und Kondensmilch sowie in Fischen und Krabben aus der Tiefkühltruhe. In Backpulvern dient es als Säureträger.

E 385 Calcium-Dinatrium-Ethylendiamintetraacetat

Was ist es überhaupt? E 385 ist ein künstlich hergestellter Zusatzstoff, der Lebensmittel vor der Einwirkung von Sauerstoff schützt. Er stabilisiert Geschmack und Aussehen des Lebensmittels.

Die Risiken Über schädliche Nebenwirkungen ist bislang nichts bekannt.

Betrifft es mich? E 385 ist nur für Halbfettmargarine und Soßen mit einem gewissen Fettanteil sowie für Hülsenfrüchte, Artischocken und Pilze in Gläsern oder Dosen zugelassen. Außerdem darf er zur Frischhaltung von Tiefkühlkrebsen, Krebsen, Weichtieren und Fischkonserven verwendet werden.

E 392 Rosmarinextrakt

Was ist es überhaupt? E 392 wird mit Hilfe von Lösungsmitteln, wie etwa Azeton oder Ethanol, aus Rosmarinblättern extrahiert. Das Aroma wird dabei fast vollständig entfernt, und übrig bleiben antioxidativ wirksame Substanzen, die Fette vor dem Ranzigwerden schützen.

7. CHEMIE IM ESSEN KANN IHRE GESUNDHEIT GEFÄHRDEN

Die Risiken Über schädliche Wirkungen als Zusatzstoff ist bislang nichts bekannt.

Betrifft es mich? Zugelassen ist der Rosmarinextrakt für Pflanzenöle und -fette mit einem hohen Gehalt an ungesättigten Fettsäuren, die besonders schnell ranzig werden. Auch in Fisch- und Algenölen wird er angewendet, außerdem in Schmalz, Rinder-, Geflügel-, Schaf- und Schweinefett sowie in bestimmten Bratfetten und -ölen. Es findet sich auch auf der Tiefkühlpizza. Es gibt Grenzwerte: Bis zu 50 Milligramm E 392 sind pro Kilogramm Fisch- oder Algenöl erlaubt und nicht mehr als 30 Milligramm für alle anderen Fette.

E 400	Alginsäure
E 401	Natrium-Alginat
E 402	Kalium-Alginat
E 403	Ammonium-Alginat
E 404	Calcium-Alginat
E 405	Propylenglykol-Alginat

Was ist es überhaupt? Alginsäure ist ein pflanzlicher Quellstoff, der aus Rot- und Braunalgen gewonnen wird. Alginate sind salzartige Verbindungen der Alginsäure mit zum Beispiel Natrium, Kalium, Ammonium, Calcium oder Propylenglycolat. Alginsäure und Alginate binden Wasser und führen zum Gelieren der Lebensmittel. Fett und Wasser werden durch Alginate leichter mischbar. Gleichzeitig bleiben Farbe und Konsistenz der Produkte länger stabil. Alginate sind gut fettlöslich und hitzestabil. In Milchprodukten ist Alginat besonders wirksam, weil Calcium den Quelleffekt verstärkt.

Die Risiken Alginsäure und Alginate sind lösliche Ballaststoffe. Sie können die Aufnahme lebenswichtiger Nährstoffe im Darm behindern. Denn sie bilden zusammen mit Spurenelementen (zum Beispiel Calcium) schwerlösliche chemische Verbindungen und verhindern so, dass diese durch die Darmschleimhaut aufgenommen werden. Der Zusatzstoff ist für Säuglings- und Kleinkindernahrung, mit Ausnahme spezieller Entwöhnungsnahrung, verboten, um Mangelerscheinungen auszuschließen. Alginsäure und Alginate finden sich jedoch auch in Lebensmitteln, die von Kleinkindern häufig gegessen werden, zum Beispiel in Eiscreme, Pudding, Instantdesserts, Kuchen und Süßwaren.

Betrifft es mich? Alginsäure und Alginate sind für Lebensmittel allgemein und ohne Mengenbeschränkungen zugelassen. Sie machen vor allem die Light- und Diätvarianten von Milchprodukten cremiger. Häufig helfen sie auch Wasser zu binden, in Suppen, Salatdressings und Mayonnaise, in Eiscreme, Kuchen und Keksen sowie in Tiefkühlprodukten, Schnittkäse, Gemüse- und Fleischkonserven. Alginate werden fabrikmäßig auch als Hilfsmittel beim Einfüllen von Dosen-Fertiggerichten eingesetzt, wie zum Beispiel in Gulaschsuppe. Um den garantierten Fleischanteil zu gewährleisten, wird das Absinken der festen Suppenbestandteile in der Abfüllanlage durch Alginate unterbunden. Die Fleischstückchen bleiben quasi in der Schwebe. Bei der nachfolgenden Erhitzung der Konserven zersetzen sich die Alginate vollständig und müssen bei dieser Verwendungsform daher nicht auf dem Etikett vermerkt sein.

E 406   Agar-Agar

Was ist es überhaupt? Agar-Agar ist ein geschmacksneutraler, nur in heißem Wasser löslicher Quellstoff, der aus Rotalgen gewonnen wird. Er kann das Wasser in Lebensmitteln gelartig binden und zeigt dabei zum Beispiel eine wesentlich höhere Quellfähigkeit als Gelatine. Für die Lebensmittelproduzenten ist E 406 außerdem von Vorteil, weil es in unterschiedlich sauren Milieus wirkt, sich bei hoher Temperatur gut verarbeiten lässt und erst kalt geliert. Agar-Agar enthält lange und komplexe Zuckerverbindungen, die im menschlichen Darm aber nicht aufgenommen oder verwertet werden. In zu großer Menge aufgenommen, wirkt er abführend.

Die Risiken Bei einer Menge zwischen 4 und 12 Gramm pro Tag kann Agar-Agar abführend wirken und Durchfall verursachen. In industriell gefertigten Lebensmitteln sind aber meist nur 1–2 Gramm pro 100 Gramm Lebensmittel enthalten.

Betrifft es mich? Agar-Agar ist für Lebensmittel allgemein und ohne Mengenbeschränkung erlaubt. Vornehmlich ist er als Gelatineersatz in Gebrauch. Genutzt wird er vor allem in Weingummi, Tortenguss, Marmeladen, Gelees, Eiscreme, Sahne und im Schaum von Schokoküssen und Ähnlichem. Auch in Fleischkonserven wird er zur Wasserbindung eingesetzt. Agar-Agar ist auch für Öko-Lebensmittel zugelassen.

E 407   Carrageen
E 407a Verarbeitete Eucheuma-Algen

Was ist es überhaupt? Carrageen ist ein gut wasserlöslicher Quellstoff, der aus Rotalgen *(Eucheuma)* gewonnen wird. Kalium und Calcium verbessern seine Wirksamkeit. Carrageen ist für den Menschen unverdaulich.

Die Risiken Carrageen steht nach Ansicht einiger Wissenschaftler in Verdacht, die Ausbreitung von Geschwüren im Magen-Darm-Trakt und sogar Brustkrebs zu fördern. Andere Forscher sehen das Risiko eher als gering an. Die besagten Krebsarten entstehen zwar, so weit herrscht Einigkeit, nur bei bestimmten Carrageen-Sorten (mit kleinerem Molekulargewicht), für Lebensmittel zugelassen sind ganz andere Sorten (mit größerem Molekulargewicht). Jedoch, so die Carrageen-Kritiker, können die krebsverdächtigen Sorten auch im handelsüblichen Lebensmittelzusatz E 407 enthalten sein (als Verunreinigung sind bis zu 5 Prozent zugelassen). Zudem könnten die unschädlichen Varianten bei der Verdauung in die gefährlicheren Carrageen-Arten umgewandelt werden. Diese wiederum lösten in Studien mit Ratten und anderen Nagetieren Darmkrebs aus, schädigten die Darmschleimhaut und verursachten Darmgeschwüre – jedenfalls wenn sie in größeren Mengen gefüttert wurden. Reagenzglasversuche legten überdies den Verdacht nahe, dass dieses Carrageen an der Entstehung von Brustkrebs beteiligt sein könnte.

Das eigentlich unverdauliche Carrageen wird bei einem niedrigen Molekulargewicht von Zellen der Darmwand aufgenommen und dort nicht weiter abgebaut. Die Folge könnte möglicherweise der Zelltod, daraus resultierend eine Zerstörung der Darmwand und die Entstehung von Krebszellen sein. Die US-Forscherin Joanne Tobacman bringt daher steigende Raten von Brustkrebs und auch Geschwüre im Verdauungstrakt mit dem zunehmenden Verzehr des Verdickungsmittels in Zusammenhang. Sie regt an, die weitverbreitete Verwendung des Zusatzstoffes in der üblichen westlichen Kost zu überdenken.

Betrifft es mich? E 407 ist für Lebensmittel allgemein und ohne Mengenbeschränkungen zugelassen. Vorwiegend wird es in süßen Produkten, wie zum Beispiel in Marmelade, Eiscreme, Milchgetränken und Desserts, eingesetzt. Außerdem findet man es in Trockenmilch und süßer Sahne, Babynahrung und Salatsoßen. Diät- und Lightprodukten verleiht Carrageen als Füllstoff mehr Volumen ohne zusätzlichen Nährwert. Als Stabilisator wird es für Sprühsahne, Bierschaum und Eiscreme genutzt, kann aber auch zur Verdickung von Soßen und Suppen, zum Gelieren in Pudding und Gelee sowie als Emulgator für Kakao und andere Milchgetränke eingesetzt werden. Carrageen wird häufig in Verbindung mit Johannisbrotkernmehl (E 410) eingesetzt. Seit 2004 sind *Eucheuma*-Algen für bestimmte Gelee-Süßwaren in Minibechern, die sogenannten *Jelly Mini Cups,* verboten.

E 410 Johannisbrotkernmehl

Was ist es überhaupt? E 410 ist das Mehl aus den Samen des Johannisbrotkernbaumes, die Schalen dieser Samen liefern einen Kakaoersatz namens Carob. Johannisbrotkernmehl kann als natürliches Verdickungs- oder Geliermittel verwendet werden. Für den Menschen ist dieser Stoff unverdaulich.

Die Risiken Johannisbrotkernmehl quillt im Darm stark auf. In größeren Mengen aufgenommen, kann es abführende Wirkung haben.

Betrifft es mich? E 410 darf in allen Lebensmitteln und in beliebiger Menge genutzt werden. Häufig wird es zum dauerhaften Erhalt der gewünschten Konsistenz in Suppen, Dressings, Milchgetränken, anderen Milchprodukten, in Eiscreme und Sahne eingesetzt. Es hilft bei der Gelierung von Marmeladen und Gelees und sorgt für länger haltende Frische und Saftigkeit von Backwaren. Es kommt häufig in Diabetikerlebensmitteln vor und ersetzt das Klebereiweiß in glutenfreiem Brot aus Reis, Mais und Hirse. E 410 wird fast immer mit anderen Verdickungsmitteln kombiniert. Johannisbrotkernmehl darf auch in Öko-Lebensmitteln verwendet werden.

E 412 Guarkernmehl

Was ist es überhaupt? E 412 ist das Mehl der Guarbohne, einer Hülsenfrucht aus Indien. Es gehört zu den pflanzlichen Verdickungsmitteln, wirkt als Geliermittel und Emulgator und ist sehr gut wasserlöslich. Dieser Stoff besteht zum größten Teil aus einer langkettigen, komplexen Zuckerverbindung, die vom menschlichen Darm nicht gespalten und aufgenommen werden kann.

Die Risiken Guarkernmehl quillt im Darm stark auf und kann in größeren Mengen zu Bauchkrämpfen und Blähungen führen. Guarkernmehl kann in sehr seltenen Einzelfällen die Ursache allergischer Reaktionen sein. Eine französische Studie beschreibt den Fall eines 52-jährigen Mannes, der einen schweren anaphylaktischen Schock mit Nesselsucht, Gefäßödemen bis hin zur Atemnot erlitt, nachdem er ein Fleischersatzprodukt zu sich genommen hatte, in dem Guarkernmehl enthalten war. Der Zusatzstoff wurde in einem Provokationstest eindeutig als Auslöser der allergischen Reaktion identifiziert.

Betrifft es mich? Zugelassen ist E 412 für alle Lebensmittel und ohne Mengenbeschränkung. Verwendet wird es vor allem, um Brot und Kuchen saftiger zu machen und länger frisch zu halten. In glutenfreien Backwaren aus Hirse, Mais und Reis sind seine Wasserbindeeigenschaften hilfreich. Fertigsoßen, Feinkostsalate und Fertiggerichte enthalten Guarkernmehl, damit die Soße sämig bleibt. Es verhindert auch das Auskristallisieren von Wasser aus Eiscreme. Das Auftrennen in verschiedene Bestandteile wird etwa bei Milchmixgetränken und Fruchtsäften durch E 412 verhindert. Guarkernmehl ist auch für Öko-Lebensmittel zugelassen.

E 413 Traganth (Gummi)

Was ist es überhaupt? Der Pflanzensaft Traganth wird aus Rinde und Ästen einer asiatischen Strauchart gewonnen. Durch Trocknen erhält man ein gelblich weißes, körniges Pulver, das gut quillt und pur für ein sehr schleimiges Mundgefühl sorgt. In Lebensmitteln dient der Pflanzensaft als Verdickungs- und Bindemittel, wobei er ziemlich unempfindlich gegenüber Säure und Hitze ist. Wegen der aufwendigen Herstellung handelt es sich aber um einen teuren und damit wenig genutzten Zusatzstoff. Traganth besteht aus zwei verschiedenen, unverdaulichen Zuckerverbindungen.

Die Risiken Über schädliche Wirkungen des Traganths ist bislang nichts bekannt. Die dem Traganth häufig zugeschriebene starke allergene Wirkung ist bisher nicht durch wissenschaftliche Studien belegt. In den wenigen bekannt gewordenen Fallbeschreibungen wurde Traganth nicht eindeutig als Allergen identifiziert.

Betrifft es mich? E 413 darf in allen Lebensmitteln und in jeder beliebigen Menge verwendet werden. Er wird meist für Erzeugnisse verwendet, die für andere Verdickungsmittel zu sauer sind oder bei deren Herstellung es zu heiß wird. Man findet den Stoff in Soßen, Suppen und Dressings sowie in Schmelzkäse, Brot und Kuchen. Auch Öko-Lebensmittel dürfen dieses Verdickungsmittel enthalten.

E 414 Gummi Arabicum (Gummi) ☹

Was ist es überhaupt? E 414 ist das getrocknete, wasserlösliche Harz afrikanischer Akazienarten. Die meisten Akazienplantagen befinden sich im Sudan, pro Baum und Jahr werden etwa 1–2 Kilogramm geerntet. Es handelt sich um eine komplexe Zuckerverbindung, die im menschlichen Darm nicht aufgespalten werden kann. Afrikanische Weißbüscheläffchen verzehren hin und wieder das Akaziengummi und versorgen sich so mit einigen wichtigen Spurenelementen. In der Lebensmittelindustrie dient es vor allem als Emulgator und Verdickungsmittel.

Die Risiken In sehr seltenen Fällen kann Gummi Arabicum allergische Reaktionen wie Schnupfen, Asthma und Hautekzeme hervorrufen. In einem Fall wurde ein lebensbedrohlicher allergischer Schock durch Gummi Arabicum bei gleichzeitiger Anwendung von Betablockern in Augentropfen beschrieben.

Betrifft es mich? E 414 ist für alle Lebensmittel erlaubt und darf in jeder beliebigen Menge zugesetzt werden. Es sorgt für eine schöne Schaumbildung beim Eingießen mancher Getränke. In einigen bunten, aromatisierten Getränken stabilisiert es den gleichmäßigen Zusammenhalt der vielen verschiedenen künstlichen Inhaltsstoffe. Gummi Arabicum verhindert das Auskristallisieren von Wasser und Zucker in Eiscreme sowie das Entmischen von Fett-Wasser-Emulsionen in Dressings, Soßen etc. Kuchen- und Brotteige können dank dieses Zusatzstoffes mehr Wasser binden und werden langsamer hart und trocken. Gummi Arabicum darf auch in Öko-Lebensmitteln benutzt werden.

E 415   Xanthan

Was ist es überhaupt? Xanthan ist eine unverdauliche, von Mikroorganismen erzeugte Stärke, sie kann industriell auch von gentechnisch veränderten Organismen produziert werden, wobei gentechnisch veränderter Mais als Ausgangssubstanz dienen kann. E 415 ist gut in Wasser löslich und hitzestabil. Es wird als Verdickungsmittel und Stabilisator sowie zur Wasserbindung in Brot und Kuchenteigen benutzt.

Die Risiken Über schädliche Wirkungen des Xanthans als Zusatzstoff ist bislang nichts bekannt.
Betrifft es mich? In allen Lebensmitteln darf Xanthan ohne eine Mengenbeschränkung eingesetzt werden. Meist wirkt es als Verdickungs- und Bindemittel in Eiscreme, Soßen, Dressings, Senf und Ketchup. Brot und Kuchen hält es länger saftig. Xanthan stabilisiert Tiefkühlgerichte und sorgt dafür, dass Schwebstoffe im Getränk gleichmäßig verteilt bleiben. In Pudding unterstützt es die Gelbildung. Häufig wird es mit Johannisbrotkernmehl (E 410) kombiniert eingesetzt.

E 416 Karayagummi

Was ist es überhaupt? Karaya bezeichnet ein gummiartiges Harz, das vom indischen Sterculiabaum geerntet wird. Nach Reinigung und Trocknung erhält man ein graurosa Pulver mit leicht säuerlichem Geruch.
Das Karayagummi besteht aus unverdaulichen Stärkeverbindungen und Säuren, die zusammen für seine guten Quelleigenschaften verantwortlich sind. Es dickt Speisen ein und vergrößert ihr Volumen, und es erhält die Cremigkeit fetthaltiger Soßen. Auf dem Etikett erscheint es als Emulgator oder Bindemittel.
Die Risiken Über schädliche Wirkungen des Karayagummis als Zusatzstoff ist bislang nichts bekannt.
Betrifft es mich? Karayagummi ist nur für einige wenige Lebensmittel in bestimmten Höchstmengen zugelassen. Außerdem darf es in Kaugummi, Knabbererzeugnissen aus Getreide, Kartoffeln und Nüssen sowie für die Füllungen und Glasuren von Kuchen und Keksen benutzt werden. Es ist auch erlaubt, die dickflüssige Konsistenz von Eierlikör mit E 416 zu stabilisieren.

Das Lexikon der Lebensmittel-Zusatzstoffe   181

E 417   Tarakernmehl

Was ist es überhaupt? Die Schoten des peruanischen Tarastrauches enthalten Kerne, die getrocknet und gemahlen als Gelier- und Verdickungsmittel wirken. Ihre Quellwirkung ist der von Guarkern- bzw. Johannisbrotkernmehl sehr ähnlich. Das Mehl ist weiß, leicht gelblich gefärbt, seine Stärkeverbindungen können vom menschlichen Körper nicht verarbeitet werden.
Die Risiken Über schädliche Wirkungen des Tarakernmehls als Zusatzstoff ist bislang nichts bekannt.
Betrifft es mich? Tarakernmehl ist für alle Lebensmittel zugelassen und wird häufig genutzt. Vor allem Desserts und Cremefüllungen werden mit E 417 eingedickt.

E 418   Gellan

Was ist es überhaupt? Gellan ist eine unverdauliche Stärkeverbindung, die biotechnisch von Bakterienkulturen produziert wird. Es hat eine sehr starke Wirkung als Gelier- und Verdickungsmittel, braucht dazu aber Calcium.
Die Risiken Über schädliche Wirkungen des Gellans als Zusatzstoff ist bislang nichts bekannt.
Betrifft es mich? Das Geliermittel Gellan ist für alle Lebensmittel ohne Mengenbegrenzung zugelassen. Häufig ist es für die Konsistenz von Gelees, Marmelade, Konfitüre und Weingummi verantwortlich, kann aber auch in Knabbererzeugnissen und Bratpanade vorkommen.

E 420   Sorbit

Was ist es überhaupt? Sorbit wird künstlich aus dem Einfachzucker Glukose hergestellt, der mit Enzymen zuvor aus Stärke gewonnen wird. Die Enzyme stammen mitunter aus

E 420

gentechnisch veränderten Bakterien, die Stärke aus genverändertem Mais. Sorbit gehört chemisch zu den Zuckeralkoholen und kann als weißes Pulver oder als klare wässrige Lösung eingesetzt werden. Es kommt auch in der Natur, etwa in der Vogelbeere sowie in Birnen und Kirschen, vor. Im Lebensmittel dient es als Zuckeraustauschstoff. Es hat zwar ebenso viel Kalorien wie Zucker, braucht aber kein Insulin, um verwertet zu werden. Darum wird es oft in Produkten für Diabetiker eingesetzt. Da Sorbit nur halb so stark süßt wie der übliche Haushaltszucker, wird es oft mit Süßstoffen, zum Beispiel Saccharin, kombiniert.

Die Risiken Bei Aufnahme größerer Mengen Sorbit (mehr als 50 Gramm pro Tag) kann es Durchfall verursachen, weil es Wasser in den Dickdarm ziehen kann. Menschen mit der sogenannten Sorbitintoleranz müssen diesen Zusatzstoff grundsätzlich meiden. Da sie den Stoff im Dünndarm nicht abbauen können, bekommen sie Bauchschmerzen, Blähungen und Durchfall. Vor allem bei Menschen, die exzessiv sorbitgesüßte Kaugummis konsumieren, wurde starker Durchfall bis hin zu extremer Gewichtsabnahme beobachtet. Der Stoff kann, ebenso wie Zucker, die Blutfettwerte verschlechtern, die sogenannten Triglyzeride, die als Risiko-Indikator für Herzkrankheiten gelten.

Betrifft es mich? Sorbit ist weit verbreitet. Es darf ohne Mengenbegrenzung in fast allen Lebensmitteln eingesetzt werden. Genutzt wird es für Diätlebensmittel und bestimmte kalorienreduzierte Produkte. Auch manche Desserts ohne Zucker, Fruchtzubereitungen, Marmelade oder andere Brotaufstriche, Kuchen, Kekse oder Eiscreme können mit Sorbit gesüßt werden, außerdem Soßen und Senf. Sorbit bleibt auch nach dem Erhitzen geschmacksstabil. Da es viel Wasser bindet, wird es vielen Lebensmitteln zum Feuchthalten zugesetzt, dadurch halten sie länger und wirken dauerfrisch. Als Trägerstoff sorgt Sorbit dafür, dass zugesetzte Vitamine und Aromen sich nicht verflüchtigen. Wenn Sorbit mehr als 10 Prozent des Lebensmittels ausmacht, muss auf dem Etikett vor Nebenwirkungen gewarnt werden: »Kann bei übermäßigem Verzehr abführend wirken«.

E 421 Mannit

Was ist es überhaupt? Der Zuckeraustauschstoff Mannit gehört chemisch zu den Zuckeralkoholen und ist ein geruchloses, weißes Pulver. Er wird aus dem Fruchtzucker Fruktose hergestellt, der mit Hilfe von Hefepilzen aus Stärke gewonnen wird. Die Hefe ist teilweise gentechnisch verändert und mitunter auch der verwendete Mais. Natürlicherweise kommt Mannit in einer Eschenart sowie in Algen und Pilzen vor. In Lebensmitteln dient es als Zuckeraustauschstoff. Es hat zwar ebenso viel Kalorien wie Zucker, braucht aber kein Insulin, um verwertet werden zu können. Darum wird es oft in Produkten für Diabetiker eingesetzt. Da Mannit nicht einmal halb so stark süßt wie der übliche Haushaltszucker, wird es oft mit Süßstoffen, wie etwa Saccharin, kombiniert.

Die Risiken Bei Aufnahme von mehr als 50 Gramm pro Tag kann Mannit abführend wirken und Durchfall verursachen. Mannit kann in sehr seltenen Einzelfällen die Ursache allergischer Reaktionen sein. Eine indische Studie beschreibt den Fall einer 32-jährigen Frau, die einen schweren anaphylaktischen Schock mit Nesselsucht, Gefäßödemen, Atemnot bis hin zur Bewusstlosigkeit erlitt, nachdem sie eine Antibiotika-Kautablette zu sich genommen hatte, in der Mannit enthalten war. Der Zusatzstoff wurde in einer nachfolgenden Studie eindeutig als Auslöser der allergischen Reaktion identifiziert.

Betrifft es mich? E 421 ist ohne Mengenbeschränkung und für fast alle Lebensmittel zugelassen. Genutzt wird es für Diäterzeugnisse, bestimmte kalorienreduzierte Produkte und solche ohne Zuckerzusatz, etwa Desserts, Fruchtzubereitungen, Marmelade oder andere süße Brotaufstriche, Kuchen, Kekse oder Eiscreme. Außerdem darf es Soßen und Senf süßen. Mannit bleibt auch nach dem Erhitzen geschmacksstabil. Da es Wasser binden kann, setzt man Mannit den Lebensmitteln auch zum Schutz vor dem Austrocknen zu. Wenn es mehr als 10 Prozent des Lebensmittels ausmacht, muss auf dem Etikett mit dem Zusatz »Kann bei übermäßigem Verzehr abführend wirken« gewarnt werden.

E 422 Glycerin

Was ist es überhaupt? E 422 ist ein Alkohol, der Wasser binden und es in Lebensmitteln halten kann. Obwohl es in den Fetten aller Tiere und Pflanzen vorkommt, wird es heute größtenteils künstlich hergestellt. Glycerin ist eine farb- und geruchlose Flüssigkeit. Sie wird nicht nur als Feuchthaltemittel von der Lebensmittelindustrie, sondern zum Beispiel auch in Kosmetik, Tabak, als Frostschutzmittel und Schmierstoff eingesetzt. Bei der Weinherstellung entstehendes Glycerin ist wichtig für den Geschmack und die Qualität, verbotenerweise wird mitunter auch minderwertiger Wein durch Glycerinzugabe aufgebessert.
Die Risiken Über schädliche Wirkungen des Glycerins als Zusatzstoff ist nichts bekannt.
Betrifft es mich? Glycerin darf in allen Lebensmitteln und ohne Mengenbeschränkungen verwendet werden. Man findet es vor allem als Feuchthaltemittel in Weingummi, Süßigkeiten mit Schokolade, Kakaoerzeugnissen, Kuchen, Kuchenglasuren, Keksen, aber auch in Fleischerzeugnissen.

Das Lexikon der Lebensmittel-Zusatzstoffe

E 424 Curdlan

Was ist es überhaupt? Curdlan wird von speziell gezüchteten Bakterien durch sogenannte Fermentation hergestellt. Das geruch- und geschmacklose weiße Pulver kann Wasser binden und damit zur Gelbildung und mithin zur Verdickung etwa von Milchdrinks verwendet werden. Chemisch gesehen gehört es zu den Polysacchariden oder Vielfachzuckern.

Die Risiken Curdlan ist nach dem heutigen Stand der Forschung unbedenklich. Es kann allerdings zu erhöhtem Volumen und Gewicht des Darminhalts und einer verzögerten Ausscheidung führen, bei manchen auch zu Blähungen, akutem Durchfall oder Verstopfung. Die individuelle Verträglichkeit scheint von der persönlichen Darmflora abzuhängen. Bei Ratten zeigten sich außerdem Veränderungen der Darmschleimhaut, die Darmzotten waren verdichtet und sahen unter dem Elektronenmikroskop nach Aussage der Wissenschaftler aus wie »ausgequetscht«.

Betrifft es mich? Curdlan kann als Verdickungsmittel oder Stabilisator verwendet werden. Seit 2007 darf es in der EU mit wenigen Ausnahmen für alle Lebensmittel verwendet werden. So kann es etwa Milchmixgetränke oder Trinkjoghurts oder Desserts stabilisieren, Sahneimitate und Soßen verdicken, Light-Produkten Volumen ohne Kalorien verleihen, aber auch in vielen anderen Lebensmitteln Textur und Konsistenz verändern.

E 425 Konjakgummi

Was ist es überhaupt? Konjakgummi wird aus dem Mehl einer asiatischen Wurzelknolle extrahiert. Die wissenschaftliche Bezeichnung ist Konjak-Glucomannan, weil es aus den Zuckerbausteinen Glukose und Mannose aufgebaut ist. In Wasser gelöst, quillt es und bildet feste Gele. Es wird daher als Füllstoff, Geliermittel und Verdickungsmittel eingesetzt.

Die Risiken Über schädliche Wirkungen als Zusatzstoff ist bislang nichts bekannt.

Betrifft es mich? E 425 ist für alle Lebensmittel zugelassen, allerdings dürfen nicht mehr als 10 Gramm pro Kilogramm Lebensmittel eingesetzt werden. Nicht erlaubt ist es für Lebensmittel, die nach dem Verzehr aufquellen. Es ist vor allem in asiatischen Lebensmitteln zu finden, etwa in Glasnudeln. Oft wird es in Kombination mit Guarkernmehl (E 412) und Xanthan (E 415) eingesetzt.

E 426 Sojabohnen-Polyose

Was ist es überhaupt? E 426 ist ein aus Sojafasern chemisch hergestelltes Polysaccharid, das wasserlöslich ist. In sauren Flüssigkeiten stabilisiert es die Eiweißpartikel. Es bindet Wasser und kann daher als Verdickungsmittel eingesetzt werden oder auch als Emulgator.

Die Risiken Über schädliche Wirkungen als Zusatzstoff ist bislang nichts bekannt.

Betrifft es mich? Die Sojabohnen-Polyose dickt Soßen an und bindet Wasser in Backwaren, so dass sie lange weich und frisch bleiben. In Gelee-Süßigkeiten hält sie die Flüssigkeit, und manchen Reis- oder Nudelsorten wird sie zugesetzt, damit diese nicht verkleben.

E 427 Cassiagummi

Was ist es überhaupt? Cassiagummi ist ein Verdickungsmittel, das aus Teilen der Cassiapflanze gewonnen wird, einer chinesischen Hülsenfrucht.

Die Risiken Über schädliche Wirkungen als Zusatzstoff ist bislang nichts bekannt.

Betrifft es mich? Vor der EU-Zulassung als Lebensmittelzusatzstoff wurde es vor allem als Verdickungsmittel in Tierfutter eingesetzt. Inzwischen ist es für Eiscreme, aromatisierte Joghurts und andere fermentierte Milchprodukte zugelassen. Es stabilisiert Desserts, aber auch Füllungen, Glasuren und Überzüge, Kekse und Kuchen. In Schmelzkäse darf es verwendet werden, für bestimmte Fleischerzeugnisse in Soßen und Dressings sowie in Fertigbrühe und Tütensuppe. Es darf nicht mehr als 1,5 Gramm Cassiagummi pro Kilogramm in Lebensmitteln enthalten sein, außer bei Eiscreme, darin sind 2,5 Gramm erlaubt.

E 431   Polyoxyethylen(40)stearat

Was ist es überhaupt? E 431 ist ein cremefarbenes, wachsartiges Gemisch, das durch eine chemische Verknüpfung von Fettsäuren hergestellt wird.

Die Risiken Über schädliche Wirkungen als Zusatzstoff ist bislang nichts bekannt.

Betrifft es mich? Der Zusatzstoff ist nur als Schaumverhütungsmittel für Weine zugelassen. Auf dem Etikett muss das nicht angegeben werden.

E 432 Polyoxyethylen(20)-Sorbitanmonolaurat (Polysorbate)
E 433 Polyoxyethylen(20)-Sorbitanmonooleat
E 434 Polyoxyethylen(20)-Sorbitanmonopalmitat
E 435 Polyoxyethylen(20)-Sorbitanmonostearat
E 436 Polyoxyethylen(20)-Sorbitantristearat

Was ist es überhaupt? Polysorbate sind künstliche Emulgatoren, sie stabilisieren schaumig-locker geschlagene Lebensmittel, wie zum Beispiel Sahne, Eiscreme oder Cremepuddings. Sie werden chemisch aus Sorbit (E 420), Fettsäuren und Alkohol hergestellt und kommen als gelbliche, ölige Flüssigkeit oder als weiche Masse zum Einsatz.

Die Risiken Über schädliche Wirkungen als Lebensmittel-Zusatzstoff ist bislang nichts bekannt.

Betrifft es mich? Polysorbate waren in Deutschland früher nicht erlaubt, sind aber seit 1998 im Zuge der EU-weiten Harmonisierung des Zusatzstoffrechtes für bestimmte Lebensmittel und in gewissen Mengen zugelassen. Sie dürfen in Kuchen und Keksen, Eiscreme, Kaugummi, Süßigkeiten, Desserts, Suppen und Soßen sowie in pflanzlichem Milchersatz und Sahne enthalten sein. Außerdem sind sie für Diätnahrungs- und Nahrungsergänzungsmittel zugelassen.

E 440 Pektin

Was ist es überhaupt? Pektine sind unverdauliche pflanzliche Stoffe, die aus Zuckerverbindungen und Säuren bestehen. Der Pflanzenzelle dienen sie als stabilisierende Gerüstsubstanz. Mit Hilfe von Säure werden sie aus Pressrückständen der Apfelsaftherstellung, aus Orangenschalen oder aus Zuckerrüben gewonnen. Sogenanntes amidiertes, also mit Stickstoff kombiniertes Pektin gewinnt man durch eine anschließende

Das Lexikon der Lebensmittel-Zusatzstoffe

Behandlung mit Ammoniak. In den meisten Produkten werden die Pektine wegen ihrer Fähigkeit, Wasser zu binden, als Geliermittel eingesetzt. Fruchtsäfte werden durch sie stabilisiert, und in Milchprodukten wird das Ausflocken von Eiweiß verhindert. Als Komplexbildner binden sie Metallionen und können deshalb als Medikament bei Metallvergiftungen die Fremdstoffe aus dem Körper ziehen.

Die Risiken Pektin kann in sehr seltenen Einzelfällen die Ursache allergischer Reaktionen sein. Eine amerikanische Studie beschreibt den Fall eines dreieinhalbjährigen Jungen, der an Atemnot litt, nachdem er ein Fruchtgummi gegessen hatte, in dem Pektin enthalten war. Pektin wurde eindeutig als Auslöser der allergischen Reaktion identifiziert.

Betrifft es mich? Häufig werden die Pektine in Konfitüren, Marmeladen, Fruchtsäften und Geleefrüchten eingesetzt. Man findet sie aber auch in Milchprodukten, glutenfreien Backwaren und -mischungen sowie in kalorienreduzierten Produkten. Für Fleisch- und Fischwaren in Gelee werden sie ebenfalls verwendet. Pektine sind in jeder Landpflanze enthalten und somit Bestandteil der alltäglichen Ernährung. E 440 ist für alle Lebensmittel und in beliebiger Menge zugelassen.

E 442 Ammoniumphosphat

Was ist es überhaupt? E 442 ist ein Zusatzstoff für Schokoladenprodukte, der chemisch unter Verwendung von Glycerin, Phosphorpentoxid und Ammoniak hergestellt wird. Als Emulgator ist er dafür verantwortlich, dass Fett und Wasser in Lebensmitteln eine cremige Einheit bilden und sich nicht wieder in ihre Bestandteile zerlegen.

Die Risiken Phosphorsäure und Phosphate erhöhen das Risiko für die Knochenschwäche Osteoporose und sogar für Herzkrankheiten. Die in großen Mengen in vielen industriell hergestellten Nahrungsmitteln enthaltenen Phosphate gelten seit langem als Risikofaktor für chronisch Nierenkranke. Neuere Forschungen legen jedoch nahe, dass ein hoher Phosphatspiegel im Blut auch bei gesunden Menschen Schaden anrichten kann. Entzündungen und Verkalkungen der Blutgefäße kommen bei Menschen mit hohem Blutphosphatspiegel häufiger vor, und das Risiko für Bluthochdruck und Herz-Kreislauf-Erkrankungen steigt.

Betrifft es mich? E 442 darf nur bis zu 10 Gramm pro Kilogramm Lebensmittel für Schokoladen und andere Kakaoerzeugnisse eingesetzt werden. Zugelassen ist es auch für Süßigkeiten und Kekse mit einem Schokoladenanteil oder Eis und Kuchen mit Schokoladenglasuren.

E 444   Saccharose-Acetat-Isobutyrat

Was ist es überhaupt? Saccharose-Acetat-Isobutyrat wird nur chemisch-synthetisch hergestellt. Dieser Stoff sorgt dafür, dass feine Schwebstoffe sich nicht auf dem Boden absetzen können, sondern dauerhaft gleichmäßig im Getränk verteilt bleiben.

Die Risiken Über schädliche Wirkungen als Zusatzstoff ist bislang nichts bekannt.

Betrifft es mich? E 444 ist in bunten Brausen oder sogenannten Sportgetränken oder Energydrinks enthalten. Der Stoff ist nur in einer Menge von bis zu 300 Milligramm pro Liter zugelassen und darf nur bei der Herstellung von solchen trüben, nichtalkoholischen, aromatisierten Getränken verwendet werden.

Das Lexikon der Lebensmittel-Zusatzstoffe

E 445   Glycerinester aus Wurzelharz

Was ist es überhaupt? Die Glycerinester werden aus Harzsäuren chemisch-synthetisch hergestellt. Sie sorgen dafür, dass sich feine Schwebstoffe nicht auf dem Boden absetzen können, sondern dauerhaft und gleichmäßig im Getränk verteilt bleiben.

Die Risiken Über schädliche Wirkungen des Glycerinesters aus Wurzelharz als Zusatzstoff ist bislang nichts bekannt.

Betrifft es mich? E 445 ist nur als Stabilisator für alkoholfreie, trübe, aromatisierte Getränke und mit einer vorgeschriebenen Höchstmenge von 100 Milligramm pro Liter zugelassen. Man findet es in Brausen, Mixgetränken mit Teeanteil oder sogenannten Sport- und Energydrinks.

E 450   Diphosphat
E 451   Triphosphat
E 452   Polyphosphat

Was ist es überhaupt? Die Di-, Tri- und Polyphosphate sind chemisch hergestellte, salzartige Verbindungen der Phosphorsäure (E 338). Eingesetzt werden sie zur Haltbarmachung und für den gewünschten säuerlichen Geschmack einiger Lebensmittel. Sie halten Fett und Wasser, etwa in Soßen und Desserts, gut vermischt. Teige lassen sich leichter verarbeiten, Brot, Kuchen etc. gehen stärker auf und werden größer. Mit Di-, Tri- und Polyphosphaten lässt sich viel Wasser in Fleischwaren und Wurst einarbeiten.

Die Risiken Phosphorsäure und Phosphate erhöhen das Risiko für die Knochenschwäche Osteoporose und sogar für Herzkrankheiten. Über diese Zusatzstoffe gelangt Phosphor als Mineralstoff in den Körper, zu viel davon kann Calcium aus den Knochen verdrängen. Die in großen Mengen in vielen industriell hergestellten Nahrungsmitteln verborgenen Phosphate gelten seit langer Zeit als Risikofaktor für chronisch Nierenkranke. Neuere Forschungen legen jedoch nahe, dass ein hoher Phosphatspiegel im Blut auch bei gesunden Menschen Schaden anrichten kann. Entzündungen und Verkalkungen der Blutgefäße kommen bei Menschen mit hohem Blutphosphatspiegel häufiger vor, und das Risiko für Bluthochdruck und Herz-Kreislauf-Erkrankungen steigt.

Betrifft es mich? Das Spektrum für den Einsatz von Di-, Tri- und Polyphosphaten ist sehr groß und vielseitig und reicht von A wie alkoholfreie Getränke bis hin zu Z wie Zuckerwaren. Insgesamt sind Phosphorsäure und Phosphate für mehr als 40 Lebensmittel und Lebensmittelgruppen zugelassen, darunter Speiseeis, Flüssigei und Kartoffelprodukte, Fischpasteten und Fischfilets, auch Krebserzeugnisse und das Krebsfleisch-Imitat Surimi. Auch Sportlergetränke, Tee, Apfel- sowie Birnenwein und Malzgetränke können nach der Zusatzstoff-Zulassungsverordnung Phosphorsäure und Phosphate enthalten.

E 459   Beta-Cyclodextrin

Was ist es überhaupt? Beta-Cyclodextrin ist ein natürlicher Zusatzstoff, der aus Pflanzenstärke gewonnen wird. Er entsteht beim enzymatischen Abbau komplexer Kohlenhydratmoleküle der Pflanzenstärke. Der Zusatzstoff Beta-Cyclodextrin wird im Darm, ebenfalls durch Enzyme, weiter zu Glukose abgebaut und verdaut.

Die Risiken Über schädliche Wirkungen des Beta-Cyclodextrins ist bislang nichts bekannt.

Betrifft es mich? Beta-Cyclodextrin wird als Trägerstoff für Aromen oder andere Zusatzstoffe in Lebensmitteln eingesetzt, zum Beispiel in Tabletten und Dragees, bei aromatisiertem

Tee und sofortlöslichem, aromatisierten Getränkepulver oder aromatisierten Knabbererzeugnissen. In flüssigen Lebensmitteln sind 500 Milligramm pro Liter, in festen Lebensmitteln bis zu 1 Gramm pro Kilogramm zugelassen. Nur für Tabletten und Dragees ist keine Höchstmenge festgelegt.

E 460 Mikrokristalline Cellulose

Was ist es überhaupt? Cellulose ist eine Zuckerverbindung, die für die Stabilität jeder Pflanzenzelle notwendig und (aufgrund ihrer »langkettigen« Struktur) für den Menschen unverdaulich ist. Die Lebensmittelindustrie gewinnt sie überwiegend aus Baumwolle und Mais, beide können gentechnisch verändert sein.

Die Risiken Über schädliche Wirkungen als Zusatzstoff ist bislang nichts bekannt.

Betrifft es mich? Mikrokristalline Cellulose findet sich häufig in Eiscreme, Käse- oder Sahneimitaten aus pflanzlichem Eiweiß, auch in echter Sahne, Dressings, Kaugummi und Mikrowellenprodukten. In manchen kalorienreduzierten Erzeugnissen ist Cellulose als kalorienfreies Füllmaterial enthalten. E 460 kann in beliebiger Menge eingesetzt werden.

E 461 Methyl-Cellulose
E 463 Hydroxypropyl-Cellulose
E 464 Hydroxypropylmethyl-Cellulose
E 465 Methylethyl-Cellulose
E 466 Natrium-Carboxymethyl-Cellulose
E 468 Natrium-Carboxymethyl-Cellulose (cross-linked)
E 469 Natrium-Carboxymethyl-Cellulose (enzymatisch hydrolisiert)

Was ist es überhaupt? Cellulose ist eine Zuckerverbindung, die für die Stabilität jeder Pflanzenzelle notwendig und (aufgrund ihrer »langkettigen« Struktur) für den Menschen unverdaulich ist. Die Lebensmittelindustrie gewinnt sie überwiegend aus Baumwolle und Mais, beide können gentechnisch verändert sein. E 461 entsteht durch die Behandlung von Cellulose mit Alkohol. Weitere Cellulose-Zusatzstoffe entstehen durch die Behandlung von Cellulose mit Propylenoxid (E 463), mit Alkohol und Propylenoxid (E 464), mit komplexeren Alkoholverbindungen (E 465) oder mit Alkohol und Lauge (E 466). E 468 entsteht durch Quervernetzung der Moleküle von E 466. Eine Spaltung von E 466 mit Enzymen führt zu E 469. Solche Celluloseverbindungen wirken als Verdickungs- bzw. Bindemittel. Durch sie wird die gewünschte Konsistenz des Lebensmittels stabilisiert sowie Form und Farbe erhalten.
Die Risiken Über schädliche Wirkungen als Zusatzstoff ist bislang nichts bekannt.
Betrifft es mich? Cellulose-Zusatzstoffe kommen vor allem in Kuchen und Keksen, Fertigbackmischungen, Backzutaten, in cremigen Fertigsuppen, Dips, Dressings, Mayonnaise, Schmelzkäse, in Pasteten, Fischstäbchen, in Sahne, Joghurts, Puddings sowie in Geleefrüchten und Marmelade vor. Sie können in beliebiger Menge eingesetzt werden.

Das Lexikon der Lebensmittel-Zusatzstoffe

E 462 Ethylcellulose

Was ist es überhaupt? E 462 wird durch chemische oder enzymatische Veränderung aus Cellulose hergestellt, meist aus Baumwolle, die auch gentechnisch verändert sein kann. Diese modifizierte Cellulose kommt in der Natur nicht vor. Sie ist gut in Wasser löslich, macht Flüssigkeiten zähflüssig und ist daher als Verdickungsmittel gut geeignet. Die Ethylcellulose ist auch in Fett löslich und wirkt dann als Emulgator.
Die Risiken Über schädliche Wirkungen als Zusatzstoff ist bislang nichts bekannt.
Betrifft es mich? Theoretisch darf E 462 in allen Lebensmitteln ohne Mengenbeschränkung eingesetzt werden. Es wird häufig als Füllstoff oder Trägermaterial in Nahrungsergänzungsmitteln oder zur Verkapselung von Aromen verwendet.

E 470 a Natrium-, Kalium- oder Calciumsalze der Speisefettsäuren
E 470 b Magnesiumsalze von Speisefettsäuren

Was ist es überhaupt? Um die Salze der Speisefettsäuren herzustellen, werden zunächst meist pflanzliche Fette verseift, also mit Laugen behandelt. Dadurch werden die Fettverbindungen an einer Seite wasserlöslich und können als Zusatzstoff Wasser-Fett-Mischungen in den Lebensmitteln stabilisieren. Aus den flüssigen Fetten entstehen dann durch Verbindung mit Natrium, Kalium bzw. Calcium die Salze der Speisefettsäuren. Je nach Art des Fettes sind das dann gelblich weiße Körnchen oder dunkelgelbe Öle bzw. Wachse. Wichtigster Rohstoff ist Sojaöl, das in der Regel zu einem gewissen Anteil aus gentechnisch veränderten Pflanzen gewonnen wird. Eine Herstellung aus tierischen Fetten ist auch möglich.

E 471
E 472a
E 472b
E 472c
E 472d
E 472e
E 472f

7. CHEMIE IM ESSEN KANN IHRE GESUNDHEIT GEFÄHRDEN

Die Risiken Über schädliche Wirkungen als Zusatzstoff ist bislang nichts bekannt.

Betrifft es mich? E 470a und E 470b dürfen in allen Lebensmitteln und ohne Mengenbegrenzung vorkommen. Häufig findet man die Salze der Speisefettsäuren (Stearinsäure) als Emulgatoren in Pudding, Margarine, Backmischungen und Gebackenem, zum Beispiel in Zwieback. Für Würfelzucker sowie für Zwiebelgranulat und Knoblauchpulver werden die Stearate als Trennmittel eingesetzt, um Klümpchen und Verklebungen zu verhindern. Auch Kartoffelchips enthalten diese Stoffe.

E 471   Mono- und Diglyceride der Speisefettsäuren
E 472a ... verestert mit Essigsäure
E 472b ... verestert mit Milchsäure
E 472c ... verestert mit Zitronensäure
E 472d ... verestert mit Weinsäure
E 472e ... verestert mit Mono- und Diacetylweinsäuren
E 472f ... verestert mit Essig- und Weinsäure

Was ist es überhaupt? Für die Herstellung von E 471 werden Fettsäuren chemisch mit Glyzerin (E 422) verknüpft. Dadurch werden die Fettverbindungen an einer Seite wasserlöslich und können als Zusatzstoff Wasser-Fett-Mischungen in den Lebensmitteln stabilisieren. Je nach Art des Fettes sind die Diglyceride dickflüssig bis fest und variieren in der Farbe von gelblich bis braun. Werden Mono- und Diglyceride von Speisefettsäuren noch zusätzlich mit unterschiedlichen Säuren behandelt, entstehen die veresterten Mono- und Diglyceride der Speisefettsäuren (E 472 a–f). Wegen dieser Veresterung zählen diese zu den künstlichen Zusatzstoffen, obwohl ihre Vorstufe aus Pflanzenöl hergestellt wird. Wichtigster Rohstoff ist Sojaöl, das in der Regel zu einem gewissen Anteil aus gentechnisch veränderten Pflanzen gewonnen wird. Eine Herstellung aus tierischen Fetten ist auch möglich.

Die Risiken Über schädliche Wirkungen als Zusatzstoff ist bislang nichts bekannt.

Betrifft es mich? Mono- und Diglyceride der Speisefettsäuren (Stearinsäure) und ihre veresterten Varianten sind für alle Lebensmittel erlaubt und ihre Verwendung in der Menge nicht beschränkt. Besonders für fetthaltige Produkte, wie Margarine, Back- und Küchenfett, Wurst, Sahne, Kuchen, Kekse, Torten und Schokoladenprodukte, zählen ihre emulgierenden Eigenschaften, ebenso in Süßigkeiten, Joghurtdesserts, Fertigpuddingpulver, Eiscreme, Soßen und in Mayonnaise. Sie sorgen auch dafür, dass Trockenprodukte, wie etwa Kartoffelpüree-, Kakao-, Milchpulver sowie Säuglingsnahrung, sich wieder gut in Flüssigkeit lösen und abgepackte Nudeln und Reis nicht verkleben. Als Schaumverhüter können sie auch in Marmeladen vorkommen. In manchen Broten verbessern sie die Backeigenschaften, sie dienen auch als Trennmittel für getrocknete Früchte oder Nüsse.

E 473 Saccharoseester von Speisefettsäuren (Zuckertenside)
E 474 Saccharoseglyceride
E 475 Polyglycerinester von Speisefettsäuren

Was ist es überhaupt? Aus der chemischen Verknüpfung von wasserlöslicher Saccharose mit fettlöslichen Fettsäuren entsteht der Emulgator E 473, durch Zugabe von Glycerin (E 422) die

E 473
E 474
E 475

Zusatzstoffe E 474 und E 475. Im Vergleich zu anderen Emulgatoren können diese sogenannten Zuckertenside schwierige Mischungsverhältnisse zwischen Wasser und Fett stabilisieren. Ihre keimtötende Wirkung macht sie für die Lebensmittelindustrie noch attraktiver. Hauptsächlicher Rohstoff für die Fettsäuren ist Sojaöl, das in der Regel zu einem gewissen Anteil aus gentechnisch veränderten Pflanzen gewonnen wird. Eine Herstellung aus tierischen Fetten ist auch möglich.

Die Risiken Über schädliche Wirkungen ist bislang nichts bekannt. Die Aufnahme großer Mengen Saccharoseester kann bei manchen Menschen abführende Wirkung haben.

Betrifft es mich? E 473 und E 474 dürfen je nach Produkt in Mengen von 1–20 Gramm pro Kilogramm in unterschiedlichsten Lebensmitteln eingesetzt werden. Kekse, Kuchen, Brot und Brötchen gehen besser auf und werden weicher. Dressings und fettige Soßen lösen sich nicht wieder in ihre Bestandteile auf. Formfleisch, gepresster Fisch und Gemüsestäbchen bleiben schön saftig, und Tiefkühlprodukte werden in Form und Farbe stabilisiert. Sie halten auch das Fett in den Süßigkeiten, verhindern, dass Milchprodukte verderben, und sorgen dafür, dass Nudeln nicht verkleben.

Für die Oberflächenbehandlung von frischem Obst gibt es keine Mengenbeschränkung.

Durch die weitverbreitete Nutzung wird die gesetzlich geduldete maximale Aufnahmemenge (ADI) von 0–20 Milligramm pro Kilogramm Körpergewicht pro Tag von Kindern ebenso wie von Erwachsenen regelmäßig überschritten. E 475 ist zugelassen für Back- und Süßwaren, Kaugummi, Fettemulsionen, Milch, Sahneimitate, Kaffeeweißer, Desserts, und zwar mit gesetzlich vorgeschriebenen Höchstmengen von 1–10 Gramm pro Kilogramm Lebensmittel, je nach Produkt. Polyglycerinester wirken als Emulgator oder stabilisieren cremig-schaumige Desserts. Hauptsächlich genutzt werden sie, um Fette und Öle zu stabilisieren und das Spritzen von Bratfetten zu verringern.

E 476   Polyglycerinpolyricinoleat

Was ist es überhaupt? Durch die chemische Verknüpfung von Glycerin (E 422) und Polyricinolsäuren entsteht der Emulgator E 476. Das Glycerin wird teilweise aus gentechnisch verändertem Soja gewonnen. Mit Polyglycerinpolyricinoleat kann viel kalorien- und kostenarmes Wasser in das Lebensmittel eingearbeitet werden, daher eignet es sich gut für Fettreduziertes.
Die Risiken Über schädliche Wirkungen als Zusatzstoff ist bislang nichts bekannt.
Betrifft es mich? E 476 darf nur in einer Menge von bis zu 5 Gramm pro Kilogramm Lebensmittel und nur für Brotaufstriche und Dressings in der Low-Fat-Variante sowie für Schokolade und schokoladige Süßigkeiten verwendet werden.

E 477   Propylenglycolester von Speisefettsäuren

Was ist es überhaupt? Die Propylenglycolester der Speisefettsäuren werden chemisch hergestellt. Es handelt sich je nach Säure um klare oder weißliche Flüssigkeiten oder Wachse. Der wichtigste Rohstoff für die Fettsäuren ist Sojaöl, das in der Regel zu einem gewissen Anteil aus gentechnisch veränderten Pflanzen gewonnen wird.
Die Risiken Über schädliche Wirkungen ist nichts bekannt.
Betrifft es mich? Der Emulgator E 477 ist erst seit 1998 und der EU-weiten Angleichung der Lebensmittel-Zusatzstoff-Geset-

ze in Deutschland erlaubt. Er darf je nach Produkt in unterschiedlichen Mengen von 1–30 Gramm pro Kilogramm Lebensmittel eingesetzt werden. Etwa in Brot, Kuchen, Keksen, Backmargarine, in Milch- und Sahneimitaten, Desserts, Eiscreme, Süßigkeiten und Kaffeeweißer.

E 479 b Thermooxidiertes Sojaöl mit Mono- und Diglyceriden

Was ist es überhaupt? »Thermooxidiert« heißt, dass bei großer Hitze (200–250 °C) Luft in ein Ölgemisch geblasen wird und der Sauerstoff die Pflanzenfette chemisch verändert. Das Sojaöl wird in der Regel zu einem gewissen Anteil aus gentechnisch veränderten Pflanzen gewonnen.

Die Risiken Thermooxidierte Öle stehen im Verdacht, einen negativen Einfluss auf den Fettstoffwechsel auszuüben, der zu Bluthochdruck und Gefäßverkalkung beiträgt. Darauf weisen zahlreiche Tierversuche hin. In sehr seltenen Einzelfällen können minimale Rückstände der Sojabohnenhülle im Sojaöl bei Sojaallergikern zu allergischen Reaktionen führen, wie zum Beispiel von Hautausschlag und Atemnot bis hin zum lebensbedrohlichen allergischen Schock.

Betrifft es mich? Erst seit 1998 und der EU-weiten Angleichung des Zusatzstoffrechtes ist E 479 b auch in Deutschland erlaubt. Allerdings darf es nur in Fettemulsionen zum Braten, wie Pflanzenmargarine oder Pflanzencremes, eingesetzt werden.

Das Lexikon der Lebensmittel-Zusatzstoffe 201

E 481	Natriumstearoyl-2-Lactylat
E 482	Calciumstearoyl-2-Lactylat
E 483	Stearyltartrat

Was ist es überhaupt? Die Stearoyl-Lactylate werden aus Natrium bzw. Calcium und chemisch veränderten Fettsäuren hergestellt. Zur Bildung von Stearyltartrat verknüpft man Weinsäure (E 334) mit einem Fettalkohol.

Die Risiken Über schädliche Wirkungen als Zusatzstoff ist bislang nichts bekannt. Die als unbedenklich festgesetzte tägliche Aufnahmemenge (ADI) von 20 Milligramm pro Kilogramm Körpergewicht wird jedoch bei Kindern vielfach überschritten (136–268 %).

Betrifft es mich? E 481 und E 482 sind als Emulgatoren für eine breite Palette von Lebensmitteln zugelassen. Von Brot über Kuchen und Kekse bis zu Margarine und Frühstücksflocken, auch für Süßigkeiten, Desserts, Margarine, Kaffeeweißer, Getränkepulver und Diätlebensmittel sowie Schnellkochreis und Fleischkonserven. Auch in cremigen Likören und anderen Spirituosen kann er vorkommen. E 483 dagegen darf nur für die Herstellung von Backwaren und Desserts genutzt werden.

E 491	Sorbitanmonostearat
E 492	Sorbitantristearat
E 493	Sorbitanmonolaurat
E 494	Sorbitanmonooleat
E 495	Sorbitanmonopalmitat

Was ist es überhaupt? E 491 bis E 495 sind künstliche Emulgatoren, in manchen Lebensmitteln verhindern sie unerwünschte Schaumbildung oder das Austreten von Fettkristallen. Getränkeweißer und andere Trockenprodukte lösen sich besser

E 491
E 492
E 493
E 494
E 495

7. CHEMIE IM ESSEN KANN IHRE GESUNDHEIT GEFÄHRDEN

in Flüssigkeit. Hergestellt werden diese Zusatzstoffe durch Verknüpfung von Sorbit (E 420) mit verschiedenen Fettsäuren. Dabei kann die Stearinsäure aus tierischen Fetten oder Soja, die Palmitinsäure aus tierischen Fetten, die Laurylsäure und die Oleinsäure aus Mais stammen. Die Rohstoffe Soja und Mais werden in der Regel zu einem gewissen Anteil auch aus gentechnisch veränderten Pflanzen gewonnen.

Die Risiken Über schädliche Wirkungen der Sorbitan-Fettsäureester als Zusatzstoff in Lebensmitteln ist bislang nichts bekannt. Der für Sorbitanmonostearat festgelegte Wert von 25 Milligramm pro Kilogramm Körpergewicht als tägliche gesundheitlich akzeptable Aufnahmemenge wird von Kindern jedoch oft erheblich überschritten.

Betrifft es mich? Vor allem bei Kindern ist die Wahrscheinlichkeit sehr hoch, dass sie die Sorbitan-Fettsäureester als Zusatzstoff zu sich nehmen: Nach einer Untersuchung der EU-Kommission über die tatsächliche Aufnahme von Lebensmittel-Zusatzstoffen verzehren Kinder bei E 491, E 492 und E 495 zwischen 150 und 190 Prozent der akzeptablen täglichen Dosis von 25 Milligramm pro Kilogramm Körpergewicht und bei E 493 und E 494 sogar 657 bis 802 Prozent der akzeptablen täglichen Dosis von 5 Milligramm pro Kilogramm Körpergewicht. Das bedeutet, dass nach den statistischen Daten überhaupt kein Kind innerhalb des als sicher geltenden Bereiches liegt, alle verzehren ein Vielfaches dessen, was als gesundheitlich akzeptabel gilt. Das liegt daran, dass E 491 bis E 495 in vielen Kinderlieblingsspeisen enthalten sind: in Desserts, Eiscreme, Süßigkeiten, Kuchen, Keksen, Kaugummi. Zugelassen sind sie ferner für Glasuren, für Teekonzentrate, für pflanzliche Milch- und Sahneimitate, Kaffeeweißer, Fettemulsionen und fettige Soßen. Dabei gelten unterschiedliche Höchstmengen von 0,5 bis 10 Milligramm pro Kilogramm Lebensmittel, bei Backhefe, Nahrungsergänzungsmitteln und Diätmahlzeiten gibt es keine Mengenbeschränkungen. Sorbitantristearat darf zusätzlich in Schokolade und schokoladigen Süßigkeiten verwendet werden, E 493 ist auch in Fruchtgelees und Marmeladen mit einer Menge von bis zu 25 Milligramm pro Kilogramm erlaubt.

E 500 Natriumcarbonat (Backpulver, Backtriebmittel)
E 501 Kaliumcarbonat, Kaliumhydrogencarbonat
E 503 Ammoniumcarbonat, Ammoniumhydrogencarbonat (Hirschhornsalz)
E 504 Magnesiumcarbonat

Was ist es überhaupt? Die Carbonate werden chemisch produziert. E 500 entsteht durch das Einleiten von Ammoniak und Kohlendioxid (E 290) in eine Kochsalzlösung, für E 501 wird dazu Kalilauge verwendet und für E 504 eine Magnesiumsalzlösung. E 503, auch Hirschhornsalz genannt, wurde früher durch Erhitzen von Horn, zum Beispiel aus Klauen und Hufen, gewonnen, heutzutage ist allerdings die Herstellung aus Ammoniumsulfat und Schlämmkreide gängig. Carbonate setzen Kohlensäure frei, machen den Teig luftig und vergrößern das Volumen des Gebäcks. Aromen und Farbstoffe können mit Hilfe von Carbonaten als Trägersubstanz besser in Lebensmitteln verteilt werden.

Die Risiken Über schädliche Wirkungen der Carbonate als Backtriebmittel (Backpulver) ist bislang nichts bekannt.

Betrifft es mich? Die Carbonate sind für Lebensmittel allgemein und ohne Höchstmenge zugelassen. Als Backpulver sorgen sie für lockeren Kuchen- und Kekstteig, sie werden bei der Rosinentrocknung sowie bei der Kaffee- und Kakaoverarbeitung genutzt und kommen auch in Kondensmilch, Schmelzkäse,

Sauermilchkäse vor. E 503 ist das klassische Backtriebmittel für Lebkuchen. E 504 findet sich vor allem in Kaugummi, Diätlebensmitteln und Speisesalz. Es kann zur Aufbereitung von Trinkwasser dienen und darf auch in Öko-Lebensmitteln vorkommen.

E 507 Salzsäure

Was ist es überhaupt? Salzsäure wird wegen ihrer eiweißzersetzenden Wirkung, für Säure im Geschmack oder aber zum besseren Gelieren eingesetzt. Salzsäure wird für die Industrie chemisch aus Wasserstoff und Chlor hergestellt.
Die Risiken Über schädliche Wirkungen der Salzsäure und ihrer Salze bei den als Zusatzstoff oder technischer Hilfsstoff verwendeten Einsatzmengen ist bislang nichts bekannt.
Betrifft es mich? E 507 darf theoretisch ohne Höchstmenge in allen Lebensmitteln eingesetzt werden, bis der Zweck des Zusatzstoffes erreicht ist. In den Lebensmitteln selbst verbleiben natürlich nur gesundheitlich unschädliche Mengen dieser eigentlich gefährlichen, stark ätzenden Chemikalie. Wenn Zusatzstoffe nur als technisches Hilfsmittel eingesetzt werden, müssen sie nicht auf dem Etikett stehen.

E 508 Kaliumchlorid
E 509 Calciumchlorid
E 510 Ammoniumchlorid (Salmiak)
E 511 Magnesiumchlorid

Was ist es überhaupt? E 508 bis E 511 sind Salze der Salzsäure. Sie sind chemische Verbindungen von Kalium, Calcium, Ammoniak oder Magnesium mit Salzsäure. Kaliumchlorid wird aus natürlichem Kalirohsalz gewonnen. Calcium- und Am-

Das Lexikon der Lebensmittel-Zusatzstoffe

moniumchlorid (Salmiak) entstehen als Nebenprodukt bei der Sodaherstellung. Magnesiumchlorid kann aus Meersalz gewonnen werden.

Die Risiken Über schädliche Wirkungen der Salzsäure und ihrer Salze bei den als Zusatzstoff oder technischer Hilfsstoff verwendeten Einsatzmengen ist bislang nichts bekannt.

Betrifft es mich? E 508 bis E 511 werden wegen ihrer eiweißzersetzenden Wirkung, für Säure im Geschmack oder aber zum besseren Gelieren eingesetzt. Sie dürfen als Hilfsstoff theoretisch ohne Höchstmenge in allen Lebensmitteln eingesetzt werden, bis die erwünschte Wirkung erreicht ist. E 508 und E 509 werden zur Produktion von Bierhefe eingesetzt. E 509 spaltet außerdem Eiweiß, um Käse oder Würzmittel herzustellen, hilft beim Gelieren von Marmelade, macht die Schale von Obst und Gemüse widerstandsfähiger, wird in Kondensmilch eingesetzt und dient der Trinkwasseraufbereitung. Ammoniumchlorid (E 510) gilt mittlerweile nicht mehr als Zusatzstoff, sondern als Aromastoff, der vor allem zur Aromatisierung von Lakritzwaren verwendet wird. Magnesiumchlorid kann auch als Kochsalzersatz für Patienten mit Bluthochdruck eingesetzt werden. Wenn Zusatzstoffe nur als technisches Hilfsmittel eingesetzt werden und mithin nicht in den Lebensmitteln vorkommen, müssen sie nicht auf dem Etikett stehen.

E 512 Zinndichlorid

Was ist es überhaupt? Zinndichlorid wird chemisch hergestellt und wirkt wegen des Metalls als Antioxidationsmittel. Salzsäure wird für die Industrie chemisch aus Wasserstoff und Chlor hergestellt.

Die Risiken Über schädliche Wirkungen der Salzsäure und ihres Salzes Zinndichlorid bei den als Zusatzstoff oder techni-

E 513
E 514
E 515
E 516
E 517
E 520
E 521
E 522
E 523

scher Hilfsstoff verwendeten Einsatzmengen ist bislang nichts bekannt.

Betrifft es mich? E 512 ist in begrenzter Menge (25 Milligramm pro Kilogramm Lebensmittel) als Antioxidationsmittel für Spargelkonserven zugelassen. E 512 war vor 1998 und der EU-weiten Angleichung der Zusatzstoffgesetze in Deutschland nicht erlaubt. Wenn Zusatzstoffe nur als technisches Hilfsmittel eingesetzt werden und mithin nicht in den Lebensmitteln vorkommen, müssen sie nicht auf dem Etikett stehen.

E 513	Schwefelsäure
E 514	Natriumsulfat (Glaubersalz)
E 515	Kaliumsulfat
E 516	Calciumsulfat (Gips)
E 517	Ammoniumsulfat
E 520	Aluminiumsulfat
E 521	Aluminiumnatriumsulfat
E 522	Aluminiumkaliumsulfat
E 523	Aluminiumammoniumsulfat

Was ist es überhaupt? Schwefelsäure ist eine starke Säure, die chemisch aus Schwefeldioxid und Wasser hergestellt wird. Mit ihr werden Milcheiweiße und Stärke gefällt. In den Sulfaten ist die Säure chemisch mit verschiedenen Stoffen zu salzartigen Verbindungen verknüpft. Natriumsulfat (Glaubersalz) ist, in größeren als bei denen als Zusatzstoff eingesetzten Mengen, ein sehr wirksames Abführmittel. Calciumsulfat ist bekannter unter der Bezeichnung Gips. In den Aluminiumsulfaten ist Schwefelsäure chemisch mit Aluminium und weiteren Stoffen verknüpft.

Die Risiken Über schädliche Wirkungen der Schwefelsäure und ihrer Salze bei den als Zusatzstoff oder technischer Hilfsstoff verwendeten Einsatzmengen ist bislang nichts bekannt. Aluminiumsulfate enthalten aber Aluminium. Das Metall steht in Verdacht, Demenzerkrankungen im Gehirn, wie die Alzheimer- und Parkinson-Krankheit, aber auch Hyperaktivität und Aufmerksamkeitsstörungen zu fördern. Es kann zudem wie ein weibliches Geschlechtshormon wirken und zählt daher zu den sogenannten Metallöstrogenen. Als solches kann es die Geschlechtsfunktionen beeinflussen und zu Übergewicht beitragen.

Betrifft es mich? Schwefelsäure und Sulfate sind für Lebensmittel allgemein zugelassen und werden vor allem als Träger für Farb- und Aromastoffe, für die Aufbereitung von Trinkwasser und zur Festigung von Gebäck eingesetzt. Die reine Schwefelsäure wird meist nur zum Fällen von Eiweiß und Stärke zum Zwecke der Herstellung von Würzmitteln und Sirup benutzt und aus den Lebensmitteln mittels Hinzufügung von Lauge wieder entfernt. Sie ist wie Calciumsulfat (Gips) sogar für Öko-Lebensmittel zugelassen. Aluminiumsulfate verfestigen auf chemische Weise Glasuren von Obst und Gemüse. E 520 bis E 523 sind in begrenzter Menge und nur für industriell abgefülltes Eiklar und für kandiertes, kristallisiertes oder glasiertes Obst und Gemüse zugelassen. Die Zusatzstoffe sind weit verbreitet; häufige Konsumenten industrieller Nahrungsmittel nehmen nach einer Studie der EU-Kommission bis zum 6,2-Fachen der wöchentlich akzeptablen Dosis von 7 Milligramm pro Kilogramm Körpergewicht zu sich, Kinder sogar bis zum 7,5-Fachen.

E 524 Natriumhydroxid (Natronlauge, Ätznatron)
E 525 Kaliumhydroxid (Ätzkali)
E 526 Calciumhydroxid (Löschkalk)
E 527 Ammoniumhydroxid
E 528 Magnesiumhydroxid

Was ist es überhaupt? Hydroxide werden künstlich hergestellt. Meist kennt man sie verdünnt als Lauge, in fester Form werden sie Ätznatron, Ätzkali, Löschkalk etc. genannt. Sie puffern Säure ab und hemmen durch gezieltes Einstellen eines gewünschten Säuregehalts im Lebensmittel unerwünschte Mikroorganismen.

Die Risiken Über schädliche Wirkungen der Hydroxide als Zusatzstoff zur Säuerung und Säureregulation von Lebensmitteln ist bislang nichts bekannt.

Betrifft es mich? Die Hydroxide sind für Lebensmittel allgemein und ohne vorgegebene Höchstmenge, E 524 sogar für Öko-Lebensmittel zugelassen. Mit Natronlauge wird Trinkwasser aufbereitet, Eiweiß zur Produktion von Würzmitteln gespalten und Kakaopulver noch feiner als nur gemahlen. Die Laugenbrezel erhält durch das Bad im Natriumhydroxid ihren typischen Geschmack. Kaliumhydroxid lässt Tee und Kakao zu staubfeinem Instantpulver werden. Calciumhydroxid reinigt Zucker, konserviert Nüsse und Eier und hilft Eiersatz herzustellen. Milcheiweiß- und Kakaopulver werden für bessere Löslichkeit mit Ammonium- oder Magnesiumhydroxid bearbeitet. Wenn die Laugen etwas nur spalten müssen und aus dem Lebensmittel wieder entfernt werden, zählen sie als technische Hilfsstoffe und müssen nicht auf dem Etikett stehen.

Das Lexikon der Lebensmittel-Zusatzstoffe

E 529 Calciumoxid
E 530 Magnesiumoxid

Was ist es überhaupt? Durch Verbrennung von Kalk oder Magnesium entstehen sehr hitzestabile, weiße Pulver, die Oxide. Mit diesen künstlichen Säureregulatoren können angestrebte Säurewerte in den Lebensmitteln stabil gehalten und damit die Haltbarkeit verbessert werden.
Die Risiken Über schädliche Wirkungen als Lebensmittel-Zusatzstoff ist bislang nichts bekannt.
Betrifft es mich? E 529 und E 530 sind für Lebensmittel allgemein ohne vorgegebene Höchstmenge zugelassen. Calciumoxid wird zur Aufbereitung von Trinkwasser, zur Herstellung von Weißzucker und bei der Marmeladenproduktion als Hilfsstoff eingesetzt. Als Hilfsstoff verwendet, müssen Oxide nicht auf dem Etikett stehen.

E 535 Natriumferrocyanid (Blutlaugensalz)
E 536 Kaliumferrocyanid
E 538 Calciumferrocyanid

Was ist es überhaupt? Ferrocyanide, auch Blutlaugensalze genannt, bestehen aus gelben, wasserlöslichen Kristallen, die dem Speisesalz als Rieselhilfe zugesetzt werden. Der aufregende Name stammt von einer aufregenden Rezeptur. Früher hat man das Blutlaugensalz aus getrocknetem Blut, Hornspänen und anderen tierischen Überresten hergestellt. Heute macht die Industrie das chemisch aus Eisenchlorid, Wasserstoff und der jeweiligen Lauge. Cyanid heißt das giftige Salz der Blausäure. Durch chemische Reaktion mit Eisen entsteht eine Verbindung, die das Cyanid fixiert und unwirksam macht. Sie wird als Ferrocyanid bezeichnet und wirkt, mit Natrium, Kalium bzw. Calcium verknüpft, als chemisches Trennmittel.

7. CHEMIE IM ESSEN KANN IHRE GESUNDHEIT GEFÄHRDEN

Die Risiken Über schädliche Wirkungen der Ferrocyanide als Zusatzstoff ist bislang nichts bekannt. Weil Ferrocyanide als Reinsubstanz extrem giftig sind, ist die zulässige Einsatzmenge als Trennmittel in Kochsalz sehr niedrig (20 Milligramm pro Kilogramm Kochsalz). Um die als unbedenklich geltende Aufnahmemenge von maximal 1,5 Milligramm pro Tag zu erreichen, müssten ganze 15 Teelöffel Kochsalz täglich konsumiert werden, was sehr unwahrscheinlich ist.

Betrifft es mich? Ferrocyanide sind nur bis zur vorgeschriebenen Menge (20 Milligramm pro Kilogramm Kochsalz) im Kochsalz und Kochsalzersatz erlaubt.

E 541   Natriumaluminiumphosphat

Was ist es überhaupt? E 541 ist ein chemisch produzierter Zusatzstoff, der manchen Mehlen zugesetzt wird, um den Teig zu lockern.

Die Risiken Phosphorsäure und Phosphate erhöhen das Risiko für die Knochenschwäche Osteoporose und sogar für Herzkrankheiten. Die in großen Mengen in vielen industriell hergestellten Nahrungsmitteln verborgenen Phosphate gelten seit langer Zeit als Risikofaktor für chronisch Nierenkranke. Neuere Forschungen legen jedoch nahe, dass ein hoher Phosphatspiegel im Blut auch bei gesunden Menschen Schaden anrichten kann. Entzündungen und Verkalkungen der Blutgefäße kommen bei Menschen mit hohem Blutphosphatspiegel häufiger vor, und das Risiko für Bluthochdruck und Herz-Kreislauf-Erkrankungen steigt.

Betrifft es mich? Natriumaluminiumphosphat ist als Mehlzusatz ausschließlich für ein spezielles, englisches Gebäck, sogenannte Scones, und eine Art Biskuitgebäck zugelassen.

E 551	Siliciumdioxid (Kieselsäure)
E 552	Calciumsilicat
E 553 a	Magnesiumsilicat, synthetisch
E 553 b	Talkum, Magnesiumsilicat
E 554	Natriumaluminiumsilicat
E 555	Kaliumaluminiumsilicat
E 556	Calciumaluminiumsilicat

Was ist es überhaupt? »Silex« ist lateinisch und bedeutet »Kiesel«. Silicium ist das zweithäufigste Element der Erde und daher vor allem in Erden und Mineralien, aber auch in vielen Pflanzen, wie Arnika, Schachtelhalm oder Weizen, weit verbreitet. Siliciumdioxid und Silicate sind Kieselsäureverbindungen und dürfen als Kieselsäure deklariert werden. Es handelt sich um feine Pulver, die als Trennmittel pulverförmige Lebensmittel rieselfähig erhalten oder andere Produkte am Verkleben hindern. E 551 wird aus Quarzsand hergestellt. E 552 aus Quarzsand oder anderen silicathaltigen Stoffen natürlichen Ursprungs, E 553 a chemisch-synthetisch aus Magnesium und Silicaten, E 553 b (auch Talkum genannt) aus Speckstein, E 554, E 555 und E 556 chemisch-synthetisch aus Natrium, Kalium bzw. Calcium und Aluminiumsilicaten. Aluminiumsilicat (E 559) ist ein natürlich vorkommender Stoff.

Die Risiken Siliciumdioxid und Silicate stehen im Verdacht, zell- und erbgutschädigend zu wirken, wenn der Zusatzstoff als sogenanntes Nanopartikel (mit einem Durchmesser von weniger als 250 Nanometer, also 250 Milliardstel Meter) eingesetzt wird. Mehrere Studien weisen darauf hin, dass Nanopartikel aufgrund der geringen Größe die Zellwand bestimmter Körperzellen durchdringen und so die Zellteilung behindern, das Erbgut schädigen oder auch Entzündungsreaktionen hervorrufen können.

Betrifft es mich? Siliciumdioxid und Silicate sind als Trennmittel für bestimmte Lebensmittel zugelassen. Sie sorgen dafür, dass Soßenpulver und Tütensuppen nicht verklumpen, Salz gut rieselt und abgepackte Käsescheiben nicht zusammenkleben. Als feines Pulver können sie Farbstoffe und Emulgatoren gut in den Lebensmitteln verteilen. Für E 553 b bestehen auch weitere Zulassungen. Dank seiner kleben Kaugummistreifen nicht am Papier und Reiskörner, Geleefrüchte oder Würstchen nicht aneinander. Auf Kaugummistreifen ist das feine Talkumpulver gut zu sehen.

E 558 Bentonit

Was ist es überhaupt? Bentonit ist ein Feuchtigkeit bindendes, natürliches Trennmittel, das aus vulkanischem Tongestein gewonnen und zu einem feinen Pulver verarbeitet wird.
Die Risiken Über schädliche Wirkungen als Zusatzstoff in Lebensmitteln ist bislang nichts bekannt.
Betrifft es mich? Bentonit ist ein technischer Hilfsstoff ohne eigene Funktion und dient ausschließlich als Trägermittel für Farbstoffe bei der Herstellung von Lebensmitteln.

E 559 Aluminiumsilicat (Kaolin, Kieselsäure)

Was ist es überhaupt? Aluminiumsilicat ist ein natürlich vorkommender Stoff, der auch unter dem Namen Kaolin bekannt ist. E 559 ist eine Kieselsäureverbindung und darf als Kieselsäure deklariert werden. Es handelt sich um feines Pulver, das als Trennmittel pulverförmige Lebensmittel rieselfähig erhält oder andere Produkte am Verkleben hindert.
Die Risiken Über schädliche Wirkungen als Zusatzstoff in Lebensmitteln ist bislang nichts bekannt.
Betrifft es mich? E 559 ist als Trennmittel nur für bestimmte Le-

bensmittel zugelassen. Es sorgt dafür, dass Soßenpulver und Tütensuppen nicht verklumpen, Salz gut rieselt und abgepackte Käsescheiben nicht zusammenkleben. Als feines Pulver kann es Farbstoffe und Emulgatoren in den Lebensmitteln verteilen.

E 570   Speisefettsäuren

Was ist es überhaupt? E 570 sind Fettsäuren, die auch in jeder Tier- und Pflanzenzelle vorkommen. Als Rohstoffe dienen in der Regel Soja, Mais, Raps oder Baumwolle. Um E 570 zu gewinnen, wird das Pflanzenmaterial zerkleinert, anschließend helfen chemische Lösungsmittel, die Fettsäuren vom Pflanzenbrei abzutrennen. Die Rohstoffe Soja und Mais werden in der Regel zu einem gewissen Anteil auch aus gentechnisch veränderten Pflanzen gewonnen.

Die Risiken Über schädliche Wirkungen der Speisefettsäuren als Lebensmittel-Zusatzstoff ist bislang nichts bekannt.

Betrifft es mich? Die Speisefettsäuren sind für Lebensmittel ohne Beschränkungen und in beliebiger Menge zugelassen. Üblich ist allerdings nur eine Anwendung als Trennmittel für Kaugummimasse. Wesentlich weiter verbreitet als die natürlichen Speisefettsäuren sind die künstlich zusammengesetzten Speisefettsäuren mit den E-Nummern E 470 bis E 477.

7. CHEMIE IM ESSEN KANN IHRE GESUNDHEIT GEFÄHRDEN

E 574 Gluconsäure
E 575 Glucono-delta-Lacton
E 576 Natriumgluconat
E 577 Kaliumgluconat
E 578 Calciumgluconat
E 579 Eisen-II-Gluconat
E 585 Eisen-II-Lactat

Was ist es überhaupt? Wein oder Honig enthalten von Natur aus Gluconsäure, in der Lebensmittelindustrie ist allerdings die biotechnologische Produktion üblich, bei der Traubenzucker mit Hilfe von Schimmelpilzen oder durch Einsatz ihrer Enzyme in Gluconsäure verwandelt wird. Häufig dient gentechnisch veränderter Mais als Ausgangsprodukt. Auf dem Etikett ist dies nicht angegeben. Wird die Gluconsäure eingedampft, entsteht E 575. Die Gluconate (E 576 bis E 578) sind chemische Verbindungen von Natrium, Kalium bzw. Calcium und der Gluconsäure. E 579 und E 585 sind Verbindungen, in denen Eisen chemisch mit Gluconsäure bzw. Milchsäure (E 270) verknüpft ist.

Die Risiken Über schädliche Wirkungen als Zusatzstoff ist bislang nichts bekannt.

Betrifft es mich? E 574 darf als Zusatzstoff in Lebensmitteln allgemein und ohne vorgeschriebene Höchstmenge eingesetzt werden. Gluconsäure ist ein typisches Säuerungsmittel für Limonade und andere Getränke. Sie stabilisiert auch Farb- und Inhaltsstoffe von Obst und Gemüse in Konserven. In Molkereien und Brauereien reinigt man mit Gluconsäure die Leitungen, um Ablagerungen vorzubeugen. E 575 reguliert die Säure im Backpulver und findet sich auch in Wiener, Cervelat- und anderen Rohwürsten, Fischkonserven, Meeresfrüchten sowie verarbeitetem Gemüse und frischen Teigwaren. Mit E 576 und E 577 wird die Wirksamkeit von Gelierungsmitteln in Desserts verbessert. Durch E 578 werden spezielle Diätlebensmittel angesäuert, konserviert oder mit Calcium angereichert. E 579 und E 585 dürfen nur zum Färben von Oliven bis zu einer Menge von 150 Milligramm pro Kilogramm eingesetzt werden.

E 586   4-Hexylresorcin

Was ist es überhaupt? E 586 ist ein weißes bis rötliches Pulver mit stechendem Geruch, das sich in Wasser kaum löst, aber in organischen Lösungsmitteln wie Chloroform, Benzol oder Ethanol. Resorcin kommt in der Natur vor, E 586 wird allerdings industriell in der Regel durch eine Verschmelzung von Natriumhydroxid mit Benzoldisulfonsäure hergestellt.

Die Risiken Über schädliche Wirkungen als Zusatzstoff ist bislang nichts bekannt.

Betrifft es mich? 4-Hexylresorcin ist nur als eine Art Farbschutz für Krebstiere zugelassen. Nach dem Fang bilden sich als normale Enzymreaktion des Krebses braune oder schwarze Flecken, die als optische Fehler den Handelswert senken. E 586 verhindert das. Als Rückstand im Krebsfleisch dürfen nur bis zu 2 Milligramm pro Kilogramm Krebs verbleiben.

7. CHEMIE IM ESSEN KANN IHRE GESUNDHEIT GEFÄHRDEN

E 620 Glutamat, Glutaminsäure (Geschmacksverstärker)
E 621 Mononatriumglutamat
E 622 Monokaliumglutamat
E 623 Calciumglutamat
E 624 Monoammoniumglutamat
E 625 Magnesiumglutamat

Was ist es überhaupt? Glutaminsäure und ihre Salze sind keine bloßen Geschmacksverstärker im eigentlichen Sinn. Sie haben einen ausgeprägten Eigengeschmack, für den es auf der Zunge sogar eigene Geschmacksrezeptoren gibt. Sie verleihen dem Essen einen intensiven, würzig-süßen Geschmack, der im Japanischen als »umami« bezeichnet wird. Fleischgeschmack lässt sich so abrunden und hervorheben. Algen, auch Sojasoße, Roquefort- und Parmesankäse sowie konzentriertes Tomatenmark sind von Natur aus relativ glutamatreich. Hergestellt wird Glutamat biotechnisch mit Hilfe von Bakterien, die auch gentechnisch verändert sein können, aus pflanzlichen und tierischen Rohstoffen. Und das in großen Mengen. Die Jahresproduktion betrug im Jahr 2003 weltweit 1,5 Millionen Tonnen. Wird Glutaminsäure chemisch mit Natrium, Kalium, Calcium, Ammoniak oder Magnesium verknüpft, entstehen E 621 bis E 625, die sogenannten Salze der Glutaminsäure.

Die Risiken Der Zusatzstoff Glutamat kann in seltenen Fällen bei sehr empfindlichen Menschen das sogenannte China-Restaurant-Syndrom auslösen, das unter anderem durch Kopfschmerzen, ein Taubheitsgefühl im Nacken, Gliederschmerzen und Übelkeit gekennzeichnet ist.

Die Symptome beschrieb 1968 erstmals der aus Korea stammende US-Arzt Robert Ho Man Kwok. In zahlreichen Studien wurde daraufhin das Syndrom untersucht, das in der Fachwelt sehr umstritten ist, weil sich bei mehreren Studien die

Effekte nicht bestätigen ließen. Mittlerweile gibt es allerdings einige seriöse Untersuchungen, die die beschriebenen Glutamat-Reaktionen bei empfindlichen Konsumenten bestätigen. Die genaue Ursache für diese Symptome ist nicht geklärt. Bei empfindlichen Asthmatikern kann es in sehr seltenen Fällen auch Asthmaanfälle verursachen, wobei auch hier der ursächliche Zusammenhang noch nicht eindeutig geklärt ist.

Auch Kopfschmerz- und Migränepatienten berichten von Schmerzattacken nach glutamathaltigen Speisen. Glutamat steht außerdem im Verdacht, bei der Entwicklung von sogenannten neurodegenerativen Erkrankungen eine Rolle zu spielen, bei denen Nervenzellen zerstört werden, wie etwa Morbus Alzheimer, Morbus Parkinson, Multipler Sklerose (MS) oder Amyotropher Lateralsklerose (ALS).

Der amerikanische Forscher John Olney von der Washington University in St. Louis wies nervenschädigende Effekte hoher Glutamatdosen im Tierversuch schon in den 60er Jahren des vergangenen Jahrhunderts nach.

Die gängige medizinische Lehrmeinung besagt, dass das menschliche Gehirn durch die sogenannte Blut-Hirn-Schranke vor ernährungsbedingt hohen Glutamatkonzentrationen im Blut geschützt sei. Es gibt jedoch zahlreiche Hinweise darauf, dass diese Barriere bei Kleinkindern und Patienten mit Erkrankungen wie Alzheimer, Parkinson, MS und ALS oder einem Schlaganfall nur bedingten Schutz bietet und überdies nicht alle Hirnregionen gleichermaßen schützt.

Glutamat kann auch die Funktion des sogenannten Schlankmacherhormons Leptin beeinträchtigen und dadurch zu »Gefräßigkeit« und Übergewicht führen.

Betrifft es mich? Glutaminsäure und Glutamate sind für Lebensmittel allgemein zugelassen. Als Geschmacksverstärker sind Glutaminsäure und Glutamat in fast allen Brühen und

E 626
E 627
E 628
E 629

7. CHEMIE IM ESSEN KANN IHRE GESUNDHEIT GEFÄHRDEN

Würzmitteln vorhanden und dürfen hier unbegrenzt zugegeben werden.

Bei verarbeiteten Lebensmitteln werden Geschmacksverluste mit Hilfe dieser Stoffe ausgeglichen. So bekommen viele Fertiggerichte, ob instant, eingeschweißt, aus der Dose oder in der Tiefkühlvariante, nur durch diese Zusatzstoffe einen annehmbaren Geschmack. Auch Tütensuppen und Soßenpulver ebenso wie Chips, Flips und andere Knabbereien wären ohne diesen Zusatzstoff vielfach fad. Für noch mehr Geschmack werden Glutamate oft mit sogenannten Guanylaten kombiniert eingesetzt.

E 626 Guanylsäure
(Geschmacksverstärker)
E 627 Dinatriumguanylat
E 628 Dikaliumguanylat
E 629 Calciumguanylat

Was ist es überhaupt? Die Geschmacksverstärker verleihen dem Essen einen intensiven, würzigen Geschmack. Dadurch können teure Rohprodukte, wie etwa Fleisch, eingespart werden. Eigentlich ist die Säure eine natürliche Substanz und sehr weit verbreitet, denn sie ist in der Erbsubstanz einer jeden Zelle enthalten. Als Zusatzstoff wird die Guanylsäure indessen mit Hilfe von Bakterien hergestellt, die auch gentechnisch verändert sein können. Die reine Guanylsäure (E 626) wird durch chemische Verknüpfung mit Natrium, Kalium und Calcium verbunden. So entstehen E 627 bis E 629, die Salze der Guanylsäure. Die Guanylate wirken ähnlich wie Glutamat, allerdings sind sie bis zum 20-Fachen intensiver.

Die Risiken Über schädliche Wirkungen der Guanylsäure und Guanylate als Zusatzstoff ist bei gesunden Menschen bislang nichts bekannt. Da Guanylsäure im Körper in Harnsäure umgewandelt wird, können große Mengen bei Stoffwechselkrankheiten wie Gicht die Symptome verschlimmern. Geschmacksverstärker fördern den Appetit, was bei alten und kranken Menschen, die unter Appetitlosigkeit leiden, gesundheitsförderlich ist. Die Auswirkungen dieses Effekts auf Übergewichtige und Fettsüchtige sind wissenschaftlich noch nicht endgültig geklärt.

Betrifft es mich? Guanylsäure und Guanylate dienen als Geschmacksverstärker, beispielsweise in Fertiggerichten. Sie werden eingesetzt, weil die Zutaten durch die industrielle Verarbeitung, etwa das Trocknen beim Gemüse, deutlich an Geschmack verlieren. Auch Tütensuppen, Soßenpulver, Fertigsoßen und Curryketchup sowie Chips, Flips und andere Knabbereien wären ohne diese Zusatzstoffe vielfach fad.

Für eine weitere Steigerung des Geschmacks werden Guanylate oft mit Glutamaten kombiniert. Dikaliumguanylat wird auch als Kochsalzersatz verkauft. Für den Einsatz von Guanylsäure in Lebensmitteln allgemein sind maximal 500 Milligramm pro Kilogramm Lebensmittel festgelegt. In Würzmitteln darf es allerdings unbegrenzt eingesetzt werden.

E 630	Inosinsäure (Geschmacksverstärker)
E 631	Dinatriuminosinat
E 632	Dikaliuminosinat
E 633	Calciuminosinat

Was ist es überhaupt? Die Geschmacksverstärker verleihen dem Essen einen intensiven, würzig-süßen Geschmack, im Japanischen wird dieser als »umami« bezeichnet. Fleischgeschmack lässt sich so künstlich abrunden und verstärken. Die Inosinsäure wird industriell mit Hilfe von Bakterien hergestellt, die gentechnisch verändert sein können.

Die Risiken Über schädliche Wirkungen der Inosinsäure und Inosinate als Zusatzstoff ist bei gesunden Menschen bislang nichts bekannt. Da Inosinsäure im Körper in Harnsäure umgewandelt wird, können große Mengen bei Harnsäureerkrankungen (zum Beispiel Gicht) die Symptome verschlimmern. Geschmacksverstärker fördern den Appetit, was bei alten und kranken Menschen, die unter Appetitlosigkeit leiden, gesundheitsförderlich ist. Die Auswirkungen dieses Effekts auf Übergewichtige und Fettsüchtige sind wissenschaftlich noch nicht endgültig geklärt.

Betrifft es mich? Seit der EU-weiten Angleichung des Lebensmittelrechtes 1998 gehören Inosinsäure und Inosinate zu den auch in Deutschland zugelassenen Zusatzstoffen. Für den Einsatz in unterschiedlichsten Lebensmitteln muss die vorgeschriebene Höchstmenge von maximal 500 Milligramm pro Kilogramm Lebensmittel eingehalten werden. In Würzmitteln dürfen sie allerdings unbegrenzt eingesetzt werden. Auch Tütensuppen, Soßenpulver, Fertigsoßen und Curryketchup sowie Chips, Flips und andere Knabbereien werden mit Inosinsäure geschmacksverstärkt, oft in Kombination mit Glutamat.

E 634   Calcium-5'-Ribonucleotid
         (Geschmacksverstärker)
E 635   Dinatrium-5'-Ribonukleotid

Was ist es überhaupt? Die Geschmacksverstärker haben kein konkretes eigenes Aroma. Sie verleihen dem Essen einen intensiven, würzigen Geschmack, der im Japanischen als »umami« bezeichnet wird. Fleischgeschmack lässt sich so künstlich abrunden und verstärken. E 634 und E 635 verändern neben dem Geschmack auch das sogenannte Mundgefühl. Flüssige Lebensmittel bekommen durch sie mehr Fülle, Soßen und Suppen schmecken nicht so wässrig. Die 5'-Ribonucleotide arbeiten in jeder pflanzlichen und tierischen Zelle am Ab- und Umbau von Eiweißen mit. Für die Lebensmittelindustrie gewinnt man sie aus chemisch aufbereitetem Zellmaterial.

Die Risiken Über schädliche Wirkungen als Zusatzstoff ist bei gesunden Menschen bislang nichts bekannt. Da 5'-Ribonucleotide im Körper in Harnsäure umgewandelt werden, können große Mengen bei Stoffwechselkrankheiten wie Gicht die Symptome verschlimmern. Geschmacksverstärker fördern den Appetit, was bei alten und kranken Menschen, die unter Appetitlosigkeit leiden, gesundheitsförderlich ist. Die Auswirkungen dieses Effekts auf Übergewichtige und Fettsüchtige sind wissenschaftlich noch nicht endgültig geklärt.

Betrifft es mich? Seit der EU-weiten Angleichung des Lebensmittelrechtes 1998 gehören E 634 und E 635 zu den in Deutschland zugelassenen Zusatzstoffen. Meist kommen sie in Würzmitteln vor, wo sie in unbegrenzter Menge zugesetzt werden dürfen.

E 640 Glycin, Natriumsalze des Glycins

Was ist es überhaupt? Glycin ist eine Aminosäure, die im Eiweiß des menschlichen Körpers enthalten ist. Als weißes Pulver ist sie geruchlos und schmeckt süßlich. Zwar ist Glycin wesentlich weniger süß als Haushaltszucker, es kann aber den bitteren Nebengeschmack von Süßstoffen übertönen und den Gesamteindruck abrunden.

Die Risiken Über schädliche Wirkungen des Glycins und dessen Natriumsalze als Zusatzstoff ist bislang nichts bekannt.

Betrifft es mich? E 640 ist für Lebensmittel allgemein und ohne

Mengeneinschränkung zugelassen. In Süßstofftabletten darf Glycin zur Geschmacksabrundung enthalten sein. Marzipan und Schinken dürfen mit ihm feucht gehalten werden. Es wird auch benutzt, um Aromen und Farbstoffe gleichmäßiger im Lebensmittel zu verteilen.

E 650 Zinkacetat

Was ist es überhaupt? Zinkacetat besteht aus weißen, glänzenden Kristallblättchen mit leichtem Essiggeruch und ist gut in Wasser löslich. Es ist eine salzartige Verbindung aus Essigsäure und Zink.
Die Risiken Über schädliche Wirkungen des Zinkacetats in den als Zusatzstoff eingesetzten Mengen ist bislang nichts bekannt.
Betrifft es mich? E 650 ist in Europa erst seit 2002 zugelassen. Es darf nur in Kaugummi mit der Höchstmenge von 1 Gramm pro Kilogramm eingesetzt werden.

E 900 Dimethylpolysiloxan (Silikon)

Was ist es überhaupt? Der Zusatzstoff ist auch bekannt unter dem Namen Silikon. Chemisch betrachtet ist er eine Verbindung aus Sauerstoff und Silicium. In den Lebensmitteln bilden Silikone netzartige Formen, die den entstehenden Schaum zerstören. Silikonöle werden auch in der Kosmetik und der Schönheitschirurgie, zum Aufpolieren von Autolack sowie zur Reinigung und als Schmiermittel für Maschinen eingesetzt.
Die Risiken Über schädliche Wirkungen von Dimethylpolysiloxan (Silikon) in den als Zusatzstoff eingesetzten Mengen ist bislang nichts bekannt.
Betrifft es mich? E 900 dient nicht der Qualitätsverbesserung,

sondern ausschließlich der Rationalisierung bei der Produktion. Es kann zum Schutz vor dem Überkochen und zur Verhinderung von Schaumbildungen, zum Beispiel beim Abfüllen, eingesetzt werden. In diesem Sinne hilft es etwa bei der Rührteig-, Marmeladen- und Obstkonservenherstellung. Auch Brat- und Frittierfetten sowie Brühen und Suppen wird es zugesetzt. Das Abfüllen von Getränken verläuft weitgehend schaumlos, und die Konsistenz der Getränke wird stabilisiert. Für die verschiedenen Lebensmittel ist eine maximale Einsatzmenge von 10 Milligramm pro Kilogramm oder Liter vorgeschrieben. Nur bei der Kaugummiproduktion darf mehr, nämlich 100 Milligramm pro Kilogramm, eingesetzt werden.

E 901 Bienenwachs, weiß und gelb

Was ist es überhaupt? Bienenwachs wird bekanntlich von Bienen produziert. Zwischen ihren Bauchschuppen haben die Arbeiterbienen Sekretdrüsen, aus denen das Wachs ausgeschwitzt wird. Daraus bauen sie die Waben für ihre Brut. Zur Herstellung von E 901 werden diese Waben ausgeschleudert und eingeschmolzen. Das Wachs ist zähflüssig, wasserunlöslich und hat einen typischen, eben bienenwachsartigen Geruch. Je nach Pollenanteil variiert seine Farbe von Gelb über Rot bis Braun. Bienenwachs kann Rückstände verschiedenster Stoffe und auch Giftstoffe enthalten, die auf unterschiedlichsten Wegen in die Bienenwaben gelangt sein können. Deswegen wird das weiße Bienenwachs nach dem Schmelzen noch mit Chromsäure, Wasserstoffperoxid oder ähnlichen Oxidationsmitteln gereinigt. Das Wachs ist unverdaulich und auch gängiger Bestandteil von Kosmetika, Möbelpolitur und Radiergummis.
Die Risiken Über schädliche Wirkungen ist bislang nichts bekannt.

Betrifft es mich? Bienenwachs darf als Glasur für Kaffeebohnen, Süßigkeiten, Kekse, Nüsse und andere Knabberartikel in beliebiger Menge verwendet werden. Dank des Schutzüberzugs bleiben die Produkte länger frisch und sehen schöner aus. Wird die Schale von Früchten mit E 901 behandelt, so muss das Obst auf dem Etikett als »gewachst« gekennzeichnet sein. Vor allem Äpfel und Birnen, Zitrusfrüchte und Melonen glänzen durch die Bearbeitung mit dem Wachs mehr und werden vor Austrocknung geschützt. Auch die zähe Masse des Kaugummis wird aus verschiedenen Wachsen hergestellt, wobei Bienenwachs als teurer Rohstoff vermehrt durch billigere, synthetische Wachse ersetzt wird.

E 902   Candelillawachs

Was ist es überhaupt? Candelillawachs stammt aus einer kakteenähnlichen Pflanzenart, den Wolfsmilchgewächsen, die vor allem in den USA und Südamerika heimisch sind. Stiele und Blätter werden gekocht, das Rohwachs abgeschöpft und anschließend mit Schwefelsäure chemisch gereinigt. Dadurch entsteht ein gelblich braunes, hartes Wachs. In Wasser löst es sich nicht, wohl aber in chemischen Lösungsmitteln wie Benzol, Petrolether und Azeton. In erhitztem Zustand riecht es bienenwachsartig, kalt bleibt es geruchlos. Candelillawachs ist unverdaulich und auch gängiger Bestandteil von Kosmetika, Möbelpolitur und Radiergummis.

Die Risiken Über schädliche Wirkungen als Zusatzstoff ist bislang nichts bekannt.

Betrifft es mich? Candelillawachs darf als Überzug für Kaffeebohnen, Weingummi, Schokolade, Kekse, Nüsse und andere Knabbereien in beliebiger Menge verwendet werden. Mit Hilfe des Wachses bekommen die Produkte einen schönen Glanz, kleben nicht aneinander und bleiben länger frisch. Werden die Schalen von Früchten mit E 902 behandelt, so müssen diese auf dem Etikett als »gewachst« bezeichnet werden. Vor allem Äpfel und Birnen, Zitrusfrüchte und Melonen werden durch die Bearbeitung mit dem Wachs schön glänzend und vor Austrocknung geschützt. Die zähe Masse des Kaugummis kann neben anderen Wachsen auch E 902 enthalten. Dieses natürliche Wachs ist allerdings teurer und wird daher meist durch synthetische, billigere Varianten ersetzt.

E 903   Carnaubawachs

Was ist es überhaupt? E 903 ist ein natürliches Wachs, das aus der Carnaubapalme stammt. Die Blätter dieses ursprünglich brasilianischen Baumes liefern das härteste der natürlichen Wachse, das nur in speziellen Lösungsmitteln, wie Petrolether, Benzol, Chloroform oder Toluol, einigermaßen löslich ist. Seine Färbung schwankt zwischen gelblich grün und dunkelgrau. Mitunter wird das Wachs mit Hilfe von Bleicherden gebleicht. Man verwendet Carnaubawachs zum Aufpolieren von Schuhen, Autos und Dragees sowie zur Herstellung von Bohnerwachs, Seifen, Kerzen und Kosmetika.
Die Risiken Über schädliche Wirkungen als Zusatzstoff ist bislang nichts bekannt.
Betrifft es mich? E 903 darf als Glasur für Kaffeebohnen, Weingummi, Schokolade, Kekse, Nüsse und andere Knabbereien in beliebiger Menge verwendet werden. Durch das Wachs bekommen die Produkte einen schönen Glanz, kleben nicht aneinander und bleiben länger frisch. Werden die Schalen von Früchten mit E 903 behandelt, so müssen diese auf dem Etikett als »gewachst« gekennzeichnet sein. Vor allem Äpfel und Birnen, Zitrusfrüchte und Melonen werden durch

die Bearbeitung mit dem Wachs schön glänzend und vor dem Austrocknen geschützt. Die zähe Masse des Kaugummis kann neben anderen Wachsen auch Carnaubawachs enthalten. Weil sie teurer sind, werden die natürlichen Wachse allerdings häufig durch synthetische, billigere Varianten ersetzt.

E 904   Schellack

Was ist es überhaupt? Früher hat man Schallplatten und unzerstörbare Tinte aus dieser lackartigen Substanz hergestellt. Biedermeiermöbel bekommen durch sie den besonderen Glanz, und auch Fußböden werden so aufpoliert.

Schellack bildet auch die feste, unverdauliche Schicht um magensaftresistente Tabletten. Auch in Klebstoff oder Nagellack wird er eingesetzt. Der Schellack kommt aus Indien, wo er von verschiedenen Bäumen abgesondert wird, auf denen die Lackschildlaus als Parasit lebt. Wenn die Weibchen den Baum anstechen, werden sie und der ganze Zweig von dem Harz des Baumes eingeschlossen. Sie sterben, aber ihre Brut kann gut geschützt heranwachsen. Der handelsübliche Schellack ist eine spröde, je nach Grad der chemischen Reinigung bräunlich rote bis farblose Substanz.

Die Risiken Über schädliche Wirkungen als Zusatzstoff ist bislang nichts bekannt.

Betrifft es mich? E 904 darf als Glasur für Kaffeebohnen, Weingummi, Schokolade, Kekse, Nüsse und andere Knabbereien in beliebiger Menge verwendet werden. Mit Hilfe des Harzes bekommen die Produkte einen schönen Glanz, kleben nicht aneinander und bleiben länger frisch.

Wird die Schale von Früchten, wie etwa Äpfel, Birnen, Zitrusfrüchte und Melonen, mit E 904 behandelt, so muss das Obst auf dem Etikett als »gewachst« gekennzeichnet sein.

Schellack wird auch für die Stempelfarbe für Eier verwendet, und auch die zähe Masse des Kaugummis kann neben einigen Wachsen ebenfalls Schellack enthalten. Wegen ihres hohen Preises werden die natürlichen Rohstoffe meist durch synthetische, billigere Varianten ersetzt.

E 905 Mikrokristallines Wachs

Was ist es überhaupt? Mikrokristallines Wachs wird aus Rückständen der Motorölaufbereitung hergestellt. Das weiße, geruchlose Wachs wird auch als Salbengrundlage oder zur Konservierung von Metallgegenständen benutzt. Bei alten Möbelstücken trägt der Restaurateur oft als letzten Schritt eine Schutzschicht aus E 905 auf. Die meisten Kerzen bestehen aus diesem Wachs.
Die Risiken Über schädliche Wirkungen als Zusatzstoff ist bislang nichts bekannt.
Betrifft es mich? E 905 darf zum Aufpolieren von Melonen-, Papaya-, Mango- und Avocadoschalen sowie für glänzende Oberflächen bei Süßigkeiten und Kaugummi ohne vorgegebene Höchstmenge verwendet werden.

E 907 Hydriertes Poly-1-Decen

Was ist es überhaupt? Hydriertes Poly-1-Decen ist ein farbloser, geruch- und geschmackloser Stoff, der aus dem Mineralölabbauprodukt Ethylen hergestellt wird. Mit dem erst vor wenigen Jahren zugelassenen Zusatzstoff werden ähnlich wie mit Wachsen Zuckerwaren und Trockenfrüchte mit einer Schutzschicht überzogen. Diese ist sehr temperaturbeständig und resistent gegen Bakterien und andere mikrobiologische Einwirkungen.

Die Risiken Über schädliche Wirkungen ist bislang nichts bekannt.
Betrifft es mich? Der Zusatzstoff wird häufig für Zuckerwaren und Trockenfrüchte eingesetzt.

E 912 Montansäureester

Was ist es überhaupt? Die Ester der Montansäuren werden durch chemische Aufbereitung von Rohmontanwachs gewonnen, das in Braunkohle vorkommt. Die harte, helle Substanz wird von der Lebensmittelindustrie als gut polierbare Schutzschicht eingesetzt. Nur Braunkohle, die zum großen Teil aus wachshaltigen Pflanzen entstanden ist, eignet sich für die Wachsgewinnung. Entsprechende Braunkohlevorkommen gibt es in Sachsen-Anhalt, hier befindet sich auch die weltweit bedeutendste Produktionsstätte für Rohmontanwachs.
Die Risiken Über schädliche Wirkungen als Zusatzstoff ist bislang nichts bekannt.
Betrifft es mich? E 912 darf nur zum Wachsen der Schale von Zitrusfrüchten und Mangos, Melonen, Papayas, Avocados und Ananas verwendet werden, deren Schalen nicht zum Verzehr bestimmt sind. Was mit Montansäureester behandelt wurde, muss als »gewachst« gekennzeichnet werden.

E 914 Polyethylenwachsoxidate

Was ist es überhaupt? E 914 ist ein künstlich hergestelltes Wachs. Es eignet sich, ebenso wie natürliche Wachse, zur Oberflächenbehandlung, ist aber wesentlich kostengünstiger.
Die Risiken Über schädliche Wirkungen als Zusatzstoff ist bislang nichts bekannt.
Betrifft es mich? E 914 darf ausschließlich zum Wachsen der

Schale von Zitrusfrüchten, Mangos, Melonen, Papayas, Avocados und Ananas verwendet werden. Was mit Polyethylenwachsoxidaten behandelt wurde, muss als »gewachst« gekennzeichnet werden.

E 920 Cystein

Was ist es überhaupt? Cystein ist eine schwefelhaltige Aminosäure, die im tierischen und pflanzlichen Eiweiß vorkommt. Früher hat man diese Aminosäure aus dem Keratin von Haaren, Hufen und Federn hergestellt, seit 2001 lässt die Lebensmittelindustrie den Stoff von gentechnisch veränderten Bakterien aus Zucker produzieren.
Die Risiken Über schädliche Wirkungen als Backhilfsmittel ist bislang nichts bekannt.
Betrifft es mich? E 920 ist nur als Mehlbehandlungsmittel zugelassen. Der Teig wird durch diesen Zusatzstoff elastischer, Brötchen und Brot werden luftiger und voluminöser.

E 927 b Carbamid

Was ist es überhaupt? Carbamid entsteht beim Abbau von Eiweiß, auch im menschlichen Organismus. Für die Lebensmittelindustrie wird es in großen Chemieanlagen aus Erdgas hergestellt und als weißes Granulat vertrieben. Es zeigt starke wasserbindende Eigenschaften, stabilisiert so etwa die Feuchtigkeit der Haut und wird daher auch in der Kosmetik verwendet. In Zahnpasta soll es Kariessäuren abpuffern. Außerdem ist Carbamid ein beliebter Dünger, da die Pflanzen ihn zum Aufbau von Eiweiß nutzen können.
Die Risiken Über schädliche Wirkungen des Carbamids als Bestandteil von Kaugummiprodukten ist bislang nichts bekannt.

Betrifft es mich? Seit 1998 und der EU-weiten Angleichung des Zusatzstoffrechtes ist E 927 b auch in Deutschland zugelassen. Es darf bis zur vorgeschriebenen Höchstmenge von 30 Gramm pro Kilogramm als Stabilisator für die Kaumasse von zuckerfreiem Kaugummi eingesetzt werden.

E 938 Argon

Was ist es überhaupt? Argon ist ein farb-, geschmack- und geruchloses Edelgas, das ca. 0,9 Prozent der Atemluft auf der Erde ausmacht. Um es industriell zu gewinnen, wird die Luft verflüssigt und durch Destillation aufgetrennt. Edelgase reagieren kaum mit anderen Stoffen und sorgen in der Lebensmittelverpackung für eine chemisch neutrale Atmosphäre. Daher wird es auf dem Etikett auch als Packgas oder Schutzgas deklariert.

Die Risiken Über schädliche Wirkungen des Argons als Schutzgas zur Konservierung von Lebensmitteln ist bislang nichts bekannt.

Betrifft es mich? Seit 1998 und der EU-weiten Angleichung des Zusatzstoffrechtes ist E 938 auch in Deutschland für Lebensmittel allgemein zugelassen. Mit diesem Gas wird beim Abpacken der Lebensmittel die Luft in der Verpackung ersetzt. Ohne Sauerstoff sind die Produkte vor Verderb durch Oxidation und vor Befall mit Bakterien und Pilzen geschützt. Argon darf auch für Öko-Lebensmittel verwendet werden.

E 939 Helium

Was ist es überhaupt? Helium ist ein farb-, geschmack- und geruchloses Edelgas, das zu einem relativ geringen Anteil auch in der Atemluft der Erde vorkommt. Im Erdinneren entsteht

Helium beim radioaktiven Zerfall von Uran, Thorium und anderen schweren Elementen. Industriell wird es meist aus Erdgas gewonnen. Edelgase reagieren kaum mit anderen Stoffen und sorgen in der Lebensmittelverpackung für eine chemisch neutrale Atmosphäre. Seiner Funktion nach wird E 939 auf dem Etikett auch als Packgas oder Schutzgas deklariert.

Die Risiken Über schädliche Wirkungen als Schutzgas zur Konservierung von Lebensmitteln ist bislang nichts bekannt.

Betrifft es mich? Seit 1998 und der EU-weiten Angleichung des Zusatzstoffrechtes ist E 939 auch in Deutschland für Lebensmittel allgemein zugelassen. Mit diesem Gas wird beim Abpacken der Lebensmittel die Luft in der Verpackung ersetzt. Ohne Sauerstoff sind die Produkte vor Verderb durch Oxidation und vor Befall mit Bakterien und Pilzen geschützt. Helium darf auch für Öko-Lebensmittel verwendet werden.

E 941 Stickstoff

Was ist es überhaupt? Reiner Stickstoff ist farblos und gasförmig. Er erstickt Feuer und ist mit fast 80 Prozent der Hauptbestandteil der Luft auf der Erde. Für den industriellen Einsatz wird er mittels Destillation aus der Luft herausgetrennt.

Die Risiken Über schädliche Wirkungen ist bislang nichts bekannt.

Betrifft es mich? Stickstoff kann als konservierendes Gas verwendet werden (»Schutzgas«), denn es ersetzt die Luft in der Verpackung. So werden die Produkte haltbarer. Bedeutung hat das vor allem für Lebensmittel, die schnell oxidieren, wie etwa Obst. Mit flüssigem Stickstoff werden auch Gewürze, Obst, Gemüse oder Kaffee durch schockartige Kälte getrocknet (»gefriergetrocknet«). Mit Stickstoff aufgeschäumte Milchprodukte werden cremig und luftig. Light-Produkte sehen bei gleichbleibender Kalorienzahl nach mehr aus, und auch bei Eiscreme erhöht das Gas das Volumen. Die prominenteste Verwendungsform von Stickstoff im Lebensmittelwesen ist die Sprühsahne. Stickstoff ist für Lebensmittel aller Art und ohne Mengenbeschränkung zugelassen. Es darf auch für Öko-Lebensmittel verwendet werden.

E 942 Distickstoffmonoxid (Lachgas)

Was ist es überhaupt? E 942 ist ein farbloses, leicht süßlich riechendes und schmeckendes Gas mit schmerzstillender, leicht narkotisierender Wirkung. Den Namen Lachgas trägt es, weil durch sein Einatmen in ausreichender Menge Halluzinationen und rauschartige Glücksgefühle hervorgerufen werden. E 941 und E 942 werden auf dem Etikett auch als Packgas oder Schutzgas deklariert.

Die Risiken Über schädliche Wirkungen in Lebensmitteln ist bislang nichts bekannt.

Betrifft es mich? Die prominenteste Verwendungsform von Lachgas im Lebensmittelwesen ist die Sprühsahne. E 942 ist für Lebensmittel aller Art und ohne Mengenbeschränkung zugelassen. Lachgas kann auch als konservierendes Gas verwendet werden (»Schutzgas«), denn es verdrängt die Luft aus der Verpackung. So werden die Produkte haltbarer. Bedeutung hat das vor allem für Lebensmittel, die schnell oxidieren, wie etwa Obst. Mit Lachgas aufgeschäumte Milchprodukte werden cremig und luftig. Light-Produkte sehen bei gleichbleibender Kalorienzahl nach mehr aus, und auch bei Eiscreme erhöht das Gas das Volumen.

E 943 Butan, Isobutan

Was ist es überhaupt? Butangase sind farblose, hochentzündliche Gase. In ihrer Wirkung unterscheiden sie sich nicht. Sie kommen natürlicherweise in Erdöl und Erdgas vor und werden durch Destillation aus diesen herausgelöst. Schon durch gering erhöhten Druck wird das Gas flüssig und kann so abgefüllt werden. Campingkocher und Gasheizungen können auch mit Butan betrieben werden.

Die Risiken Keine bekannt. Der Verbraucher kommt mit dem Zusatzstoff bei bestimmungsgemäßem Gebrauch nicht in Kontakt.

Betrifft es mich? Butangase sind seit 2002 in unbegrenzter Menge als Treibgas für nur im professionellen Herstellungsbereich anzuwendende Backsprays auf Pflanzenölbasis zugelassen. Das Backspray dient dem schnelleren Einfetten von Backformen.

E 944 Propan

Was ist es überhaupt? Propan ist ein farbloses, brennbares Gas, das als Nebenprodukt der Erdgasförderung gewonnen wird. Es wird als Kältemittel in Kühlgeräten und Wärmepumpen eingesetzt, aber auch zur Energiegewinnung.

Die Risken Über schädliche Wirkungen als Zusatzstoff ist bislang nichts bekannt.

Betrifft es mich? E 944 ist im Lebensmittelbereich nur für Emulsionssprays auf Wasserbasis erlaubt. Das sind sogenannte Backsprays, die im industriellen Backbetrieb zum Einfetten genutzt werden.

E 948 Sauerstoff

Was ist es überhaupt? Sauerstoff ist bekanntlich lebensnotwendig und daher der wichtigste, aber mit nur 21 Prozent mengenmäßig nicht der größte Bestandteil der Erdatmosphäre. Ohne ihn kann der Körper keine Energie produzieren. Um E 948 herzustellen, wird die Luft verflüssigt und durch Destillieren in ihre Bestandteile aufgetrennt. Als Schutzgas kann Sauerstoff bei verpacktem Frischfleisch wirken, weil es den roten Blutfarbstoff stabilisiert und so die rote Farbe erhält.

Die Risiken Über schädliche Wirkungen ist bislang nichts bekannt. Das Bundesinstitut für Risikobewertung (BfR) sieht allerdings mögliche Folgen für die Fleischqualität: »Kommt Fleisch, das natürlicherweise auch Cholesterol enthält, mit Sauerstoff in Kontakt, können sogenannte Cholesteroloxidationsprodukte (COPs) entstehen. Ihre gesundheitliche Wirkung auf den menschlichen Organismus ist nicht abschließend geklärt.«

Betrifft es mich? Sauerstoff ist für alle Lebensmittel und ohne Mengenbeschränkung zugelassen. Eingeschweißtes Fleisch sieht länger frisch aus, wenn die Verpackung mit Sauerstoff aufgefüllt ist. Fertigsahne, Pudding, Quark und andere Desserts können mit Sauerstoff luftig-locker aufgeschäumt werden.

E 949 Wasserstoff

Was ist es überhaupt? Wasserstoff ist ein farb- und geruchloses Gas. Er ist das häufigste Element im Weltall und zusammen mit Sauerstoff Bestandteil des Wassers. Er kann durch verschiedene chemisch-technische Prozesse hergestellt werden. Bei der Gewinnung aus Biomasse, Erdgas oder Heizöl entsteht Kohlendioxid. Umweltfreundlicher ist zum Beispiel die Aufspaltung von Wasser durch elektrischen Strom oder Sonnenenergie.

Die Risiken Über schädliche Wirkungen der Anwendung von Wasserstoff als Schutzgas ist bislang nichts bekannt.
Betrifft es mich? Seit 2002 ist E 949 in Deutschland für alle Lebensmittel zugelassen. Als Schutzgas kann es die Luft in der Verpackung ersetzen und Lebensmittel haltbarer machen.

E 950   Acesulfam-K

Was ist es überhaupt? Der synthetische Süßstoff E 950 wurde 1967 von deutschen Wissenschaftlern entdeckt. Es handelt sich um das Kaliumsalz des Acesulfams, das K steht also für Kalium. Acesulfam-K ist quasi kalorienfrei und 200-mal süßer als Zucker. In höheren Konzentrationen hinterlässt es aber einen unangenehmen, metallischen Nachgeschmack.
Die Risiken Der Süßstoff Acesulfam-K gilt als harmlos. Der kalorienfreien Süße wird der positive Effekt zugeschrieben, Übergewichtige bei ihrer Gewichtskontrolle und beim Abnehmen zu unterstützen. Zumindest bei Mäusen scheint Acesulfam-K, wie auch einige andere künstliche Süßstoffe, eher das Gegenteil zu bewirken. In einer 2010 in Ungarn durchgeführten Studie legten die mit Süßstoffen im Trinkwasser versorgten Mäuse bei gleichem Nahrungsangebot erheblich mehr an Gewicht zu als die Mäuse einer Vergleichsgruppe, die keine Süßstoffe bekamen. Beobachtungen der industriekritischen US-amerikanischen Wissenschaftsorganisation Center for Science in the Public Interest über erbgutschädigende Wirkungen konnten in anderen Untersuchungen nicht bestätigt werden. Die Lebensmittelbehörden in den USA und Europa blieben daher bei wiederholten Überprüfungen bei ihrem Urteil, der Süßstoff sei unbedenklich. Der künstliche Süßstoff Acesulfam-K wird im Körper nicht verstoffwechselt und unverändert über das Nierensystem ausgeschieden. So gelangt der in gro-

ßen Mengen eingesetzte Süßstoff ins Abwasser, und das stellt laut einer 2009 in Deutschland durchgeführten Studie ein zunehmendes Umweltproblem dar. Selbst mit sehr effizienter Kläranlagentechnologie lässt sich der Süßstoff nicht aus dem Abwasser entfernen. Er findet sich daher in jedem Fluss und jedem See und am Ende dieser Kette, wenn auch nur in geringen Mengen, ebenfalls im Trinkwasser. Welchen Einfluss die Wasserverunreinigung mit Süßstoffen auf die Tier- und Pflanzenwelt hat, ist noch gänzlich unerforscht.

Betrifft es mich? Acesulfam-K wird vor allem in Light-Produkten und Diätlebensmitteln, oft in Kombination mit E 951, eingesetzt. Das sind in der Regel süße Sachen, wie zum Beispiel Limonaden, Milchgetränke, Spirituosen, alkoholhaltige Mixgetränke, Pudding, Joghurt, Quark, Fruchtdesserts, Süßigkeiten sowie Eiscreme, süße oder süßsaure Konserven, Marmelade oder andere süße Brotaufstriche. Herzhaftes findet manchmal durch Acesulfam-K eine süße Abrundung. Auch Bier, Suppen, Snacks oder Feinkostsalate dürfen E 950 enthalten. In einem Kilogramm Lebensmittel dürfen zwischen 25 und 2500 Milligramm E 950 enthalten sein.

E 951 Aspartam

Was ist es überhaupt? 1965 haben amerikanische Wissenschaftler zum ersten Mal den Süßstoff Aspartam aus zwei künstlich miteinander verknüpften Eiweißbestandteilen und Methanol hergestellt, den sogenannten Aminosäuren Asparaginsäure und Phenylalanin. Diese können zum Teil auch von gentechnisch veränderten Bakterien produziert werden, ohne dass es auf dem Etikett vermerkt ist. E 951 ist 200-mal süßer als Zucker und liefert dem Körper bei gleicher Süße nahezu keine Kalorien. Diabetiker können ihn essen, ohne ihren Blutzucker zu erhöhen. Karies fördert er nicht. Ebenso wie Eiweiß wird E 951 durch Hitze in seine einzelnen Komponenten zerlegt, so dass er nach dem Backen oder Kochen nicht mehr süß schmeckt.

Die Risiken Aspartam steht in Verdacht, wie Glutamat bei besonders empfindlichen Personen Symptome des sogenannten China-Restaurant-Syndroms auszulösen, das durch Kopfschmerzen, ein Taubheitsgefühl im Nacken, Gliederschmerzen und Übelkeit gekennzeichnet ist. Zudem wurden in jüngerer Zeit Einzelfälle dokumentiert, die nahelegen, dass häufiger Aspartamkonsum möglicherweise mit weiteren Krankheitsbildern zusammenhängen könnte, wie etwa entzündlichen Erkrankungen des Hör- und Gleichgewichtsorgans sowie der Fibromyalgie, die mit chronischen Schmerzen verbunden ist.

Es gibt Studien, die solche Auswirkungen nahelegen, und andere, die zu einer genau gegenteiligen Ansicht kommen. Das Gleiche gilt für den Verdacht, Aspartam sei an der Entstehung von Krebs beteiligt. Eindeutig wissenschaftlich widerlegt ist jedoch die häufig zu hörende Behauptung, Aspartam sei ursächlich für die Multiple Sklerose verantwortlich.

Aspartam kann auch das Risiko für Frühgeburten erhöhen, wie eine dänische Studie an fast 60 000 schwangeren Frauen ergab. Ergebnis: Schon eine Light-Limonade pro Tag konnte die Wahrscheinlichkeit für eine Frühgeburt um 38 Prozent erhöhen. Auf 80 Prozent stieg sie für die Schwangeren, die täglich mindestens vier Diätbrausen tranken.

Besonders verhängnisvoll könnte der Süßstoff während der Schwangerschaft wirken: Denn die Substanz reichert sich in der Plazenta und im Gehirn des Ungeborenen um ein Vielfaches an – und könnte daher das Risiko für geistige Störungen beim Kind erhöhen.

Eine ernste Gesundheitsgefahr stellt Aspartam auf jeden Fall für Menschen mit der seltenen Krankheit Phenylketonurie dar. Bei diesen Patienten kann das in Aspartam enthaltene Phenylalanin nicht abgebaut werden und in der Folge unter anderem schwere Hirn- und Nervenschäden verursachen. Deshalb muss auf dem Etikett der Satz »Enthält eine Phenylalaninquelle« stehen.

Der kalorienfreien Süße wird der positive Effekt zugeschrieben, Übergewichtige bei ihrer Gewichtskontrolle und beim Abnehmen zu unterstützen. Zumindest bei Mäusen scheint Aspartam, wie auch einige andere künstliche Süßstoffe, eher das Gegenteil zu bewirken. In einer 2010 in Ungarn durchgeführten Studie und einer weiteren, 2013 in Brasilien, legten die mit Aspartam im Trinkwasser versorgten Mäuse bei gleichem Nahrungsangebot erheblich mehr an Gewicht zu als die Mäuse einer Vergleichsgruppe, die keine Süßstoffe bekamen.

Betrifft es mich? Das Einsatzgebiet für Süßstoffe ist sehr genau definiert. Bei vielen kalorienreduzierten oder ohne Zuckerzusatz hergestellten Lebensmitteln sind jeweils maximale Einsatzmengen vorgegeben, die zwischen 25 und 6000 Milligramm pro Kilogramm liegen.

Aspartam wird vor allem in Light-Produkten und Diätlebensmitteln, oft zusammen mit Acesulfam-K (E 950), eingesetzt. Das sind in der Regel süße Sachen, wie Limonaden, Milchgetränke, Spirituosen, alkoholhaltige Mixgetränke, Pudding, Joghurt, Quark, Fruchtdesserts, Süßigkeiten sowie Eiscreme, auch süße oder süßsaure Konserven, Marmelade oder andere süße Brotaufstriche. Herzhaftes, wie Biermischgetränke, Suppen, Snacks oder Feinkostsalate, finden manchmal durch Aspartam eine süße Abrundung. Es wird auch als Streusüße oder in Tablettenform verkauft.

Das Lexikon der Lebensmittel-Zusatzstoffe

E 952 Cyclamat

Was ist es überhaupt? E 952, der zweitälteste künstliche Süßstoff, wurde 1937 in Amerika entwickelt. Er ist 35- bis 70-mal so süß wie Zucker, hat keine Kalorien, lässt den Blutzucker nicht ansteigen und führt nicht zu Karies. In höherer Konzentration schmeckt Cyclamat leicht bitter und metallisch.

Die Risiken Über schädliche Wirkungen des Süßstoffes Cyclamat ist bislang nichts bekannt. Der Verdacht, Blasenkrebs zu erzeugen, was 1969 zu einem Verbot in den USA geführt hat, gilt mittlerweile als widerlegt.

Der kalorienfreien Süße wird der positive Effekt zugeschrieben, Übergewichtige bei ihrer Gewichtskontrolle und beim Abnehmen zu unterstützen. Zumindest bei Mäusen scheint Cyclamat, wie auch einige andere künstliche Süßstoffe, eher das Gegenteil zu bewirken. In einer 2010 in Ungarn durchgeführten Studie legten die mit Süßstoffen im Trinkwasser versorgten Mäuse bei gleichem Nahrungsangebot erheblich mehr an Gewicht zu als die Mäuse einer Vergleichsgruppe, die keine Süßstoffe bekamen.

Der künstliche Süßstoff Cyclamat wird im Körper nicht verstoffwechselt und unverändert über das Nierensystem ausgeschieden. So gelangt der in großen Mengen eingesetzte Süßstoff ins Abwasser, und das stellt laut einer 2009 in Deutschland durchgeführten Studie ein zunehmendes Umweltproblem dar. Selbst mit sehr effizienter Kläranlagentechnologie lässt sich der Süßstoff nicht aus dem Abwasser entfernen. Er findet sich daher in jedem Fluss und jedem See und am Ende dieser Kette, wenn auch nur in geringen Mengen, ebenfalls im Trinkwasser. Welchen Einfluss die Wasserverunreinigung mit Süßstoffen auf die Tier- und Pflanzenwelt hat, ist noch gänzlich unerforscht.

Betrifft es mich? Das Einsatzgebiet des Süßstoffs ist in der entsprechenden Verordnung sehr klar mit jeweiliger Höchstmenge für die vielen verschiedenen kalorienreduzierten oder ohne Zuckerzusatz hergestellten Lebensmittel festgelegt. In einem Kilogramm Lebensmittel dürfen zwischen 250 und 2500 Milligramm E 952 enthalten sein.

E 953   Isomalt

Was ist es überhaupt? Isomalt wird durch enzymatisches Aufspalten von Haushaltszucker und einen anschließenden Hydrierungsprozess mit Nickel-Katalysatoren hergestellt. Isomalt gehört zu den sogenannten Zuckeraustauschstoffen. Die süßen zwar nicht so stark wie Zucker, wirken aber nicht kariesfördernd und steigern den Blutzucker nur so gering, dass Diabetiker sie verwenden können. Im Gegensatz zu den Süßstoffen haben Zuckeraustauschstoffe auch eine zuckerähnliche Beschaffenheit und geben dem Lebensmittel Volumen, Struktur, Geschmack und Mundgefühl. Vor allem zuckerfreie Bonbons und Kaugummis enthalten deshalb eine Kombination aus Zuckeraustausch- und Süßstoffen.

Die Risiken Isomalt kann Durchfall verursachen, daher ist auf dem Etikett der Satz vorgeschrieben: »Kann bei übermäßigem Verzehr abführend wirken«. Die Substanz bindet, wie auch andere Zuckeraustauschstoffe, Wasser im Dickdarm.

Betrifft es mich? E 953 ist ohne Höchstmengenbegrenzung für Desserts, Milchprodukte, Eiscreme, Marmelade, Obstzubereitungen und Süßigkeiten sowie für Kekse und Kuchen, zuckerfreie Kaugummis, Senf, Soßen und Nahrungsergänzungsmittel zugelassen. Um den erwünschten Grad an Süße zu erreichen, werden Zuckeraustauschstoffe meistens mit Süßstoffen kombiniert.

E 954 Saccharin, Calciumsaccharin, Kaliumsaccharin, Natriumsaccharin

Was ist es überhaupt? 1879 wurde das Saccharin als erster künstlicher Süßstoff entdeckt. Heute wird es künstlich aus chemischen Rohstoffen, wie etwa dem sogenannten Toluol oder einem Stoff mit dem zungenbrecherischen Namen Phthalsäureanhydrid, hergestellt. Im Vergleich zum Haushaltszucker süßt Saccharin 300- bis 500-mal stärker, hat allerdings einen unangenehm metallischen Beigeschmack. E 954 hat quasi keine Kalorien, kann von Diabetikern und in zahnfreundlichen Produkten benutzt werden. Seine Süßkraft übersteht nicht mehr als 150 °C. Um Volumen und Bindewirkung des Zuckers möglichst echt nachzubauen, benutzen die Lebensmitteltechnologen zuweilen eine komplizierte Mischung aus Saccharin, Cyclamat (E 952), Thaumatin (E 957), Fruktose und Xylit (E 967).

Die Risiken Saccharin gilt als unbedenklicher Süßstoff. Zwar verursachte die Substanz, in großen Mengen, in Tierversuchen mit Ratten Blasenkrebs, doch neuere Bewertungen der Studienergebnisse widerlegten die Gefahr für eine Krebsentstehung beim Konsum durch Menschen. Zwischenzeitlich mussten von 1977 bis zum Jahr 2000 saccharinhaltige Nahrungsmittel in den USA sogar mit einem diesbezüglichen Warnhinweis versehen werden. Diese Hinweispflicht wurde jedoch wieder aufgehoben.

Der kalorienfreien Süße wird der positive Effekt zugeschrieben, Übergewichtige bei ihrer Gewichtskontrolle und beim Abnehmen zu unterstützen. Zumindest bei Mäusen scheint Saccharin, wie auch einige andere künstliche Süßstoffe, eher das Gegenteil zu bewirken. In einer 2010 in Ungarn durchgeführten Studie und einer weiteren, 2013 in Brasilien, legten die mit Saccharin im Trinkwasser versorgten Mäuse bei gleichem

Nahrungsangebot erheblich mehr an Gewicht zu als die Mäuse einer Vergleichsgruppe, die keine Süßstoffe bekamen.

Der künstliche Süßstoff Saccharin wird im Körper nicht verstoffwechselt und unverändert über das Nierensystem ausgeschieden. So gelangt der in großen Mengen eingesetzte Süßstoff ins Abwasser, und das stellt laut einer 2009 in Deutschland durchgeführten Studie ein zunehmendes Umweltproblem dar. Selbst mit sehr effizienter Kläranlagentechnologie lässt sich der Süßstoff nicht aus dem Abwasser entfernen. Er findet sich daher in jedem Fluss und jedem See und am Ende dieser Kette, wenn auch nur in geringen Mengen, ebenfalls im Trinkwasser. Welchen Einfluss die Wasserverunreinigung mit Süßstoffen auf die Tier- und Pflanzenwelt hat, ist noch gänzlich unerforscht.

Betrifft es mich? Saccharin süßt Light-Produkte und Diätlebensmittel. Das sind in der Regel naturgemäß vor allem süße Sachen, wie etwa Limonaden, Milchgetränke, Spirituosen, alkoholhaltige Mixgetränke, Pudding, Joghurt, Quark, Fruchtdesserts, Süßigkeiten sowie Eiscreme, süße Konserven, Marmelade oder andere süße Brotaufstriche. Aber auch Herzhaftes, etwa Suppen, Snacks oder industrielle Fleischsalate und Essiggurken, enthalten manchmal Saccharin, ja auch Biermixgetränke, wie das Radlerbier, können den Süßstoff enthalten, sowie manche nicht in Deutschland hergestellte Biersorten. Die Einsatzmenge der Süßstoffe in den unterschiedlichen Produkten ist in der entsprechenden Verordnung sehr genau definiert. In einem Kilogramm der Lebensmittel dürfen zwischen 80 und 3000 Milligramm E 954 enthalten sein. Zuweilen wird Saccharin auch mit Cyclamat (E 952) und Thaumatin (E 957) kombiniert.

E 955 Sucralose

Was ist es überhaupt? Sucralose wird aus Zucker hergestellt, ist aber etwa 600-mal süßer als dieser. Sie wird nach dem Verzehr nicht abgebaut und nahezu unverändert wieder ausgeschieden. Sie ist vollkommen kalorienfrei. Sucralose gehört, obschon aus natürlichem Zucker (Saccharose) hergestellt, zur Stoffklasse der Organochlorverbindungen. Sie schmeckt genau wie normaler Haushaltzucker, ist hitzestabil und eignet sich so auch zum Kochen und Backen.

Die Risiken Sucralose gilt als gesundheitlich unbedenklicher Süßstoff, obwohl er von der chemischen Struktur her eine Organochlorverbindung ist, eine Substanzklasse also, in der mit Lindan und DDT auch hochgiftige Stoffe zu finden sind. In Tierversuchen mit Sucralose in hohen Dosen traten bei Ratten einige gesundheitliche Probleme auf: etwa eine vergrößerte Leber und Niere, eine Beeinträchtigung des Immunsystems, Verkleinerung von Milz und Thymusdrüse. All dies indessen wurde in einigen Studien auf das »Hungern« der Versuchstiere zurückgeführt, da den Tieren die Sucralose-Diät nicht geschmeckt habe und Sucralose praktisch keinen Nährwert besitze. Trotz einiger Bedenken während des Zulassungsverfahrens ist der Zusatzstoff seit Frühjahr 2005 auch in Europa zugelassen. Die akzeptable tägliche Aufnahme (ADI) von Sucralose wurde allerdings auf 15 Milligramm pro Kilogramm Körpergewicht festgelegt. Da in einem Liter aromatisiertem Getränk bis zu 300 Milligramm Sucralose enthalten sein dürfen, können insbesondere Kinder diesen Wert schnell überschreiten. Der künstliche Süßstoff Sucralose wird im Körper nicht verstoffwechselt und unverändert über das Nierensystem ausgeschieden. So gelangt der in großen Mengen eingesetzte Süßstoff ins Abwasser, und das stellt laut einer 2009 in Deutschland durchgeführten Studie ein zunehmendes Umweltproblem dar. Selbst mit sehr effizienter Kläranlagentechnologie lässt sich der Süßstoff nicht aus dem Abwasser entfernen. Er findet sich daher in jedem Fluss und jedem See und am Ende dieser Kette, wenn auch nur in geringen Mengen, ebenfalls im Trinkwasser. Welchen Einfluss die Wasserverunreinigung mit Süßstoffen auf die Tier- und Pflanzenwelt hat, ist noch gänzlich unerforscht.

Betrifft es mich? Das Einsatzgebiet für Süßstoffe ist genau definiert. Für die vielen kalorienreduzierten oder ohne Zuckerzusatz hergestellten Lebensmittel sind jeweils maximale Einsatzmengen vorgegeben, die zwischen 10 und 3000 Milligramm pro Kilogramm liegen. Sucralose wird vor allem in Light-Produkten und Diätlebensmitteln verwendet. Das sind in der Regel süße Sachen wie Limonade, Milchgetränke, Spirituosen, alkoholhaltige Mixgetränke, Pudding, Joghurt, Quark, Fruchtdesserts, Süßigkeiten sowie Eiscreme, süße oder süßsaure Konserven, Marmelade oder andere süße Brotaufstriche. Biermischgetränke und Herzhaftes, wie Suppen, Snacks oder Feinkostsalate, finden manchmal durch Sucralose eine süße Abrundung.

E 957 Thaumatin

Was ist es überhaupt? Thaumatin wird aus der in Westafrika vorkommenden Katemfefrucht *(Thaumatococcus daniellii)* extrahiert. Der Süßstoff ist ein natürliches Eiweiß mit extrem hoher Süßkraft. Etwa 2000- bis 3000-mal süßer als Zucker.

Die Risiken Über schädliche Wirkungen des Thaumatins ist bislang nichts bekannt.

Betrifft es mich? Thaumatin ist ohne Mengenbegrenzung als Tafelsüße, in Süßigkeiten wie Schokoladen- und Früchteriegeln, in Kaugummi, Bonbons und Speiseeis zugelassen. Der Süßeffekt tritt etwas zeitverzögert ein, dafür dann aber umso intensiver. Zudem wirkt der Stoff geschmacksverstärkend. Darum ist Thaumatin vielseitig einsetzbar, in Erfrischungsgetränken, Pudding, Milchprodukten, aber auch in Marmeladen. Er wird häufig in Kombination mit anderen Süßstoffen eingesetzt.

E 959 Neohesperidin DC

Was ist es überhaupt? Den Ausgangsstoff für E 959 findet man etwa in Zitrusschalen. Mit Alkalilauge wird er herausgelöst, und nach einem kurzen, chemischen Umbau erhält man dann das Neohesperidin DC. Dieses weiße Pulver, das ca. 1500-mal stärker süßt als normaler Zucker, überdeckt den unerwünschten bitteren oder salzigen Geschmack von zugesetzten Mineralien, Extrakten und Vitaminen in künstlichen Gesundheits- und Diätlebensmitteln. Sein Nachgeschmack erinnert mal mehr an Lakritze, mal mehr an Menthol. Neohesperidin DC lässt Fettreduziertes cremiger schmecken und bleibt auch beim Backen und Kochen süß. Neohesperidin bietet eine kalorienfreie, für Diabetiker geeignete und zahnfreundliche Süßvariante. Mit anderen Süßstoffen ergänzt es sich so, dass sie sich gegenseitig verstärken und letztlich mengenmäßig Süßstoff eingespart werden kann.

Die Risiken Über schädliche Wirkungen des Neohesperidins ist bislang nichts bekannt.

Betrifft es mich? E 959 ist seit 1996 in Deutschland zugelassen, allerdings auf maximale Einsatzmengen von 10 bis 400 Milligramm pro 100 Gramm Light-Produkt oder zuckerreduziertem Lebensmittel begrenzt. Dieser Stoff süßt vor allem Limonaden und andere Erfrischungsgetränke, Puddings, Quarks und andere Milchprodukte, Diabetiker-Eis, Süßigkeiten oder zuckerfreies Kaugummi. Aber auch Margarine, Fleischersatz aus pflanzlichem Eiweiß und diverse Fleischerzeugnisse werden mit E 959 geschmacklich abgerundet. Für Tisch und Küche bekommt man es auch als Süßstofftablette, Flüssig- oder Streusüße.

E 960 Stevioglykoside (Stevia)

Was ist es überhaupt? Stevia ist ein Süßstoff, der aus der in Südamerika beheimateten Pflanze *Stevia rebaudiana* gewonnen wird, auch Süßkraut oder Honigkraut genannt. Die in ihren Blättern und Stengeln enthaltenen sogenannten Stevioglykoside sorgen für den süßenden Effekt. Sie werden in einem aufwendigen chemischen Prozess aus den Pflanzenbestandteilen herausgelöst. Ihr Süßgeschmack reicht von zuckerähnlichem Charakter bis hin zu Lakritznoten, wobei Letztere bei der industriellen Aufbereitung des Süßstoffs eher unerwünscht sind und durch eine chemische Trennung der Glykoside herausgefiltert werden.

Die Risiken Über schädliche Wirkungen der Stevioglykoside in den zugelassenen Mengen ist bislang nichts bekannt.

Betrifft es mich? E 960 ist seit 2011 in Europa zugelassen, allerdings auf maximale Einsatzmengen begrenzt. Stevia darf höchstens 30 Prozent des Zuckeranteils eines Nahrungsmittels ersetzen. Dieser Stoff süßt vor allem Limonaden und andere Erfrischungsgetränke, Schokoladen und Marmeladen und wird auch herkömmlichem Haushaltszucker zur Kalorienreduzierung als Süßstoff beigemischt. Die Zulassung gilt jedoch nicht für Kekse und Gebäck.

E 961 Neotam

Was ist es überhaupt? Der künstliche Süßstoff Neotam ist eine chemische Weiterentwicklung des künstlichen Süßstoffs Aspartam. Die Kunstsüße wird als farbloses kristallartiges Pulver gehandelt. E 961 vermittelt einen stark zuckerähnlichen Geschmackseindruck. Es ist 7000- bis 13.000-mal süßer als Haushaltszucker (30- bis 60-mal süßer als Aspartam) und zählt damit zu der neuen Generation von Süßstoffen, den sogenannten Intensivsüßstoffen. Es wirkt auch als Geschmacksverstärker für Aromen, besonders geeignet für Frucht-, Zitronen-, Vanille-, Minz- und Schokoladenaroma, und dient zur Maskierung bitterer Geschmacksnoten in künstlich mit Vitaminen angereicherten Nahrungsmitteln. Im Körper wird es zur Aminosäure Phenylalanin und anderen Nebenprodukten abgebaut. Diese Stoffe haben keinen Nährwert, der Zusatzstoff ist daher kalorienfrei und kann für zahnschonende Produkte verwendet werden.

Risiken E 961 gilt als unbedenklich. Neotam wurde von der Europäischen Behörde für Lebensmittelsicherheit (EFSA) geprüft und zugelassen. Die wissenschaftlichen Studien zeigten keine schwerwiegenden Nebenwirkungen, lediglich Gewichtsabnahme und Änderungen im Essverhalten. Hunde, die eine Neotam-Diät bekamen, zeigten im Tierversuch allerdings eine erhöhte Aktivität der Leberenzyme; aus dieser Beobachtung wurde die zulässige Tagesdosis (Acceptable Daily Intake, ADI) von 0–2 Milligramm pro Kilogramm Körpergewicht abgeleitet. Es gab drei Untersuchungen an Menschen, die längste dauerte drei Monate: Mehr als 50 Prozent der Teilnehmer klagten dabei über Kopfschmerzen.

Beim Abbau von Neotam im Körper wird, wie beim Süßstoff Aspartam, eine Aminosäure namens Phenylalanin freigesetzt, die eine ernste Gesundheitsgefahr für Menschen mit der seltenen Krankheit Phenylketonurie bedeutet. Im Falle von E 961 seien die Phenylalanin-Mengen laut EFSA allerdings relativ gering.

Der Süßstoff eignet sich nach Angaben des Herstellers auch zur Maskierung des bitteren Geschmacks in künstlich mit Vitaminen angereicherten Nahrungsmitteln, ist somit geschmacksverfälschend und kann mithin die körpereigenen Warnsysteme ausschalten.

Trifft es mich? E 961 ist seit Dezember 2009 für die gleichen Lebensmittel zugelassen wie alle anderen Süßstoffe. Es wird allein oder in Kombination mit anderen Süßstoffen eingesetzt. Die Industrie verwendet ihn vor allem für Light-Limonaden, kalorienreduzierte Softdrinks und Fruchtsaftgetränke, Diätdesserts, Puddings und Füllungen für Kekse, Kuchen und Gebäck, Milchdrinks und süße Joghurts, Pulver für heiße Schokolade, Dosenobst, Diätmarmelade und kalorienarme Fruchtaufstriche, Kaugummi und Bonbons ohne Zucker sowie für Süßstofftabletten und Streusüße. Die täglich duldbare Aufnahmemenge wurde auf maximal 2 Milligramm pro Kilogramm Körpergewicht festgesetzt. Nach Industrieaussagen wird dieser Wert nicht erreicht, da durchschnittlich nur zwischen 8 und 35 Milligramm Neotam pro Kilogramm Lebensmittel eingesetzt werden. In Kaugummi dürfen bis zu 250 mg Neotam pro Kilogramm enthalten sein.

E 962 Aspartam-Acesulfam-Salz

Was ist es überhaupt? Aspartam-Acesulfam-Salz ist eine Verbindung der Süßstoffe Aspartam und Acesulfam, die zu 64 Prozent aus Aspartam und zu 35 Prozent aus Acesulfam besteht. Das Gemisch ist etwa 350-mal süßer als Zucker. Nach dem Verzehr wird Aspartam-Acesulfam-Salz in seine Bestandteile Aspartam und Acesulfam aufgespalten. Aspartam wird im Körper weiter zu Asparaginsäure, Phenylalanin und Methanol verwandelt. Acesulfam wird unverändert über die Nieren ausgeschieden. Aspartam-Acesulfam-Salz gilt als nahezu kalorienfrei, da es wegen der enormen Süßkraft nur in geringen Mengen eingesetzt wird.

Die Risiken Aspartam-Acesulfam-Salz ist eine Kombination der Süßstoffe E 951 und E 950. Von Acesulfam (E 950) sind bislang keine schädlichen Wirkungen bekannt. Der künstliche Süßstoff Acesulfam wird im Körper nicht verstoffwechselt und unverändert über das Nierensystem ausgeschieden. So gelangt der in großen Mengen eingesetzte Süßstoff ins Abwasser, und das stellt laut einer 2009 in Deutschland durchgeführten Studie ein zunehmendes Umweltproblem dar. Selbst mit sehr effizienter Kläranlagentechnologie lässt sich der Süßstoff nicht aus dem Abwasser entfernen. Er findet sich daher in jedem Fluss und jedem See und am Ende dieser Kette, wenn auch nur in geringen Mengen, ebenfalls im Trinkwasser. Welchen Einfluss die Wasserverunreinigung mit Süßstoffen auf die Tier- und Pflanzenwelt hat, ist noch gänzlich unerforscht.

Aspartam (E 951) steht im Verdacht, bei besonders empfindlichen Menschen ähnliche Symptome wie Glutamat beim sogenannten China-Restaurant-Syndrom auszulösen, das durch Kopfschmerzen, ein Taubheitsgefühl im Nacken, Gliederschmerzen und Übelkeit gekennzeichnet ist. Es gibt Studien, die solche Auswirkungen nahelegen, und Studien, die zu einer genau gegenteiligen Ansicht kommen. Das Gleiche gilt für den Verdacht, Aspartam sei an der Entstehung von Krebs beteiligt. Eindeutig wissenschaftlich widerlegt ist jedoch die häufig zu hörende Behauptung, Aspartam sei ursächlich für die Multiple Sklerose mitverantwortlich. Eine ernste Gesundheitsgefahr stellt Aspartam auf jeden Fall für die an der seltenen Phenylketonurie Erkrankten dar. Bei dieser Krankheit kann das in Aspartam enthaltene Phenylalanin nicht abgebaut werden und in der Folge unter anderem schwere Hirn- und Nervenschäden verursachen. Lebensmittel, die Aspartam enthalten, müssen auf dem Etikett den Hinweis »Enthält eine Phenylalaninquelle« enthalten, um die an Phenylketonurie leidenden Menschen vor dem Verzehr zu warnen.

Betrifft es mich? Das Einsatzgebiet für Süßstoffe ist sehr genau definiert. Für die vielen verschiedenen kalorienreduzierten oder ohne Zuckerzusatz hergestellten Lebensmittel sind jeweils maximale Einsatzmengen vorgegeben, die zwischen 25 und 6000 Milligramm pro Kilogramm Lebensmittel liegen. Aspartam wird vor allem in Light-Produkten und Diätlebensmitteln, oft zusammen mit Acesulfam-K (E 950), eingesetzt. Das sind in der Regel süße Sachen, wie zum Beispiel Limonaden, Milchgetränke, Spirituosen, alkoholhaltige Mixgetränke, Pudding, Joghurt, Quark, Fruchtdesserts, Süßigkeiten sowie Eiscreme, süße oder süßsaure Konserven, Marmelade oder andere süße Brotaufstriche.

Auch Herzhaftes, wie Suppen, Snacks oder Feinkostsalate, finden manchmal durch Aspartam eine süße Abrundung. Es wird auch als Streusüße oder in Tablettenform verkauft.

E 965 Maltit

Was ist es überhaupt? Maltit gehört zu den sogenannten Zuckeraustauschstoffen. Im Gegensatz zu den Süßstoffen haben sie eine zuckerähnliche Beschaffenheit und geben dem Lebensmittel Volumen, Struktur, Geschmack und Mundgefühl. Vor allem zuckerfreie Bonbons und Kaugummis enthalten deshalb eine Kombination aus Zuckeraustausch- und Süßstoffen. Bei der Produktion von Maltit wird pflanzliche Stärke mit

Hilfe von Enzymen abgebaut. Diese Verdauungsenzyme werden von gentechnisch erzeugten Bakterien hergestellt, die Stärke kann auch aus gentechnisch verändertem Mais stammen. Mit Maltit gesüßte Speisen vermitteln einen süßen Geschmackseindruck, der dem des normalen Zuckers sehr ähnlich ist. Zum Abbau im Körper wird kein Insulin benötigt.

Die Risiken Maltit kann, wenn es in großen Mengen aufgenommen wird, im Dickdarm Wasser binden. Dadurch kann es bei übermäßigem Verzehr zu Durchfall kommen.

Betrifft es mich? E 965 ist in unbegrenzter Menge zugelassen für Desserts, Milchprodukte, Eiscreme, Marmelade, Obstzubereitungen und Süßigkeiten. Es kann auch für Kekse und Kuchen verwendet werden, in zuckerfreien Kaugummis, Senf, Soßen und Nahrungsergänzungsmitteln. Maltit kann nicht nur süßen, sondern auch für anhaltende Feuchtigkeit im Lebensmittel sorgen und so etwa Marzipanbrote vor dem Austrocknen schützen. Maltit wird zudem häufig als Träger für Aromen und Vitamine eingesetzt. Um ausreichende Süßewirkung zu erreichen, werden Zuckeraustauschstoffe meist mit Süßstoffen kombiniert. Die Angabe »Kann bei übermäßigem Verzehr abführend wirken« muss immer auf dem Etikett stehen, wenn das Produkt mehr als 10 Prozent Maltit enthält.

E 966 Lactit

Was ist es überhaupt? Lactit gehört zu den sogenannten Zuckeraustauschstoffen. Es hat nur 30 bis 40 Prozent der Süße und etwa die Hälfte der Kalorien des normalen Zuckers. Im Gegensatz zu den Süßstoffen haben Zuckeraustauschstoffe eine zuckerähnliche Beschaffenheit und geben dem Lebensmittel Volumen, Struktur, Geschmack und Mundgefühl. Vor allem zuckerfreie Bonbons und Kaugummis enthalten deshalb eine Kombination aus Zuckeraustausch- und Süßstoffen. Lactit kommt in der Natur nicht vor. Der Zusatzstoff wird aus Milchzucker hergestellt, der wiederum stammt aus der Molke, einem Abfallprodukt der Käseherstellung. Mit Lactit gesüßte Speisen vermitteln einen süßen Geschmackseindruck, der dem des normalen Zuckers sehr ähnlich ist. Zum Abbau im Körper wird kein Insulin benötigt.

Die Risiken Lactit kann, wenn es in großen Mengen aufgenommen wird, im Dickdarm Wasser binden. Dadurch kann es bei übermäßigem Verzehr zu Durchfall kommen.

Betrifft es mich? E 966 ist im Zuge der EU-weiten Angleichung des Lebensmittelrechtes seit 1998 in Deutschland zugelassen. Mit dem Zuckerersatz dürfen in unbegrenzter Menge Desserts und Milchprodukte versüßt werden, Eiscreme, Marmelade, Obstzubereitungen und Süßigkeiten aller Art. Auch Backwerk wie Kekse und Kuchen können Maltit enthalten, außerdem zuckerfreie Kaugummis, Senf, Soßen und Nahrungsergänzungsmittel. Damit das Erzeugnis die wunschgemäße Süße erlangt, wird Lactit meist mit den Süßstoffen Aspartam (E 951) und Acesulfam-K (E 950) kombiniert.

E 967   Xylit

Was ist es überhaupt? Xylit gehört zu den sogenannten Zuckeraustauschstoffen. Im Gegensatz zu den Süßstoffen haben Zuckeraustauschstoffe eine zuckerähnliche Beschaffenheit und geben dem Lebensmittel Volumen, Struktur, Geschmack und Mundgefühl. Allerdings haben sie weniger Süßkraft, im Falle von Xylit etwa die Hälfte des normalen Haushaltszuckers. Dafür hat es aber auch nur die Hälfte der Kalorien. Xylit kommt in Gemüse und Obst, in Holz und auch im menschlichen Körper

vor. Bei der industriellen Herstellung wird aus der Rinde von Birken mit Hilfe von Lösungsmitteln ein Stoff namens Xylan, ein gummiartiger Baumbestandteil, herausgetrennt.
Säuren können ihn in sogenannten Holzzucker umwandeln, aus dem dann schließlich der eigentliche Zuckerersatzstoff Xylit hergestellt wird. Er ist für Diabetiker geeignet und hemmt sogar aktiv die Kariesbakterien. Er erzeugt überdies ein kühlendes Gefühl auf der Zunge, weshalb die Nahrungsindustrie den Zusatzstoff gern bei frischen Geschmacksrichtungen wie Menthol und Minze einsetzt.

Die Risiken Xylit kann, wenn es in großen Mengen aufgenommen wird, im Dickdarm Wasser binden. Dadurch kann es bei übermäßigem Verzehr zu Durchfall und Blähungen kommen. Der Stoff kann, ebenso wie Zucker, die Blutfettwerte verschlechtern, die sogenannten Triglyzeride, die als Risiko-Indikator für Herzkrankheiten gelten.

Betrifft es mich? E 967 ist in unbegrenzter Menge zugelassen für Desserts und Milchprodukte, Eiscreme, Marmelade, auch Obstzubereitungen sowie Süßigkeiten. Zudem können Backwaren wie Kekse und Kuchen den Stoff enthalten, aber auch zuckerfreie Kaugummis, Senf, Soßen und Nahrungsergänzungsmittel. Xylit wird auch in Zahnpasta und Zahnpflegekaugummis eingesetzt.

E 968   Erythrit

Was ist es überhaupt? Erythrit ist ein Zuckerersatzstoff, der aus Glukose oder Haushaltszucker mit Hilfe von Hefepilzen gewonnen wird, die auch gentechnisch verändert sein können. Es hat nur etwa 70 Prozent der Süße von Haushaltszucker. Im Vergleich zu anderen Zuckerersatzstoffen soll es leichter verdaulich sein. Außerdem ist es koch- und backfest.

Die Risiken Über schädliche Wirkungen als Zusatzstoff ist bislang nichts bekannt.
Betrifft es mich? E 968 ist sehr vielseitig. Es süßt etwa zuckerfreie Schokolade oder Diätmarmeladen, kann auch als Geschmacksverstärker wirken, dickt Fertigsuppen oder Milchprodukte an und wirkt als Stabilisator, Füll- oder Trägerstoff. Weil es stark Wasser bindet, kann man es sogar in der Produktion von Trockenobst oder Trockengemüse verwenden. Als Zuckerersatz in Pulverform wird es in Deutschland auch als Tafelsüße verkauft, wie Xylit (E 967) unter der Bezeichnung »Xucker« oder »Neue Süße«. Oft wird es in Kombination mit Xylit oder den stark süßenden Stevioglykosiden (E 960) eingesetzt.

E 999   Quillaja-Extrakt

Was ist es überhaupt? Der südamerikanische Seifenrindenbaum *(Quillaja saponaria Molina)* hat vor allem in seiner Rinde sogenannte Seifenstoffe, die ihn vor Fraßfeinden, Entzündungen usw. schützen sollen. Sie sind waschaktiv, bilden also im Wasser Schaum, und werden dafür auch in der Naturkosmetik und für Wasch- oder Feuerlöschmittel in Handfeuerlöschern verwendet. In der Naturheilkunde wird der Quillaja-Extrakt bei Husten und Kopfhautjucken verordnet. Zur Ernte wird der Baum geschält und die grobe Borke abgetrennt. Durch Abkochen der gelblich weißen Rindenstücke in Wasser erhält man den gewünschten stark schäumenden Extrakt. Quillaja-Extrakt hat neben der Schaumfunktion auch geschmackliche Qualitäten der unterschiedlichsten Art zu bieten. Erst einmal vermittelt es einen schleimigen und süßen Eindruck, der dann im Abgang aber bitter und kratzig wird.
Die Risiken Über schädliche Wirkungen des Quillaja-Extrak-

tes in den als Zusatzstoff gebräuchlichen Dosierungen ist bislang nichts bekannt.
Betrifft es mich? Mit der EU-weiten Angleichung des Lebensmittelrechts 1998 ist E 999 auch in Deutschland für Limonaden und andere alkoholfreie Erfrischungsgetränke sowie für Cidre zugelassen. In den Getränken soll Schaum gebildet oder der Kohlensäureschaum stabil gehalten werden.

E 1103 Invertase

Was ist es überhaupt? Invertase ist ein Verdauungsenzym, das auch im Verdauungstrakt von Menschen vorkommt. Haushaltszucker wird von ihm zu kleineren Zuckereinheiten abgebaut. In Lebensmitteln bewirkt Invertase durch diese Zuckerumwandlung eine weichere Konsistenz und die Vermeidung unerwünschter Zuckerkristalle. Invertase wird biotechnisch mit Hilfe von Hefepilzen gewonnen.
Die Risiken Über schädliche Wirkungen der Invertase ist bislang nichts bekannt.
Betrifft es mich? Invertase ist für Lebensmittel allgemein und ohne vorgegebene Mengenbeschränkung zugelassen. Marzipanbrote werden mit E 1103 saftig gehalten. Es verflüssigt Pralinenfüllungen im Nachhinein oder verhindert, dass sich in Lebkuchen Zuckerkristalle bilden.

E 1105 Lysozym

Was ist es überhaupt? Lysozym wirkt bakterientötend. Deshalb enthalten etwa auch unser Speichel oder unsere Tränen dieses Enzym. Es löst die Zellwände verschiedener Bakterienarten auf und macht sie damit unschädlich. Im Käse werden damit Keime abgetötet, welche die unangenehm nach Schweiß riechende Buttersäure bilden. Die industrielle Gewinnung von Lysozym erfolgt aus dem Eiklar des Hühnereis. Zu einem geringen Teil wird Lysozym industriell auch von genetisch veränderten Bakterien hergestellt.

Die Risiken Über schädliche Wirkungen des Zusatzstoffs Lysozym ist bislang nichts bekannt.

Betrifft es mich? E 1105 ist als Zusatzstoff zur Konservierung von Hart- und Schnittkäse zugelassen. Mit dem Stoff dürfen allerdings auch Bakterien in verkeimtem Wein abgetötet werden, wenn er hinterher wieder herausgefiltert wird. Für seinen Einsatz ist der Lebensmittelindustrie keine Höchstmenge vorgegeben.

E 1200 Polydextrose

Was ist es überhaupt? Für die Herstellung von Polydextrose wird Traubenzucker mit Sorbit (E 420) und Zitronensäure (E 330) verschmolzen. Es entsteht ein zuckerähnliches Gebilde, weiße oder leicht gelbliche Kristalle, die nach nichts riechen, aber etwas süßlich schmecken. Sie können vom menschlichen Verdauungstrakt nur teilweise verwertet werden und liefern deshalb nur wenige Kalorien, geben aber Lebensmitteln bei geringem Kaloriengehalt mehr Volumen und halten sie außerdem feucht und frisch. Zudem kristallisiert der Zucker etwa bei Süßigkeiten nicht aus, die Produkte können länger haltbar bleiben.

Die Risiken Über schädliche Wirkungen der Polydextrose ist bislang nichts bekannt.

Betrifft es mich? Polydextrose liefert kalorienarmes Füllmaterial, zum Beispiel um Diätbonbons zahnfreundlicher zu machen und Schokolade oder kalorienreduzierten Fitnessriegeln mehr Masse zu verleihen. Seit der EU-weiten Angleichung im

Lebensmittelrecht darf Polydextrose in fast allen Lebensmitteln eingesetzt werden. Höchstmengen sind nicht vorgegeben.

E 1201 Polyvinylpyrrolidon
E 1202 Polyvinylpolypyrrolidon

Was ist es überhaupt? Vinylpyrrolidonmoleküle werden chemisch zu langen Ketten verknüpft und bilden dann den Kunststoff Polyvinylpyrrolidon. Er kann sich gut an andere Stoffe anheften und filtert so etwa Trübstoffe aus dem Wein oder dient als Trägerstoff von Aromen und Vitaminen in Nahrungsergänzungsmitteln. Aufgrund guter Haftungseigenschaften wird er auch in Haarspray, -festiger oder -gel, in Cremes und Klebstoff verwendet. In der Natur kommt der Stoff nicht vor.
Die Risiken Über schädliche Wirkungen als Zusatzstoff ist bislang nichts bekannt.
Betrifft es mich? E 1201 und E 1202 sind erst 1998 mit der EU-weiten Angleichung des Lebensmittelrechts in Deutschland zugelassen worden. Sie dürfen ausschließlich in Dragees oder Pillen mit Vitaminen, Mineralstoffen, Ingwerextrakt, Lachsöl, L-Carnitin oder sonstigen Nahrungsergänzungsmitteln genutzt werden. Im Wein werden sie unter der Bezeichnung »technischer Hilfsstoff« zur Reinigung genutzt und müssen daher nicht auf dem Etikett stehen.

E 1203 Polyvinylalkohol

Was ist es überhaupt? Polyvinylalkohol ist ein chemisch hergestellter Kunststoff, der wegen seiner Fähigkeit, Wasser und andere Substanzen zu binden, gern für pharmazeutische Zwecke eingesetzt wird, etwa zur Tablettenbeschichtung oder in Augentropfen. Dank hoher Zugfestigkeit und Flexibilität fand der Stoff auch großen Anklang in der Industrie, etwa in PET-Flaschen, Klebstoffen und Latexlacken, aber auch in Shampoos oder als Bestandteil des »Slime«-Spielzeugs.

Die Risiken Über schädliche Wirkungen als Zusatzstoff ist bislang nichts bekannt.

Betrifft es mich? E 1203 dient nur als Überzugsmittel für Nahrungsergänzungsmittel in Kapsel-, Tabletten- oder Drageeform.

E 1204 Pullulan

Was ist es überhaupt? Pullulan ist ein wasserlösliches weißes Pulver, das mit Hilfe von bestimmten stärkezersetzenden Schimmelpilzen *(Aureobasidium pullulans)* hergestellt wird. Es ist sehr quellfähig und wird, mit Wasser versetzt, zu dünnen durchsichtigen Platten gepresst.

Die Risiken Über schädliche Wirkungen als Zusatzstoff ist bislang nichts bekannt.

Betrifft es mich? E 1204 ist ausschließlich für Kapseln, Tabletten oder Dragees zur Nahrungsergänzung zugelassen sowie für Süßwaren zur Erfrischung des Atems in Form dünner Blättchen.

E 1205 Basisches Methacrylat-Copolymer

Was ist es überhaupt? E 1205 ist eine chemisch hergestellter, wachsartiger und farbloser oder weiß-gelblicher Kunststoff, der ähnlich wie Schellack sehr gut als Überzugsmittel geeignet ist.

Die Risiken Über schädliche Wirkungen als Zusatzstoff ist bislang nichts bekannt.

Betrifft es mich? Das für Medikamente bereits zuvor eingesetzte Überzugsmittel E 1205 ist inzwischen auch für feste Nahrungsergänzungsmittel zugelassen. In der Hülle von Tabletten, Kapseln und Dragees schützt es vor Feuchtigkeit und maskiert den Geschmack der enthaltenen Stoffe.

E 1404 Oxidierte Stärke (modifizierte Stärke)

Was ist es überhaupt? Für den Zusatzstoff E 1404 wird Stärke aus Rohstoffen wie Weizen, Kartoffeln oder Mais chemisch verändert. Der Mais kann dabei auch gentechnisch verändert sein, ohne dass dies auf dem Etikett angegeben werden muss. In Flüssigkeiten quellen modifizierte oder oxidierte Stärken auf, so werden Breie und Soßen dickflüssiger. Kräuter, Gewürze, Gemüse- oder Obststückchen verteilen sich in der Flüssigkeit gleichmäßiger und bleiben stabil liegen, wie in einem Gel. Die Lebensmittel schmecken so schön cremig. Bei der Herstellung der oxidierten Stärke wird durch eine Oxidation mit Natriumhypochlorit das Stärkemolekül so verändert, dass es Wasser besser binden kann und diese Fähigkeit auch bei großer Hitze nicht verliert.
Die Risiken Über schädliche Wirkungen ist bislang nichts bekannt.
Betrifft es mich? E 1404 ist für Lebensmittel im Allgemeinen zugelassen und darf sogar in Milchnahrung verwendet werden, mit der man Babys vom Stillen entwöhnt. Sehr beliebt ist die oxidierte Stärke, um dickflüssige Fett-Öl-Gemische, wie etwa Mayonnaise, an der natürlichen Auftrennung zu hindern und auf Dauer wie frisch verrührt aussehen zu lassen. Auch Salatdressings behalten so die gewünschte Konsistenz, und Kräuter oder andere Feststoffe können durch die Stärke in der Schwebe gehalten werden. E 1404 wird auf dem Etikett auch als modifizierte Stärke bezeichnet.

7. CHEMIE IM ESSEN KANN IHRE GESUNDHEIT GEFÄHRDEN

E 1410 Monostärkephosphat
(modifizierte Stärke)
E 1412 Distärkephosphat POC
E 1413 Phosphatiertes Distärkephosphat
E 1414 Acetyliertes Distärkephosphat

Was ist es überhaupt? Für diese Zusatzstoffe wird Stärke aus Rohstoffen wie Weizen, Kartoffeln oder Mais chemisch verändert. Der Mais kann dabei auch gentechnisch verändert sein, ohne dass dies auf dem Etikett angegeben werden muss. Bei der Herstellung werden Phosphate chemisch an das Stärkemolekül angeknüpft. Es verändert sich so, dass es besser Wasser binden kann und diese Fähigkeit auch bei großer Hitze nicht verliert.

Die Risiken Phosphorsäure und Phosphate erhöhen das Risiko für die Knochenschwäche Osteoporose und sogar für Herzkrankheiten. Die in großen Mengen in vielen industriell hergestellten Nahrungsmitteln verborgenen Phosphate gelten seit langer Zeit als Risikofaktor für chronisch Nierenkranke. Neuere Forschungen legen jedoch nahe, dass ein hoher Phosphatspiegel im Blut auch bei gesunden Menschen Schaden anrichten kann. Entzündungen und Verkalkungen der Blutgefäße kommen bei Menschen mit hohem Blutphosphatspiegel häufiger vor, und das Risiko für Bluthochdruck und Herz-Kreislauf-Erkrankungen steigt.

Betrifft es mich? Stärkephosphate sind für Lebensmittel im Allgemeinen zugelassen und dürfen sogar in Milchnahrung verwendet werden, mit der man Babys vom Stillen entwöhnt. In Tiefkühlgerichten sorgen sie dafür, dass das Essen nach dem Auftauen aussieht wie vor dem Einfrieren. In Soßen und Breien bleiben alle Bestandteile gleichmäßig verteilt und homogen. Würzsoßen werden so eingedickt, dass etwa Würz- und Kräuterstückchen auch nach Monaten noch gleichmäßig in ihnen verteilt bleiben. Auch fertige Gewürzmischungen

Das Lexikon der Lebensmittel-Zusatzstoffe

enthalten Stärkephosphate. Gebackenes, vor allem Tiefkühlbackwaren enthalten diese Zusatzstoffe, um das Wasser im Teig zu halten. In Puddings und Desserts, auch in den Instantpulvervarianten, wird die cremige, dickflüssige Konsistenz mit Stärkephosphaten verstärkt.

E 1420   Stärkeacetat (modifizierte Stärke)
E 1422   Acetyliertes Distärkeadipat

Was ist es überhaupt? Zur Herstellung von E 1420 und E 1422 wird Stärke aus Rohstoffen wie Mais, Weizen, Kartoffeln chemisch verändert. Für die Herstellung von E 1420 und E 1422 wird die aus den Pflanzen gewonnene Stärke chemisch mit Essigsäure bzw. Adipinsäure verknüpft. Dabei verändert sich das Stärkemolekül so, dass Wasser besser gebunden wird und auch große Hitze diese Wirkung nicht beeinflusst.

Die Risiken Über schädliche Wirkungen als Zusatzstoff ist bislang nichts bekannt.

Betrifft es mich? E 1420 und E 1422 sind für Lebensmittel im Allgemeinen und ohne Höchstmenge zugelassen und dürfen sogar in Milchnahrung verwendet werden, mit der man Babys vom Stillen entwöhnt. In Tiefkühlgerichten sorgen sie dafür, dass das Essen nach dem Auftauen aussieht wie vor dem Einfrieren. In Soßen und Breien bleiben alle Bestandteile gleichmäßig glatt verrührt. Würzsoßen werden so eingedickt, dass etwa Würz- und Kräuterstückchen auch nach Monaten noch gleichmäßig in ihnen verteilt bleiben. Fertige Gewürzmischungen enthalten diese modifizierten Stärken. Gebackenes, vor allem Tiefkühlbackwaren, enthält diese Zusatzstoffe, um das Wasser im Teig zu halten. Sonst werden Fertigpizza und vorgebackene Brötchen beim Aufbacken eher matschig. Cremige oder klebrige Tortenfüllungen überstehen so sogar unbeschadet die Tiefkühltruhe. Puddings und Desserts, auch die Instantpulvervarianten, verstärken ihre cremige, dickflüssige Konsistenz auf diese Weise.

E 1440 Hydroxypropylstärke (modifizierte Stärke)
E 1442 Hydroxypropyl-Distärkephosphat

Was ist es überhaupt? Die zur Herstellung von E 1440 und E 1442 benötigte Stärke wird aus Rohstoffen wie Weizen, Kartoffeln oder Mais gewonnen. Der Mais kann dabei auch gentechnisch verändert sein, ohne dass dies auf dem Etikett angegeben werden muss. In Flüssigkeiten quellen diese modifizierten Stärken auf, so werden Breie und Soßen dickflüssiger; Kräuter, Gewürze, Gemüse- oder Obststückchen verteilen sich so gleichmäßiger und bleiben stabil liegen, wie in einem Gel. Die Lebensmittel schmecken schön cremig. Bei der Herstellung läuft Folgendes ab: Die aus den Pflanzen gewonnene Stärke wird chemisch mit Alkohol verknüpft und so verändert, dass sie besser Wasser binden kann und diese Fähigkeit auch bei großer Hitze nicht verliert.

Die Risiken Phosphorsäure und Phosphate erhöhen das Risiko für die Knochenschwäche Osteoporose und sogar für Herzkrankheiten. Die in großen Mengen in vielen industriell hergestellten Nahrungsmitteln verborgenen Phosphate gelten seit langer Zeit als Risikofaktor für chronisch Nierenkranke. Neuere Forschungen legen jedoch nahe, dass ein hoher Phosphatspiegel im Blut auch bei gesunden Menschen Schaden anrichten kann. Entzündungen und Verkalkungen der Blutgefäße kommen bei Menschen mit hohem Blutphosphatspiegel häufiger vor, und das Risiko für Bluthochdruck und Herz-Kreislauf-Erkrankungen steigt.

Das Lexikon der Lebensmittel-Zusatzstoffe

Betrifft es mich? E 1440 und E 1442 sind erst seit 1998 und der EU-weiten Angleichung des Lebensmittel-Zusatzstoff-Rechts in Deutschland zugelassen. Sie dürfen für Lebensmittel im Allgemeinen und ohne vorgeschriebene Höchstmenge verwendet werden. In Tiefkühlgerichten sorgen sie dafür, dass das Essen nach dem Auftauen aussieht wie vor dem Einfrieren. In Soßen und Breien bleiben alle Bestandteile gleichmäßig glatt verrührt. Würzsoßen werden mit ihnen eingedickt, so dass Kräuterstückchen auch nach Monaten noch gleichmäßig in ihnen verteilt bleiben. Aus diesem Grund enthalten auch fertige Gewürzmischungen diese modifizierten Stärken. Gebackenes, vor allem Tiefkühlware, enthält diese Zusatzstoffe, um das Wasser im Teig zu halten. Sonst werden Fertigpizza und vorgebackene Brötchen beim Aufbacken eher matschig. Cremige oder klebrige Tortenfüllungen überstehen so sogar die Aufbewahrung in der Tiefkühltruhe. Puddings und Desserts, auch die Instantpulvervarianten, verstärken ihre cremige, dickflüssige Konsistenz auf diese Weise.

E 1450 Stärke-Natrium-Octenylsuccinat (modifizierte Stärke)

Was ist es überhaupt? Zur Herstellung von E 1450 wird Stärke aus Rohstoffen wie Weizen, Kartoffeln oder Mais gewonnen. Der Mais kann dabei auch gentechnisch verändert sein, ohne dass dies auf dem Etikett angegeben werden muss. Bei der Herstellung der modifizierten Stärke läuft Folgendes ab: Die Stärke wird chemisch mit einem Alkohol und der sogenannten Bernsteinsäure verknüpft. Dabei verändert sich der Stoff so, dass er Wasser besser binden kann und diese Fähigkeit auch bei großer Hitze nicht verliert. So werden Breie dickflüssiger, Gemüse- oder Obststückchen verteilen sich in der gelartigen Konsistenz gleichmäßiger. Die luftige Beschaffenheit von schaumigen Lebensmitteln bleibt länger erhalten. Mit modifizierter Stärke schmeckt alles schön cremig.

Die Risiken Über schädliche Wirkungen von E 1450 als Zusatzstoff ist bislang nichts bekannt.

Betrifft es mich? E 1450 ist erst seit 1998 mit der EU-weiten Angleichung des Lebensmittel-Zusatzstoff-Rechts in Deutschland zugelassen. Es darf für Lebensmittel allgemein verwendet werden und ist sogar als Verdickungsmittel in Säuglingsmilch und Babybreien erlaubt. E 1450 wird häufig eingesetzt, um Lebensmittel wie Desserts oder Hühnereiweiß für Baisers aufzuschäumen und zu verhindern, dass dieser Schaum wieder zusammenfällt. Hersteller bunter Brausegetränke setzen E 1450 als Stabilisator ein.

E 1451 Acetylierte, oxidierte Stärke (modifizierte Stärke)

Was ist es überhaupt? Für den Zusatzstoff E 1451 wird Stärke aus Rohstoffen wie Weizen, Kartoffeln oder Mais chemisch verändert. Der Mais kann dabei auch gentechnisch verändert sein, ohne dass dies auf dem Etikett angegeben werden muss. Dank der Eingriffe der Chemiker hat dieser Zusatzstoff viele industriell erwünschte Eigenschaften für Nahrung, die lange in Päckchen, Dosen, Tüten aufbewahrt wird und sich dabei nicht verändern soll. Mit einem chemischen Prozess, der sogenannten Oxidation, werden die Eigenschaften der Stärke verändert. Zusätzlich wird sie mit Essigsäure verknüpft. Insgesamt führt diese Behandlung zu einem besseren Quellvermögen. Im Vergleich zu normaler Stärke kann E 1451 mehr Wasser binden, und das auch bei Hitze. Flüssigkeiten werden durch modifizierte Stärken also eingedickt. Die süßen Desserts schmecken so schön cremig.

Die Risiken Über schädliche Wirkungen als Zusatzstoff ist bislang nichts bekannt.

Betrifft es mich? E 1451 darf in Lebensmitteln allgemein und sogar in Milchnahrung verwendet werden, mit der man Babys vom Stillen entwöhnt. Es wird vorwiegend zum Eindicken von Puddings und Desserts, für erfolgreicheres Aufschlagen von Sahne sowie für die gewünschte Festigkeit von Süßwaren und Knabbereien verwendet.

E 1452 Stärke-Aluminium-Octenylsuccinat

Was ist es überhaupt? Stärke-Aluminium-Octenylsuccinat ist eine Stärke, die mit Hilfe von Aluminiumsulfat (E 520) und chemisch veränderter Bernsteinsäure so modifiziert wurde, dass sie wasserabstoßend wirkt und das Verkleben von mikroverkapselten Nährstoffen verhindert.

Die Risiken E 1452 enthält Aluminium. Das Metall steht im Verdacht, Demenzerkrankungen im Gehirn, wie die Alzheimer- und Parkinson-Krankheit, aber auch Hyperaktivität und Aufmerksamkeitsstörungen zu fördern. Es kann zudem wie ein weibliches Geschlechtshormon wirken und zählt daher zu den sogenannten Metallöstrogenen. Als solches kann es die Geschlechtsfunktionen beeinflussen und zu Übergewicht beitragen.

Betrifft es mich? E 1452 ist zugelassen für eingekapselte Vitaminzubereitungen. Bis zu 35 Gramm Stärke-Aluminium-Octenylsuccinat dürfen pro Kilogramm Nahrungsergänzungsmittel eingesetzt werden. Für Kleinkinder und Säuglinge ist festgelegt, dass nicht mehr als 50 Gramm in der Entwöhnungsnahrung stecken dürfen.

E 1505 Triethylcitrat

Was ist es überhaupt? Um Triethylcitrat herzustellen, muss Zitronensäure (E 330) mit drei verschiedenen Alkoholen chemisch verknüpft werden. Der Stoff wird in der Chemie und Pharmaindustrie als Lösungsmittel und Weichmacher genutzt. In der Lebensmittelindustrie braucht man ihn, um das produzierte Hühnereiweiß aufschlagfähig zu halten. Dazu muss E 1505 Reste von eingeflossenem Eigelb binden und neutralisieren.

Die Risiken Über schädliche Wirkungen ist bislang nichts bekannt.

Betrifft es mich? E 1505 ist nur für die Herstellung von Eiklar als technischer Hilfsstoff zugelassen. Hierzu ist keine Höchstmenge vorgegeben.

E 1517 Glycerindiacetat
E 1518 Glycerintriacetat

Was ist es überhaupt? E 1517 und E 1518 werden chemisch aus Glycerin (E 422) und Essigsäure (E 260) hergestellt.

Die Risiken Über schädliche Wirkungen als Zusatzstoff ist bislang nichts bekannt.

Betrifft es mich? Beide Zusatzstoffe sind als Trägerstoff für Aromen nur bis zu 3 Gramm pro Kilogramm Lebensmittel zugelassen. E 1518 darf in Kaugummis auch ohne vorgeschriebene Höchstmenge eingesetzt werden.

E 1519 Benzylalkohol

Was ist es überhaupt? Benzylalkohol ist eine angenehm leicht süßlich riechende farblose, etwas ölige Flüssigkeit. In der Natur ist er auch Bestandteil einiger ätherischer Blütenöle, wie zum Beispiel bei Goldlack und Jasmin, Hyazinthen oder Rosen. Die Extraktion des Duftstoffs aus Pflanzen wäre theoretisch möglich, ist aber viel zu aufwendig und teuer. Industriell wird Benzylalkohol chemisch aus Toluol hergestellt.

Die Risiken Über schädliche Wirkungen als Zusatzstoff ist bislang nichts bekannt.

Betrifft es mich? Benzylalkohol wird wegen seines angenehmen Geruchs als Aroma- und Duftstoff zum Beispiel für alkoholische Getränke, wie aromatisierten Wein und Liköre, verwendet oder auch für zahlreiche Süßwaren einschließlich Schokolade und feiner Backwaren.

E 1520 Propandiol

Was ist es überhaupt? Propandiol ist ein farbloser, leicht öliger Alkohol. Er dient als Lösungsmittel für Fette, Öle, Wachse und Harze. Im Auto wirkt er als Frostschutzmittel und Bremsflüssigkeit. Für die Kosmetik- und Tabakindustrie ist er ein beliebtes Feuchthaltemittel. Die Lebensmittelindustrie nutzt E 1520 nur, um die Kaumasse für Kaugummi künstlich herzustellen.

Die Risiken Über schädliche Wirkungen als Hilfsmittel zur Kaugummiherstellung ist bislang nichts bekannt.

Betrifft es mich? E 1520 ist nur für den Einsatz in der Kaugummiproduktion zugelassen worden. Eine Höchstmenge gibt es hierzu nicht.

E 1521 Polyethylenglycol

Was ist es überhaupt? Polyethylenglycole werden in der Pharmazie schon seit langem als wachsartiger Wirkstoffträger und Hilfsmittel bei der Herstellung von Tabletten und Dragees eingesetzt. Sie sind aus verschiedenen chemischen Bausteinen in verschiedenen Größen zusammengesetzt, je nachdem sind sie flüssig oder fest. Weil sie nach Entsorgung im Wasserkreislauf zum Teil schwer abbaubar sind, werden sie in Deutschland in die Wassergefährdungsklasse (WGK) 1 eingestuft.

Die Risiken Über schädliche Wirkungen als Zusatzstoff ist bislang nichts bekannt.

Betrifft es mich? E 1521 wird nur für Nahrungsergänzungsmittel in Form von Kapseln oder Tabletten verwendet.

8. ANHÄNGE

Zusatzstoffe, die nicht als solche gelten

Anhang 1

AROMEN

Ob Gänsebraten, Apfelstrudel oder Himbeersorbet – für das typische Aroma eines Lebensmittels sorgen Hunderte verschiedener, flüchtiger und nichtflüchtiger Substanzen, die an Rezeptoren an den Nervenzellen tief in der Nase andocken oder an den Geschmacksrezeptoren der Zunge. Die sogenannten aromawirksamen chemischen Substanzen sind, etwa in einem Apfelstrudel, nur in kaum messbaren Mengen vorhanden. Nur wenige Mikrogramm in einem Kilogramm Lebensmittel reichen aus, um das typische Apfelstrudelaroma zu erzeugen.

Die Aromaindustrie kennt Tausende chemischer Substanzen, aus denen sich solche Aromen künstlich erzeugen lassen. Der Einsatz dieser isolierten Aromastoffe in industriell hergestellter Nahrung ist ein lukratives Geschäft. So lassen sich teure Rohstoffe wie Früchte und Gewürze einsparen und die Zubereitung der Nahrungsmittel effizienter gestalten. Typische natürliche Aromen bleiben bei der Produktion auf der Strecke und werden dem Fertigprodukt einfach nachträglich künstlich hinzugefügt.

Steht auf der Zutatenliste eines Lebensmitteletikettes »Aro-

ma«, so handelt es sich meist um eine Mischung verschiedener chemischer Stoffe. Das Aromastoffregister der Europäischen Kommission listet allein 2762 verschiedene Aromastoffe auf, die in Lebensmitteln zur Anwendung kommen. Es gibt praktisch kein Lebensmittelaroma, das sich in den Chemielaboren der Aromastoffindustrie nicht nachbauen ließe.
Früher wurden sie als natürliche, naturidentische oder künstliche Aromen bezeichnet. Natürliche Aromen, das waren Extrakte und Destillate pflanzlichen oder tierischen Ursprungs, aber auch Geschmacksstoffe, die mit physikalischen oder mikrobiologischen Methoden aus Stoffen natürlichen Ursprungs gewonnen worden sind. Als naturidentisch wurden Aromen bezeichnet, die zwar künstlich hergestellt, aber chemisch identisch mit Stoffen sind, die auch irgendwo in der Natur vorkommen. Und künstliche Aromen waren jene, für die es nirgendwo auf der Welt ein natürliches Vorbild gab. Bisher gab es auch keine Zulassungsverfahren. Die Aromen wurden einfach nach Belieben eingesetzt; mit der Gesundheitsprüfung haben die Behörden erst Jahrzehnte später begonnen.
Seit Inkrafttreten der Europäischen Aromenverordnung mit dem EU-Kürzel 1334/2008 im Januar 2011 herrscht eine neue Rechtslage. Jetzt wird nicht mehr zwischen natürlichen, naturidentischen und künstlichen Aromen unterschieden. Auch dürfen nicht mehr alle Aromazutaten nach Gusto eingesetzt werden. Rein künstlich hergestellte Aromastoffe unterliegen laut Verordnung zukünftig sogar einer Zulassungspflicht; sie dürfen nur in bestimmten Lebensmittelgruppen zur Anwendung kommen. Die Europäische Union führt dazu eine sogenannte Positivliste, die alle zugelassenen, künstlichen Aromen enthält und ihre Anwendungsbereiche festlegt.
Verbraucherfreundlicher ist die Situation dadurch allerdings nicht geworden. Die neuen Vorschriften verschaffen der Nah-

rungsmittelindustrie eine Fülle von neuen Möglichkeiten, die Herkunft ihrer Geschmacksstoffe zu verschleiern. Auch die Gesundheitsfolgen werden nur sehr begrenzt untersucht.
So darf auch weiterhin ein aus Sägespänen hergestellter Erdbeergeschmack als »natürliches Aroma« bezeichnet werden. Die Zutat muss nicht einmal zugelassen oder auf Gesundheitsfolgen hin untersucht werden, denn die Sägespäne gelten nach neuer Rechtslage als »Lebensmittel«, und diese müssen nicht zugelassen und nicht gesundheitlich bewertet werden.
Dass die Bezeichnung »künstlich« aus dem Verordnungstext verschwunden ist, bedeutet nicht, dass es diese chemisch erzeugten Geschmacksstoffe nicht mehr gibt – sie gelten nur nicht mehr als künstlich. Ein chemisch erzeugter Geschmack nach Vanille, der bislang als »naturidentisches« oder »künstliches« Aroma galt, darf künftig auf dem Etikett sogar als »Vanillearoma« bezeichnet werden – obwohl keine Spur von Vanille darin enthalten ist.

Anhang 2

TECHNISCHE HILFSSTOFFE UND ENZYME
Eigentlich schreibt die Lebensmittel-Kennzeichnungsverordnung vor, dass alle Inhalts- und Zusatzstoffe bei verarbeiteten Lebensmitteln auf der Verpackung aufgelistet sein müssen. Es gibt allerdings auch Ausnahmen. Dazu zählen insbesondere die sogenannten technischen Hilfsstoffe und Enzyme. Sie können als Rückstände im Lebensmittel enthalten sein, ohne dass dies auf dem Etikett erwähnt ist.

Der Einsatz technischer Hilfsstoffe ist bei der Produktion von Lebensmitteln nicht einmal zulassungspflichtig, wenn folgende Kriterien erfüllt werden:

Die unbeabsichtigt oder technisch unvermeidbar im Lebensmittel verbleibenden Rückstände müssen darin technologisch unwirksam sowie gesundheitlich und vom Geruch und Geschmack her unbedenklich sein.

Technische Hilfsstoffe dienen zur Schaumverhinderung, als Flockmittel, als Katalysatoren zur Reaktionsbeschleunigung, als Enzymträger, Wasch- und Schälmittel, Klär- und Filterhilfsmittel, als Netzmittel, Detergentium oder gar als sogenannter Ionenaustauscher sowie als Kühlmittel.

Die Art des technischen Hilfsstoffs ist für seine zulassungsfreie Anwendung aber nicht entscheidend, sondern nur die Anwendungsweise. Was bedeutet, dass alles bei der Verarbeitung von Lebensmitteln verwendet werden darf, solange es nachher »ausreichend« aus diesen wieder entfernt wird – das bedeutet: So gut es eben geht.

Mit den neuen Verordnungen der Europäischen Union über Lebensmittelzusätze müssen grundsätzlich auch Enzyme auf dem Etikett genannt werden – außer, wenn sie als Hilfsstoffe bei der Verarbeitung eingesetzt werden, was aber bei ihnen zumeist der Fall ist.

Enzyme dienen wie die technischen Hilfsstoffe der effizienteren Produktion von industriell hergestellten Lebensmitteln. Normalerweise verrichten diese kleinen Stoffwechselfabriken ihre Arbeit in den Zellen von lebenden Organismen, im menschlichen Körper genauso wie in einzelligen Lebewesen. Die Lebensmitteltechnologie nutzt die Vielseitigkeit dieser komplexen Eiweißmoleküle immer häufiger. Enzyme beschleunigen als sogenannte Katalysatoren viele Reaktionen, die bei der Verarbeitung von Lebensmitteln ablaufen. Entweder werden sie während der Verarbeitung dem Lebensmittel oder Rohstoffen zugesetzt und nachher wieder entfernt, oder sie verbleiben im Lebensmittel, nachdem sie, etwa durch Hitzeeinwirkung, deaktiviert wurden. Andere Enzyme verrichten, sogar mit einer E-Nummer versehen, auch im fertigen Lebensmittel noch ihren Dienst, wie zum Beispiel das zuckerabbauende Enzym Invertase (E 1103). Es hält Pralinenfüllungen flüssig, verhindert die Bildung unerwünschter Zuckerkristalle und erhält Marzipanbrote dauerhaft saftig. Invertasen werden aus Hefepilzen gewonnen.

Das Enzym Lipoxigenase kommt bei der Bleichung von weißen Getreidemehlen zum Einsatz, weil sie im Mehl verbliebene Pflanzenfarbstoffe zu farblosen Substanzen abbauen. Lipoxigenasen werden aus Sojapflanzen gewonnen.

Amylase, das ist ein stärkeabbauendes Enzym, das auch in unserem Speichel und Bauchspeichel enthalten ist, beschleunigt den Stärkeabbau bei der Produktion von Backwaren und Getränken. Gewonnen wird Amylase aus Schimmelpilzen, Bakterien oder tierischen Bauchspeicheldrüsen.

Enzyme zur Lebensmittelproduktion waren bisher nicht

zulassungspflichtig, ihre Rückstände in Lebensmitteln wurden als unbedenklich angesehen. Kritiker geben aber zu bedenken, dass je nach Herkunft der Enzyme giftige Stoffe, wie etwa Mykotoxine aus Schimmelpilzen oder Endotoxine aus Bakterien, ins Lebensmittel verschleppt werden könnten. Gemäß dem neuen EU-Zusatzstoff-Recht sollen sie, wie auch die anderen Nahrungszusätze, hinsichtlich ihrer Auswirkungen auf die Gesundheit überprüft werden.

Anhang 3

GENTECHNIK UND ZUSATZSTOFFE

Gentechnik und europäische Verbraucher – das will nicht zusammengehen. Anders als in den Vereinigten Staaten ist die Akzeptanz für gentechnisch veränderte Lebensmittel in Europa sehr gering. Die europaweit gültige Kennzeichnungsverordnung soll dafür sorgen, dass die Verbraucher schon beim Einkauf ihrer Lebensmittel auf gentechnisch entstandene Inhaltsstoffe aufmerksam gemacht werden.

Eine Kennzeichnungspflicht besteht dann, wenn Lebensmittel selbst gentechnisch verändert sind (wie etwa die sehr haltbare »Gen-Tomate«), wenn sie gentechnisch veränderte Organismen enthalten oder wenn sie aus gentechnisch veränderten Organismen hergestellt sind (wie etwa Zucker aus »Gen-Zuckerrüben«).

Über die mit Hilfe der Gentechnik hergestellten Lebensmittel-Zusatzstoffe, technischen Hilfsstoffe und Enzyme gelangt trotz der Kennzeichnungspflicht immer noch jede Menge Gentechnik unerkannt in die Supermarktregale.

Denn die Pflicht zur Kennzeichnung gilt nicht für diejenigen Lebensmittel und Produkte, die nur indirekt mit der Gentechnik in Verbindung kommen.

So sind zum Beispiel die Milch einer Kuh, die Gen-Mais zu fressen bekommt, oder das Ei einer Henne, die Gen-Weizen pickt, nach diesen Vorschriften nicht kennzeichnungspflichtig. Bei den Zusatzstoffen, den technischen Hilfsstoffen, Enzymen und Aromen verhält es sich ähnlich. Eine Vielzahl von Zusatzstoffen, wie zum Beispiel Riboflavin (E 101) oder Glutamat (E 620), wird von gentechnisch veränderten Mikroorganismen produziert. Bei anderen Zusatzstoffen stammen Rohstoffe häufig von gentechnisch veränderten Pflanzen. Wie etwa jene, die aus Gen-Soja hergestellte Speisefettsäuren enthalten. Auch viele Enzyme und einige technische Hilfsstoffe werden mit Hilfe von oder aus gentechnisch veränderten Organismen hergestellt.

Kennzeichnungspflichtig im Hinblick auf die Gentechnik ist keiner dieser genannten Stoffe. Wer auch den indirekten Kontakt mit der Gentechnik meiden möchte, muss die auf dem Etikett erwähnten Zusatzstoffe genauer unter die Lupe nehmen.

Anhang 4

HEFEEXTRAKT ALS GESCHMACKSVERSTÄRKER

Geschmacksverstärker haben einen schlechten Ruf. Insbesondere das Glutamat (E 621), das gleich mit einer ganzen Reihe von potenziellen Gesundheitsrisiken aufwarten kann. Die Lebensmittelindustrie nutzt daher ersatzweise seit einigen Jahren immer häufiger das sogenannte Hefeextrakt zur Geschmacksverstärkung, das neben anderen würzenden Salzen auch etwa 7 bis 8 Prozent Glutamat enthält.

Hefeextrakt wurde im Jahre 1902 in Großbritannien erfunden. Ausgangspunkt ist Bierhefe, die chemisch bearbeitet wird, um Aminosäuren herauszulösen.

Berühmtester Hersteller ist die britische Marmite Food Company, die jetzt zum Unilever-Konzern *(Becel, Du darfst)* gehört. Wichtigster deutscher Hersteller ist die Firma Ohly in Hamburg, heute ein Teil der britischen ABF Ingredients Company. Wie Hefeextrakt auf den Körper wirkt, weiß niemand.

Der etwa seit den 1920er Jahren als Lebensmittel produzierte Hefeextrakt wird in Reformhäusern als Brotaufstrich angeboten und ist wegen des hohen Vitamin-B-Gehalts vor allem bei Vegetariern sehr beliebt. Das gute Image machen sich die Hersteller beispielsweise von Kartoffelchips oder Gemüsebrühe zunutze, die statt Glutamat nun Hefeextrakt verwenden und ihre Produkte dazu mit dem Slogan »Ohne Geschmacksverstärker« bewerben dürfen.

Die Extrakte aus Hefezellen mit Glutamatgeschmack zählen nicht als Zusatzstoff, sondern als würzendes Lebensmittel. Dass dieses weder in Kartoffelchips noch in der Gemüsebrühe etwas verloren hat, stört die Hersteller wenig, und der Konsument wiegt sich sogar in der Sicherheit, damit etwas Gesundes zu essen. Dabei hat das Hefeextrakt aus dem Reformhaus nur sehr wenig mit dem auf den Etiketten der Chips »ohne Geschmacksverstärker« zu tun.

Hefeextrakt als Brotaufstrich wird traditionell durch die sogenannte Autolyse produziert. Das bedeutet, dass die Zellstruktur der Hefezellen durch hefeeigene Enzyme zerstört wird und die Bestandteile der Zellen und des Zellkerns, wie etwa Vitamine, Mineralien, Proteine und Nukleinsäuren, sich hinterher im Hefeextrakt wiederfinden. Dazu gehören neben der Glutaminsäure bzw. dem Glutamat auch Guanosin- und Inosinphosphate, die zur stark geschmacksverstärkenden Wirkung des Extrakts beitragen.

Für das im industriellen Maßstab und für die Anwendung in Lebensmitteln produzierte Hefeextrakt kommen spezielle industrielle Enzyme zum Einsatz. Mit ihnen lassen sich die Menge des enthaltenen Glutamats und die geschmacksverstärkende Wirkung des Hefeextrakts beliebig steuern und sogar in unterschiedliche fleischähnliche Geschmacksrichtungen differenzieren. So gibt es Hefeextrakte, die geschmacklich dem Brathähnchen, einem Rinderbraten oder einer Hühnersuppe ähneln. Das Ziel dabei ist eindeutig, eine geschmacksverstärkende Wirkung zu erzielen, die der von Glutamat und anderen deklarierungspflichtigen Geschmacksverstärkern in nichts nachsteht.

Die Wirkung von Hefeextrakt auf den menschlichen Körper ist unbekannt. Der gesundheitliche Effekt wurde nie untersucht. Weil Hefeextrakt offiziell als Lebensmittel eingestuft wird, gilt eine Zulassung oder gar eine Gesundheitsprüfung als entbehrlich.

Anhang 5

MALTODEXTRIN

Maltodextrin gilt in der Europäischen Union, anders als in der Schweiz, wo es mit der E-Nummer 1400 gekennzeichnet wird, nicht als Zusatzstoff, sondern als Zutat. Der künstlich aus Maisstärke hergestellte Zweifachzucker dient in industriell verarbeiteten Nahrungsmitteln als Stabilisator, Füllstoff, Verdickungsmittel, beispielsweise in Kindernahrung, Tütensuppen, Fleisch- und Wurstprodukten oder Kaffeeweißer sowie in Süßwaren. Das nahzu geschmacksneutrale Maltodextrin beeinträchtigt selbst in größeren Mengen den Originalgeschmack oder das gewünschte Aroma eines Lebensmittels nicht. Es eignet sich deshalb auch als Trägermaterial für Vitamine und Aromen. Außerdem wird es als Fettersatz in kalorienreduzierten Lebensmitteln eingesetzt. Es hilft als diätetischer Zusatz alten, kranken und aus sonstigen Gründen untergewichtigen Menschen, schneller wieder zuzunehmen, und wird zudem in Sportler- und Bodybuilderkreisen als Nahrungsergänzungsmttel und reichhaltige Kohlenhydrat- und Energiequelle nach körperlicher Verausgabung sehr geschätzt. Maltodextrin schmeckt, anders als Trauben- oder Haushaltszucker, nicht süß. Die darin enthaltenen Glukosemoleküle werden erst im Darm mit Enzymen zu Einfachzuckern aufgeschlossen und stehen danach dem Stoffwechsel zur Verfügung. Maltodextrin schmeckt zwar nicht süß, hat aber einige Nebenwirkungen wie Zucker. So treibt er den Blutzuckerspiegel schnell in die Höhe. Der sogenannte glykämische Index, der das Maß dafür angibt, liegt bei Maltodextrin bei 120 – höher als beim normalen Haushaltszucker (70) oder Traubenzucker

(100). Außerdem kann Maltodextrin, wie Zucker, zu Karies führen.

Eine andere, chemisch modifizierte Variante, das sogenannte verdauungsresistente Maltodextrin, wird vom Körper nicht aufgenommen. Das resistente Maltodextrin eignet sich so als wasserlöslicher Ballaststoff für Nahrungsergänzungsmittel zur Verdauungsregulierung.

Anhang 6

GLUKOSE-FRUKTOSE-SIRUP

Der aus der Zuckerrübe oder dem Zuckerrohr gewonnene Haushaltszucker, die sogenannte Saccharose, dient in der Küche als Haushaltszucker traditionell zur Süßung der Speisen, und er war lange Zeit auch für die Lebensmittelindustrie das Süßungsmittel der Wahl. Doch die hat mittlerweile etwas noch Süßeres gefunden, das kostengünstiger und im industriellen Maßstab einfacher zu verarbeiten ist, für die Anwendung in Speisen und vor allem in Getränken. Der hauptsächlich aus Maisstärke enzymatisch gewonnene Glukosesirup enthält je nach Herstellungsverfahren unterschiedlich große Anteile an Fruktose. Beträgt der nicht mehr als 49 Prozent, heißt er Glukose-Fruktose-Sirup. Ist der Anteil höher, nennt man ihn Fruktose-Glukose-Sirup. Der klebrige Sirup kristallisiert im Gegensatz zu Zucker nicht aus, was ihn für eine Vielzahl von Anwendungen, etwa auch als Bindemittel, geeignet macht. Bei der Süßung von Cola- und Limonadengetränken hat er den Haushaltszucker in Amerika nahezu vollständig verdrängt. Dabei kommt der Sirup wegen der höheren Süßkraft und aus Kostengründen mit hohen Fruktoseanteilen zum Einsatz, was ihn nach Ansicht vieler Wissenschaftler zu einer ernsten Gesundheitsgefahr macht. Die Softdrink-Konsumenten nehmen auf diese Weise unverhältnismäßig große Mengen Fruktose auf, und das stellt den Zuckerstoffwechsel vor Probleme. Dabei enthält auch normaler Zucker Fruktose, und zwar genau zur Hälfte. Fruktose wird, anders als Glukose, insulinunabhängig vom Körper verwertet, und zwar in der Leber, wo Fruktose auf nahezu die gleiche Weise wie Alkohol abgebaut wird. Und genauso wie die Leber bei übermäßigen Alkoholkonsum überfordert ist und zur Fettleber wird, bekommt sie auch mit großen Mengen Fruktose Probleme. Mediziner nennen das eine »nichtalkoholische Fettleber«. Die tritt immer häufiger auf, schon sollen 20 Prozent der Bevölkerung daran leiden. Der weitverbreitete Konsum von solchen mit Fruktose-Glukose-Sirup gesüßten Getränken und die damit verbundene massive Aufnahme von Einfachzuckern stehen zahlreichen Studien zufolge möglicherweise in einem direkten Zusammenhang mit der Fettsuchterkrankung sowie der Ausbildung des sogenannten metabolischen Syndroms, das neben der Fettleibigkeit durch zu hohe Blutdruck- und Blutfettwerte sowie durch eine Insulinresistenz gekennzeichnet ist. Die Folgen sind Gefäßerkrankungen, koronare Herzerkrankungen und Diabetes. Das betrifft nicht nur stark übergewichtige Erwachsene, sondern mittlerweile auch Kinder und Jugendliche.

Literatur

10th Report on Carcinogens: U.S. Department of Health and Human Services Public Health Service – National Toxicology Program 6; 2003; 50(23): 6704–9

A gut feeling: New Scientist. 1998 Aug; 159 (2146): 26

Abd el-Fattah AA, al-Yousef HM, al-Bekairi AM, al-Sawaf HA: Vitamin E protects the brain against oxidative injury stimulated by excessive aluminum intake. Biochem Mol Biol Int. 1998 Dec; 46(6): 1175–80

Abdo KM, Rao G, Montgomery CA, Dinowitz M, Kanagalingam K:Thirteen-week toxicity study of d-alpha-tocopheryl acetate (vitamin E) in Fischer 344 rats. Food Chem Toxicol. 1986 Oct–Nov; 24(10–11): 1043–50

Abhilash M, Paul MV, Varghese MV, Nair RH: Effect of long term intake of aspartame on antioxidant defense status in liver. Food Chem Toxicol. 2011 Jun; 49(6): 1203–7

Aboel-Zahab H, El-Khyat Z, Sidhom G, Awadallah R, Abdel-al W, Mahdy K: Physiological effects of some synthetic food colouring additives on rats. Boll Chim Farm. 1997 Nov; 136(10): 615–27

Adam SK, Das S, Soelaiman IN, Umar NA, Jaarin K: Consumption of repeatedly heated soy oil increases the serum parameters related to atherosclerosis in ovariectomized rats. Tohoku J Exp Med. 2008 Jul; 215(3): 219–26

Adams K, Allen JA, Brooker PC, Jones E, Proudlock RJ: Assessment of the genotoxic potential of Caramel Colour in four short-term tests. Food Chem Toxicol. 1992 May; 30(5): 397–402

Addy M: Dentine hypersensitivity: new perspectives on an old problem.

Agner AR, Barbisan LF, Scolastici C, Salvadori DM: Absence of carcinogenic and anticarcinogenic effects of annatto in the rat liver medium-term assay. Food Chem Toxicol. 2004 Oct; 42(10): 1687–93

Ai Q, Mai K, Zhang L, Tan B, Zhang W, Xu W, Li H: Effects of dietary beta-1,3 glucan on innate immune response of large yellow croaker, Pseudosciaena crocea. Fish Shellfish Immunol. 2007 Apr; 22(4): 394–402.

Albertini R, Abuja PM: Prooxidant and antioxidant properties of Trolox C, analogue of vitamin E, in oxidation of low-density lipoprotein. Free Radic Res. 1999 Mar; 30(3): 181–8

Alija AJ, Bresgen N, Sommerburg O, Siems W, Eckl PM: Cytotoxic and genotoxic effects of beta-carotene breakdown products on primary rat hepatocytes. Carcinogenesis. 2004 May; 25(5): 827–31

Aluminiumfarblacke: Richtlinie 95/45 EG der EU-Kommission. 1995

Alves-Rodrigues A, Shao A: The science behind lutein. Toxicol Lett. 2004 Apr; 150(1): 57–83

Andersen A, Spelsberg G (Hrsg.): Das blaue Wunder – Zur Geschichte der synthetischen Farben. Köln: Volksblatt Verlag 1990

Arrowsmith JB, Faich GA, Tomita DK, Kuritsky JN, Rosa FW: Morbidity and mortality among low birth weight infants exposed to an intravenous vitamin E product, E-Ferol. Pediatrics. 1989 Feb; 83(2): 244–9

Askew GL, Finelli L, Genese CA, Sorhage FE, Sosin DM, Spitalny KC: Boilerbaisse: an outbreak of methemoglobinemia in New Jersey in 1992. Pediatrics. 1994 Sep; 94(3): 381–4

Awazuhara H, Kawai H, Baba M, Matsui T, Komiyama A: Antigenicity of the proteins in soy lecithin and soy oil in soybean allergy. Clin Exp Allergy. 1998 Dec; 28(12): 1559–64

Baker MD, Bogema SC: Ingestion of boric acid by infants. Am J Emerg Med. 1986 Jul; 4(4): 358–61

Baldwin JL, Chou AH, Solomon, WR: Popsicle induced anaphylaxis due to carmine dye allergy. Ann Allergy Asthma Immunol. 1997; 79: 415–419

Barbour ME, Finke M, Parker DM, Hughes JA, Allen GC, Addy M: The relationship between enamel softening and erosion caused by soft drinks at a range of temperatures. J Dent. 2006 Mar; 34(3): 207–13.

Bareford D, Cumberbatch M, Derrick Tovey L: Plasma discolouration due to sun-tanning aids. Vox Sang. 1984; 46(3): 180–2

Bateman B, Warner JO, Hutchinson E, Dean T, Rowlandson P, Gant C, Grundy J, Fitzgerald C, Stevenson J: The effects of a double blind, placebocontrolled, artificial food colourings and benzoate preservative challenge on hyperactivity in a general on sample of preschool children. Arch Dis Child. 2004 Jun; 89(6): 506–11

Bautista EN, Tanchoco CC, Tajan MG, Magtibay EV: Effect of flavor enhancers on the nutritional status of older persons. J Nutr Health Aging. 2013; 17(4): 390–2.

Beaudouin E, Kanny G, Lambert H, Fremont S, Moneret-Vautrin DA: Food anaphylaxis following ingestion of carmine. Ann Allergy Asthma Immunol. 1995; 74: 427–430

Behrendt A, Oberste V, Wetzel WE: Fluorid concentration and pH of Iced Tea products. Caries Res 2002; 36: 405–410

Bell W, Clapp R, Davis D, Epstein S, Farber E, Fox DA, Holub B, Jacobson MF, Lijinsky W, Millstone E, Reuber MD, Suzuki D, Temple NJ: Carcino-genicity of saccharin in laboratory animals and humans: letter to Dr. Harry Conacher of Health Canada. Int J Occup Environ Health. 2002 Oct–Dec; 8(4): 387–93

Bergstrom BP, Cummings DR, Skaggs TA: Aspartame decreases evoked extracellular dopamine levels in the rat brain: an in vivo voltammetry study. Neuropharmacology. 2007 Dec; 53(8): 967–74

Bharathi, Vasudevaraju P, Govindaraju M, Palanisamy AP, Sambamurti K, Rao KS: Molecular toxicity of aluminium in relation to neurodegeneration. Indian J Med Res. 2008 Oct; 128(4): 545–56.

Bhatia MS: Allergy to tartrazine in psychotropic drugs. J Clin Psychiatry. 2000 Jul; 61(7): 473–6

Bjorkner B, Magnusson B: Patch test sensitization to D & C yellow No. 11 and simultaneous reaction to quinoline yellow. Contact Dermatitis. 1981 Jan; 7(1): 1–4

Bjorkner B, Niklasson B: Contact allergic reaction to D & C Yellow No. 11 and Quinoline Yellow Contact Dermatitis. 1983 Jul; 9(4): 263–8

Black HS: Pro-carcinogenic activity of [small beta]-carotene, a putative systemic photoprotectant. Photochem Photobiol Sci. 2004 Aug; 3(8): 753–8

Bluhm R, Branch R, Johnston P, Stein R: Aplastic anemia associated with canthaxanthin ingested for »tanning« purposes. JAMA. 1990 Sep; 264(9): 1141–2

Bojs G, Nicklasson B, Svensson A: Allergic contact dermatitis to propyl gallate. Contact Dermatitis. 1987 Nov; 17(5): 294–8

Boris M, Mandel FS: Foods and additives are common causes of the attention deficit hyperactive disorder in children. Ann Allergy. 1994 May; 72(5): 462–8

Borzelleca JF, Goldenthal EI, Wazeter FX, Schardein JL: Evaluation of the potential teratogenicity of FD & C Blue No. 2 in rats and rabbits. Food Chem Toxicol. 1987 Jul; 25(7): 495–7

Bosscher D, Van Caillie-Bertrand M, Deelstra H: Effect of thickening agents, based on soluble dietary fiber, on the availability of calcium, iron, and zinc from infant formulas. Nutrition. 2001 Jul–Aug; 17(7–8): 614–8

Boudreault G, Cortin P, Corriveau LA, Rousseau AP, Tardif Y, Malenfant M: [Canthaxanthine retinopathy: 1. Clinical study in 51 consumers]. Can J Ophthalmol. 1983 Dec; 18(7): 325–8

Bouvier F, Dogbo O, Camara B: Biosynthesis of the food and cosmetic plant pigment bixin (annatto). Science. 2003 Jun; 300(5628): 2089–91

Bove L, Picardo M, Maresca V, Jandolo B, Pace A: A pilot study on the relation between cisplatin neuropathy and vitamin E. J Exp Clin Cancer Res. 2001 Jun; 20(2): 277–80

British Columbia Ministry for Children and Families: Life threatening food allergies in school and childcare settings – A practical resource for parents, care providers and staff. BC 596.1.53, 1999

Brockow K, Ring J: Die häufigsten Auslöser tödlicher Anaphylaxien. Von Aspirin bis Zanderfilet. MMW – Fortschritte der Medizin. 2006/29–30: 28–31

Brown KM, Morrice PC, Duthie GG: Erythrocyte vitamin E and plasma ascorbate concentrations in relation to erythrocyte peroxidation in smokers and nonsmokers: dose response to vitamin E supplementation. Am J Clin Nutr. 1997 Feb; 65(2): 496–502

Bundesinstitut für Risikobewertung (BfR): BfR entwickelt neues Verzehrsmodell für Kinder. Information Nr. 01 672 005 des BfR vom 2. Mai 2005

Bundesinstitut für Risikobewertung (BfR): Erhöhte Gehalte von Aluminium in Laugengebäck. Stellungnahme des BfR vom 25. November 2002

Bundesinstitut für Risikobewertung (BfR): Überempfindlichkeitsreaktionen durch Glutamat in Lebensmitteln. Stellungnahme des BfR vom 16. Juli 2003

Bundesinstitut für Risikobewertung (BfR): Hohe Gehalte an Zitronensäure in Süßwaren und Getränken erhöhen das Risiko für Zahnschäden. Stellungnahme des BfR vom 9. Januar 2004

Bundesinstitut für Risikobewertung (BfR): Hohe Gehalte an Zitronensäure in Süßwaren und Getränken erhöhen das Risiko für Zahnschäden. Aktualisierte Stellungnahme Nr. 006/2005 vom 9. Januar 2004 (aktualisiert am 24. Februar 2005)

Burke KE, Clive J, Combs GF Jr, Commisso J, Keen CL, Nakamura RM: Effects of topical and oral vitamin E on pigmentation and skin cancer induced by ultraviolet irradiation in Skh:2 hairless mice. Nutr Cancer. 2000; 38(1): 87–97

Calvisi DF, Ladu S, Hironaka K, Factor VM, Thorgeirsson SS: Vitamin E down-modulates iNOS and NADPH oxidase in c-Myc/TGF-alpha transgenic mouse model of liver cancer. J Hepatol. 2004 Nov; 41(5): 815–22

Cameron IL, Munoz J, Barnes CJ, Hardman WE: High dietary level of synthetic vitamin E on lipid peroxidation, membrane fatty acid composition and cytotoxicity in breast cancer xenograft and in mouse host tissue. Cancer Cell Int. 2003 Mar; 3(1): 3

Capen CC: Mechanisms of chemical injury of thyroid gland. Prog Clin Biol Res. 1994; 387: 173–91

Chan P, Mahler J, Travlos G, Nyska A, Wenk M: Induction of thyroid lesions in 14-week toxicity studies of 2 and 4-methylimidazole in Fischer 344/N rats and B6C3F1 mice. Arch Toxicol. 2006 Mar; 80(3): 169–80

Chan TY: Food-borne nitrates and nitrites as a cause of methemoglobinemia. Southeast Asian J Trop Med Public Health. 1996 Mar; 27(1): 189–92

Chapin RE, Ku WW, Kenney MA, McCoy H: The effects of dietary boric acid on bone strength in rats. Biol Trace Elem Res. 1998 Winter; 66(1–3): 395–9

Chernomorsky S, Segelman A, Poretz RD: Effect of dietary chlorophyll derivatives on mutagenesis and tumor cell growth. Teratog Carcinog Mutagen. 1999; 19(5): 319–22

Cherrington JW, Chernoff N: Periods of vertebral column sensitivity to boric acid treatment in CD-1 mice in utero. Reprod Toxicol. 2002 May–Jun; 16(3): 237–43

Christen V, Fent K: Silica nanoparticles and silver-doped silica nanoparticles induce endoplasmatic reticulum stress response and alter cytochrome P4501A activity. Chemosphere. 2012 Apr; 87(4): 423–34

Christl SU, Gibson GR, Cummings JH: Role of dietary sulphate in the regulation of methanogenesis in the human large intestine. Gut. 1992 Sep; 33(9): 1234–8

Ciappuccini R, Ansemant T, Maillefert JF, Tavernier C, Ornetti P: Aspartame-induced fibromyalgia, an unusual but curable cause of chronic pain. Clin Exp Rheumatol. 2010 Nov–Dec; 28(6 Suppl 63): S131–3

Ciardi C, Jenny M, Tschoner A, Ueberall F, Patsch J, Pedrini M, Ebenbichler C, Fuchs D: Food additives such as sodium sulphite, sodium benzoate and curcumin inhibit leptin release in lipopolysaccharide-treated murine adipocytes in vitro. Br J Nutr. 2011 Aug 1:1–8

Clarke MW, Burnett JR, Croft KD: Vitamin E in human health and disease. Crit Rev Clin Lab Sci. 2008; 45(5): 417–50

Cleveland J, Montville TJ, Nes IF, Chikindas ML: Bacteriocins: safe, natural antimicrobials for food preservation. Int J Food Microbiol. 2001 Dec 4; 71(1): 1–20

Combes RD: Brown FK and the colouring of smoked fish – a risk-benefit analysis. Food Addit Contam. 1987 Jul–Sep; 4(3): 221–31

Cooke K, Gould MH: The health effects of aluminium – a review. J R Soc Health. 1991 Oct; 111(5): 163–8

Cornwell DG, Williams MV, Wani AA, Wani G, Shen E, Jones KH: Mutagenicity of tocopheryl quinones: evolutionary advantage of selective accumulation of dietary alpha-tocopherol. Nutr Cancer. 2002; 43(1): 111–8

Cummings JH, Macfarlane GT, Macfarlane S: Intestinal bacteria and ulcerative colitis. Curr Issues Intest Microbiol. 2003 Mar; 4(1): 9–20

Darbre PD: Metalloestrogens: an emerging class of inorganic xenoestrogens with potential to add to the oestrogenic burden of the human breast. J Appl Toxicol. 2006; 26: 191–197

Dengate S, Ruben A: Controlled trial of cumulative behavioural effects of a common bread preservative. J Paediatr Child Health. 2002 Aug; 38(4): 373–6

DGE Info: Ist der Geschmacksverstärker Glutamat gesundheitsschädlich? DGE-aktuell. 2003 Jun; 08

Dieter MP: Toxicity and carcinogenicity studies of boric acid in male and female B6C3F1 mice. Environ Health Perspect. 1994 Nov; 102 (Suppl 7): 93–7

Diniz YS, Faine LA, Galhardi CM, Rodrigues HG, Ebaid GX, Burneiko RC, Cicogna AC, Novelli EL: Monosodium glutamate in standard and high-fiber diets: metabolic syndrome and oxidative stress in rats. Nutrition. 2005 Jun; 21(6): 749–55.

Domingo JL, Gomez M, Llobet JM, Corbella J: Influence of some dietary constituents on aluminum absorption and retention in rats. Kidney Int. 1991 Apr; 39(4): 598–601

Druckrey H: Schutz vor Gefährdung der Gesundheit durch Lebensmittelzusätze – Bericht über die internationale Entwicklung, die Konferenzen in Rom 1956 und Ascona 1957. Dt med Wschr. 1957: 32(9): 1310–16

Ecelbarger CA, Greger JL: Dietary citrate and kidney function affect aluminium, zinc and iron utilization in rats. J Nutr. 1991 Nov; 121(11): 1755–62

Eisenbrand G, Adam B, Peter M, Malfertheiner P, Schlag P: Formation of nitrite in gastric juice of patients with various gastric disorders after ingestion of a standard dose of nitrate – a possible risk factor in gastric carcinogenesis. IARC Sci Publ. 1984; (57): 963–8

Ellam TJ, Chico TJ: Phosphate: the new cholesterol? The role of the phosphate axis in non-uremic vascular disease. Atherosclerosis. 2012 Feb; 220(2): 310–8

Europäische Behörde für Lebensmittelsicherheit EFSA. Panel on Food Additives and Nutrient Sources added to Food (ANS). Scientific Opinion on the re-evaluation of butylated hydroxytoluene BHT (E 321) as a food additive. EFSA Journal. 2012; 10(3): 2588 [43 pp.]

Europäische Behörde für Lebensmittelsicherheit EFSA. Panel on Food Additives and Nutrient Sources added to Food (ANS). Statement on the safety assessment of the exposure to butylated hydroxyanisole E 320 (BHA) by applying a new exposure assessment methodology. EFSA Journal 2012; 10(7): 2759 [16 pp.]

Europäische Behörde für Lebensmittelsicherheit EFSA: Assessment of the results of the study by McCann et al. (2007) on the effect of some colours and sodium benzoate on children's behaviour. Scientific Opinion of the Panel on

Food Additives, Flavourings, Processing Aids and Food Contact Materials (AFC). The EFSA Journal. 2008; 660: 1–54

Europäische Behörde für Lebensmittelsicherheit EFSA EFSA-Q-2007–126: Opinion of the Scientific Panel on Food Additives, Flavourings, Processing Aids and Materials in Contact with Food on the food colour Red 2G (E 128) based on a request from the Commission related to the re-evaluation of all permitted food additives. The EFSA Journal. 2007; 515: 1–28

Europäische Behörde für Lebensmittelsicherheit EFSA: EFSA beurteilt neue Studie zu Aspartam und bestätigt dessen Sicherheit. Pressemitteilung, Parma, 5. Juli 2006

Europäische Behörde für Lebensmittelsicherheit EFSA: New research data on the sweetener aspartame to be considered by EFSA's scientific experts. Press release 14. July, 2005

Europäische Behörde für Lebensmittelsicherheit: EFSA/AFC/P_M17/MIN: Minutes of the 17th plenary meeting of the scientific panel on food additives, flavourings, processing aids and materials in contact with food. 2–4 May 2006

Europäische Kommission: Bericht der Kommission über die Aufnahme von Lebensmittelzusatzstoffen in der Europäischen Union. Brüssel. Europäische Kommission: 2001

Europäische Kommission: Verordnung (EG) Nr. 884/2007 der Kommission vom 26. Juli 2007 über Dringlichkeitsmaßnahmen zur Aussetzung der Verwendung von E 128 Rot 2G als Lebensmittelfarbstoff

Europäische Kommission: Opinion re-evaluation of acesulfame K with reference to the previous SCF opinion of 1991 (expressed on 9 March 2000) SCF/CS/ADD/EDUL/194 final. Brüssel: 2000

Europäisches Parlament und Europarat: Verordnung (EG) Nr. 1331/2008 des Europäischen Parlaments und des Rates vom 16. Dezember 2008 über ein einheitliches Zulassungsverfahren für Lebensmittelzusatzstoffe, -enzyme und -aromen

Europäisches Parlament und Europarat: Verordnung (EG) Nr. 1332/2008 des Europäischen Parlaments und des Rates vom 16. Dezember 2008 über Lebensmittelenzyme und zur Änderung der Richtlinie 83/417/ EWG des Rates, der Verordnung (EG) Nr. 1493/1999 des Rates, der Richtlinie 2000/13/EG, der Richtlinie 2001/112/EG des Rates sowie der Verordnung (EG) Nr. 258/97

Europäisches Parlament und Europarat: Verordnung (EG) Nr. 1333/2008 des Europäischen Parlaments und des Rates vom 16. Dezember 2008 über Lebensmittelzusatzstoffe

Europäisches Parlament und Europarat: Verordnung (EG) Nr. 1334/2008 des Europäischen Parlaments und des Rates vom 16. Dezember 2008 über Aromen und bestimmte Lebensmittelzutaten mit Aromaeigenschaften zur Verwendung in und auf Lebensmitteln sowie zur Änderung der Verordnung (EWG) Nr. 1601/91 des Rates, der Verordnungen (EG) Nr. 2232/96 und (EG) Nr. 110/2008 und der Richtlinie 2000/13/EG

Europäisches Parlament und Europarat: Richtlinie Nr. 95/2/EG des Europäischen Parlaments und des Rates vom 20. Februar 1995 über andere Lebensmittelzusatzstoffe als Farbstoffe und Süßungsmittel

Exley C, Esiri MM: Severe cerebral congophilic angiopathy coincident with increased brain aluminium in a resident of Camelford, Cornwall, UK. J Neurol Neurosurg Psychiatry. 2006 Jul; 77(7): 877–9

Exley C: A molecular mechanism of aluminium-induced Alzheimer's disease? J Inorg Biochem. 1999 Aug 30; 76(2): 133–40

Fail PA, George JD, Seely JC, Grizzle TB, Heindel JJ: Reproductive toxicity of boric acid in Swiss (CD-1) mice: assessment using the continuous breeding protocol. Fundam Appl Toxicol. 1991 Aug; 17(2): 225–39

Farrer K: Are we designed for what we eat? Food Science and Technology

Feijó Fde M, Ballard CR, Foletto KC, Batista BA, Neves AM, Ribeiro MF, Bertoluci MC: Saccharin and aspartame, compared with sucrose, induce greater weight gain in adult Wistar rats, at similar total caloric intake levels. Appetite. 2013 Jan; 60(1): 203–7

Ferdman RM, Ong PY, Church JA: Pectin anaphylaxis and possible association with cashew allergy. Ann Allergy Asthma Immunol. 2006 Dec; 97(6): 759–60

Fernandes AC, Almeida CA, Albano F, Laranja GA, Felzenszwalb I, Lage CL, de Sa CC, Moura AS, Kovary K: Norbixin ingestion did not induce any detectable DNA breakage in liver and kidney but caused a considerable impairment in plasma glucose levels of rats and mice. J Nutr Biochem. 2002 Jul; 13(7): 411–420

Fernandez-Tresguerres Hernández JA: Effect of monosodium glutamate given orally on appetite control (a new theory for the obesity epidemic). An R Acad Nac Med (Madr). 2005; 122(2): 341–55; discussion 355–60

Fernando GR, Martha RM, Evangelina R: Consumption of soft drinks with phosphoric acid as a risk factor for the development of hypocalcemia in postmenopausal women. J Clin Epidemiol. 1999 Oct; 52(10): 1007–10

Fischer LA, Agner T: Curcumin allergy in relation to yellow chlorhexidine solution used for skin disinfection prior to surgery. Contact Dermatitis. 2004 Jul; 51(1): 39–40

Fite A, Macfarlane GT, Cummings JH, Hopkins MJ, Kong SC, Furrie E,

Macfarlane S: Identification and quantitation of mucosal and faecal desulfovibrios using real time polymerase chain reaction. Gut. 2004 Apr; 53(4): 523–9

Florin T, Neale G, Gibson GR, Christl SU, Cummings JH: Metabolism of dietary sulphate: absorption and excretion in humans. Gut. 1991 Jul; 32(7): 766–73

Foley RN, Collins AJ, Herzog CA, Ishani A, Kalra PA: Serum Phosphorus Levels Associate with Coronary Atherosclerosis in Young Adults. J Am Soc Nephrol 20: 397–404, 2009.

Foley RN: Phosphate levels and cardiovascular disease in the general population. Clin J Am Soc Nephrol. 2009 Jun; 4(6): 1136–9

Food and Agriculture Organization of the United Nations (FAO)/ Joint FAO/WHO Expert Committee on Food Additives (JECFA), 1964: FAO Nutrition Meetings Report Series No. 38A. Specifications for identity and purity and toxicological evaluation of some antimicrobials and antioxidants

Food and Agriculture Organization of the United Nations (FAO)/ Joint FAO/WHO Expert Committee on Food Additives (JECFA), Geneva, 1966: FAO Nutrition Meetings Report Series No. 40ABC. Toxicological evaluation of some food colours, emulsifiers, stabilizers, anticaking agents and certain other substances

Food and Agriculture Organization of the United Nations (FAO)/ Joint FAO/WHO Expert Committee on Food Additives (JECFA), Rome, 1969: FAO Nutrition Meetings Report Series No. 46A. Toxicological evaluation of some food colours, emulsifiers, stabilizers, anticaking agents and certain other substances

Food and Agriculture Organization of the United Nations (FAO)/ Joint FAO/WHO Expert Committee on Food Additives (JECFA), Geneva, 1970: FAO Nutrition Meetings Report Series No. 48A. Toxicological evaluation of some extraction solvents and certain other substance

Forbes WF, McLachlan DR: Further thoughts on the aluminum-Alzheimer's disease link. J Epidemiol Community Health. 1996 Aug; 50(4): 401–3

Freedman BJ: A dietary free from additives in the management of allergic disease. Clin Allergy. 1977 Sep; 7(5): 417–21

Fretts AM, Howard BV, McKnight B, Duncan GE, Beresford SA, Mete M, Eilat-Adar S, Zhang Y, Siscovick DS: Associations of processed meat and unprocessed red meat intake with incident diabetes: the Strong Heart Family Study. Am J Clin Nutr. 2012 Mar; 95(3): 752–8

Friedrich MJ: To »E« or not to »E,« vitamin E's role in health and disease is the question. JAMA. 2004 Aug 11; 292(6): 671–3

Futrell JM, Rietschel RL: Spice allergy evaluated by results of patch tests. Cutis. 1993 Nov; 52(5): 288–90

García-Mayor RV, Larrañaga Vidal A, Docet Caamaño MF, Lafuente Giménez A: Endocrine disruptors and obesity: obesogens. Endocrinol Nutr. 2012 Apr; 59(4): 261–7.

Geha RS, Beiser A, Ren C, Patterson R, Greenberger PA, Grammer LC, Ditto AM, Harris KE, Shaughnessy MA, Yarnold PR, Corren J, Saxon A: Multicenter, double-blind, placebo-controlled, multiple-challenge evaluation of reported reactions to monosodium glutamate. J Allergy Clin Immunol. 2000 Nov; 106(5): 973–80

Ghosh M, Bandyopadhyay M, Mukherjee A: Genotoxicity of titanium dioxide (TiO_2) nanoparticles at two trophic levels: plant and human lymphocytes. Chemosphere. 2010 Nov; 81(10): 1253–62

Gibson GR, Macfarlane GT, Cummings JH: Occurrence of sulphate-reducing bacteria in human faeces and the relationship of dissimilatory sulphate reduction to methanogenesis in the large gut. J Appl Bacteriol. 1988 Aug; 65(2): 103–11

Giri AK, Sivam SS, Khan KA, Sethi N: Sister chromatid exchange and chromosome aberrations in mice after in vivo exposure of green Sea food colorant. Environ Mol Mutagen. 1992; 19(3): 223–6

Gonzalez-Parra E, Tuñón J, Egido J, Ortiz A: Phosphate: a stealthier killer than previously thought? Cardiovasc Pathol. 2012 Sep–Oct; 21(5): 372–81

Goralczyk R: Beta-carotene and lung cancer in smokers: review of hypotheses and status of research. Nutr Cancer. 2009; 61(6): 767–74

Granholt A, Thune PO: Urticaria and angioedema induced by antiphlogistics, preservatives and dye additives in food and tablets. Tidsskr Nor Laegeforen. 1975 Jan 10; 95(1): 20–2

Grimm HU: Die Ernährungslüge. Wie uns die Lebensmittelindustrie um den Verstand bringt. München: Droemer/Knaur: 2005

Grimm HU: Die Suppe lügt – Die schöne neue Welt des Essens. Stuttgart, Klett-Cotta: 10. aktualisierte Auflage 2006

Grimm HU: Garantiert gesundheitsgefährdend: Wie uns die Zucker-Mafia krank macht. München: Droemer/Knaur: 2013

Grimm HU: Vom Verzehr wird abgeraten: Wie uns die Industrie mit Gesundheitsnahrung krank macht. München: Droemer/Knaur: 2012

Gui S, Zhang Z, Zheng L, Cui Y, Liu X, Li N, Sang X, Sun Q, Gao G, Cheng Z, Cheng J, Wang L, Tang M, Hong F: Molecular mechanism of kidney injury of mice caused by exposure to titanium dioxide nanoparticles. J Hazard Mater. 2011 Nov 15; 195: 365–70

Gunnison AF, Jacobsen DW: Sulfite hypersensitivity. A critical review. CRC Crit Rev Toxicol. 1987; 17(3): 185–214

Gupta R, Sheikh A, Strachan DP, Anderson HR: Time trends in allergic disorders in the U. K. Thorax. 2006 (1): 11

Hagiwara A, Tanaka H, Tiwawech D, Shirai T, Ito N: Oral toxicity study of tragacanth gum in B6C3F1 mice: development of squamous-cell hyperplasia in the forestomach and its reversibility. J Toxicol Environ Health. 1991 Oct; 34(2): 207–18.

Hannuksela M, Haahtela T: Hypersensitivity reactions to food additives. Allergy. 1987 Nov; 42(8): 561–75

Hartman TJ, Dorgan JF, Woodson K, Virtamo J, Tangrea JA, Heinonen OP, Taylor PR, Barrett MJ, Albanes D: Effects of long-term alpha-tocopherol supplementation on serum hormones in older men. Prostate. 2001 Jan 1; 46(1): 33–8

Hasnain BI, Mooradian AD: Recent trials of antioxidant therapy: what should we be telling our patients? Cleve Clin J Med. 2004 Apr; 71(4): 327–34

Hata M, Sasaki E, Ota M, Fujimoto K, Yajima J, Shichida T, Honda M: Allergic contact dermatitis from curcumin (turmeric). Contact Dermatitis. 1997 Feb; 36(2): 107–8

Hatch EE, Nelson JW, Stahlhut RW, Webster TF: Association of Endocrine Disruptors and Obesity: Perspectives from Epidemiologic Studies. Int J Androl. 2010 April; 33(2): 324–332

Hausen BM, Beyer W: The sensitizing capacity of the antioxidants propyl, octyl, and dodecyl gallate and some related gallic acid esters. Contact Dermatitis. 1992 Apr; 26(4): 253–8

He K, Du S, Xun P, Sharma S, Wang H, Zhai F, Popkin B: Consumption of monosodium glutamate in relation to incidence of overweight in Chinese adults: China Health and Nutrition Survey (CHNS). Am J Clin Nutr. 2011 Jun; 93(6): 1328–36

Hegde VL, Venkatesh YP: Anaphylaxis to excipient mannitol: evidence for an immunoglobulin E-mediated mechanism. Clin Exp Allergy. 2004 Oct; 34(10): 1602–9

Hegde VL, Venkatesh YP: Generation of antibodies specific to D-mannitol, a unique haptenic allergen, using reductively aminated D-mannose-bovine serum albumin conjugate as the immunogen. Immunobiology. 2007; 212(2): 119–28

Heinonen OP, Albanes D, Virtamo J, Taylor PR, Huttunen JK, Hartman AM, Haapakoski J, Malila N, Rautalahti M, Ripatti S, Maenpaa H, Teerenhovi L, Koss L, Virolainen M, Edwards BK: Prostate cancer and supplementation with alpha-tocopherol and beta-carotene: incidence and mortality in a controlled trial. J Natl Cancer Inst. 1998 Mar 18; 90(6): 440–6

Hengel M, Shibamoto T: Carcinogenic 4(5)-methylimidazole found in beverages, sauces, and caramel colors: chemical properties, analysis, and biological activities. J Agric Food Chem. 2013 Jan 30; 61(4): 780–9

Hermanussen M, Tresguerres JA: A new anti-obesity drug treatment: first clinical evidence that, antagonising glutamate-gated Ca2+ ion channels with memantine normalises binge-eating disorders. Econ Hum Biol. 2005 Jul; 3(2): 329–37

Hermanussen M, García AP, Sunder M, Voigt M, Salazar V, Tresguerres JA: Obesity, voracity, and short stature: the impact of glutamate on the regulation of appetite. Eur J Clin Nutr. 2006 Jan; 60(1): 25–31

Hermanussen M, Tresguerres JA: Does high glutamate intake cause obesity? J Pediatr Endocrinol Metab. 2003 Sep; 16(7): 965–8.

Hermanussen M: No consensus on glutamate. Eur J Clin Nutr. 2008 Oct; 62(10): 1252–3

Hong SP, Park HS, Lee MK, Hong CS: Oral provocation tests with aspirin and food additives in asthmatic patients. Yonsei Med J. 1989 Dec; 30(4): 339–45

Houben GF, Penninks AH: Immunotoxicity of the colour additive caramel colour III; a review on complicated issues in the safety evaluation of a food additive. Toxicology. 1994 Aug; 91(3): 289–302

Hubbard SA: Comparative toxicology of borates. Biol Trace Elem Res. 1998; 66(1–3): 343–57

Humphries P, Pretorius E, Naudé H: Direct and indirect cellular effects of aspartame on the brain. Eur J Clin Nutr. 2008 Apr; 62(4): 451–62

Hunter ML, Addy M, Pickles MJ, Joiner A: The role of toothpastes and toothbrushes in the aetiology of toothwear. International Dental Journal 2002; 52; Suppl 5/02: 309–405

Husøy T, Mangschou B, Fotland TØ, Kolset SO, Nøtvik Jakobsen H, Tømmerberg I, Bergsten C, Alexander J, Frost Andersen L: Reducing added sugar intake in Norway by replacing sugar sweetened beverages with beverages containing intense sweeteners – a risk benefit assessment. Food Chem Toxicol. 2008 Sep; 46(9): 3099–105

Ibero M, Eseverri JL, Barroso C, Botey J: Dyes, preservatives and salicylates in the induction of food intolerance and/or hypersensitivity in children. Allergol Immunopathol (Madr). 1982 Jul–Aug; 10(4): 263–8

ILSI Europe: The 3rd ILSI International Symposium on FOOD PACKAGING – Ensuring the Safety, Quality and Traceability of Foods. Food Additives and Contaminants 2004: 21(3)

Insawang T, Selmi C, Cha'on U, Pethlert S, Yongvanit P, Areejitranusorn P, Boonsiri P, Khampitak T, Tangrassameeprasert R, Pinitsoontorn C, Prasongwattana V, Gershwin ME, Hammock BD: Monosodium glutamate (MSG) intake is associated with the prevalence of metabolic syndrome in a rural Thai population. Nutr Metab (Lond). 2012 Jun 8; 9(1): 50

Ishiwata H, Nishijima M, Fukasawa Y: Estimation of preservative concentrations in foods and their daily intake based on official inspection results in Japan in fiscal year 1998. Shokuhin Eiseigaku Zasshi. 2001 Dec; 42(6): 404–12

Iyyaswamy A, Rathinasamy S: Effect of chronic exposure to aspartame on oxidative stress in the brain of albino rats. J Biosci. 2012 Sep; 37(4): 679–88

JECFA/76/SC Joint WHO/FAO Expert Committee on Food Additives: Summary and Conclusions. Sixty-fifth meeting, Geneva 7–16 June 2005 Joint Expert Committee on Food Additives (JECFA). Toxicological monographs and evaluations July 2005: 1–17

Jensen NJ, Willumsen D, Knudsen I: Mutagenic activity at different stages of an industrial ammonia caramel process detected in Salmonella typhimurium TA100 following pre-incubation. Food Chem Toxicol. 1983 Oct; 21(5): 527–30

Joint FAO/WHO Expert Committee on Food Additives (JECFA), 1964: FAO Nutrition Meetings Report Series No. 38A. Specifications for identity and purity and toxicological evaluation of some antimicrobials and antioxidants

Joint FAO/WHO Expert Committee on Food Additives (JECFA), Geneva, 1966: FAO Nutrition Meetings Report Series No. 40ABC. Toxicological evaluation of some food colours, emulsifiers, stabilizers, anticaking agents and certain other substances

Jonas DA, Elmadfa I, Engel KH, Heller KJ, Kozianowski G, König A, Müller D, Narbonne JF, Wackernagel W, Kleiner J: Safety considerations of DNA in food. Ann Nutr Metab. 2001; 45(6): 235–54

Juhlin L: Recurrent urticaria: clinical investigation of 330 patients. Br J Dermatol. 1981 Apr; 104(4): 369–81

Kagi MK, Wüthrich B, Johansson SG: Campari-Orange anaphylaxis due to carmine allergy. Lancet. 1994 Jul; 344(8914): 60–1

Kagi MK, Wüthrich B: Anaphylaxis following ingestion of carmine. Ann Allergy Asthma Immunol. 1996 Mar; 76(3): 296

Kahl R, Kappus H: Toxicology of the synthetic antioxidants BHA and BHT in comparison with the natural antioxidant vitamin E. Z Lebensm Unters Forsch. 1993 Apr; 196(4): 329–38

Kaneko N, Takada J, Yasui H, Sakurai H: Memory deficit in mice administered aluminum-maltolate complex. Biometals. 2006 Feb; 19(1): 83–9

Kapadia GJ, Tokuda H, Konoshima T, Nishino H: Chemoprevention of lung and skin cancer by Beta vulgaris (beet) root extract. Cancer Lett. 1996 Feb; 100(1–2): 211–4

Kapicioglu S, Baki A, Reis A, Tekelioglu Y: Cola drinks consumption and oesophagitis. Dis Esophagus. 1999; 12(4): 306–8

Karakilcik AZ, Zerin M, Arslan O, Nazligul Y, Vural H: Effects of vitamin C and E on liver enzymes and biochemical parameters of rabbits exposed to aflatoxin B1. Vet Hum Toxicol. 2004 Aug; 46(4): 190–2

Karg, G., Gedrich, K., Fischer, K.: Ernährungssituation in Bayern. Stand und Entwicklung. Abschlußbericht zum Forschungsprojekt Bayerische Verzehrsstudie (1995) im Auftrag des Bayerischen Staatsministeriums für Ernährung, Landwirtschaft und Forsten (1997)

Kiec-Swierczynska M, Krecisz B: Occupational allergic contact dermatitis due to curcumin food colour in a pasta factory worker. Contact Dermatitis. 1998 Jul; 39(1): 30–1

Kilpio K, Kallas T, Hupli K, Malanin K: Allergic rhinitis, asthma and eczema caused by gum arabic in a candy factory worker. Duodecim. 2000; 116(22): 2507–9

Klein EA, Thompson IM Jr, Tangen CM, Crowley JJ, Lucia MS, Goodman PJ, Minasian LM, Ford LG, Parnes HL, Gaziano JM, Karp DD, Lieber MM, Walther PJ, Klotz L, Parsons JK, Chin JL, Darke AK, Lippman SM, Goodman GE, Meyskens FL Jr, Baker LH: Vitamin E and the risk of prostate cancer: the Selenium and Vitamin E Cancer Prevention Trial (SELECT). JAMA. 2011 Oct 12; 306(14): 1549–56

Koçkaya EA, Kiliç A: Developmental toxicity of benzyl benzoate in rats after maternal exposure throughout pregnancy. Environ Toxicol. 2011 Sep 16

Koll M, Beeso JA, Kelly FJ, Simanowski UA, Seitz HK, Peters TJ, Preedy VR: Chronic alpha-tocopherol supplementation in rats does not ameliorate either chronic or acute alcohol-induced changes in muscle protein metabolism. Clin Sci (Lond). 2003 Mar; 104(3): 287–94

Kommission der Europäischen Gemeinschaften: Bericht der Kommission über die Aufnahme von Lebensmittelzusatzstoffen in der Europäischen Union. Brüssel 2001

Kommission der Europäischen Gemeinschaften: Bericht der Kommission über die Aufnahme von Lebensmittelzusatzstoffen in der Europäischen Union: Brüssel: Europäische Kommission 2001

Kommission der Europäischen Gemeinschaften: Richtlinie 95/45/EG der Kommission vom 26. Juli 1995 zur Festlegung spezifischer Reinheitskriterien für Lebensmittelfarbstoffe

Kondoh T, Mori M, Ono T, Torii K: Mechanisms of umami taste preference and aversion in rats. J Nutr. 2000 Apr; 130(4 Suppl): 966–70

Kondoh T, Torii K: MSG intake suppresses weight gain, fat deposition, and plasma leptin levels in male Sprague-Dawley rats. Physiol Behav. 2008 Sep 3;95(1–2):135–44

Kontush A, Finckh B, Karten B, Kohlschutter A, Beisiegel U: Antioxidant and prooxidant activity of alpha-tocopherol in human plasma and low density lipoprotein. J Lipid Res. 1996 Jul; 37(7): 1436–48

Kornbrust D, Barfknecht T: Testing of 24 food, drug, cosmetic, and fabric dyes in the in vitro and the in vivo/in vitro rat hepatocyte primary culture/DNA repair assays. Environ Mutagen. 1985; 7(1): 101–20

Koutsogeorgopoulou L, Maravelias C, Methenitou G, Koutselinis A: Immunological aspects of the common food colorants, amaranth and tartrazine. Vet Hum Toxicol. 1998 Feb; 40(1): 1–4

Krinsky NI, Landrum JT, Bone RA: Biologic mechanisms of the protective role of lutein and zeaxanthin in the eye. Annu Rev Nutr. 2003; 23: 171–201

Kroes R, Galli C, Munro I, Schilter B, Tran L-A, Walker R, Würtzen G: Threshold of toxicological concern for chemical substances present in the diet: A practical tool for assessing the need for toxicity testing. Food and Chemical Toxicology. Feb 2000; 38(2–3): 255–312

Ku WW, Chapin RE: Mechanism of the testicular toxicity of boric acid in rats: in vivo and in vitro studies. Environ Health Perspect. 1994 Nov; 102 (Suppl 7): 99–105

Kudo S, Tanase H, Yamasaki M, Nakao M, Miyata Y, Tsuru K, Imai S: Collaborative work to evaluate toxicity on male reproductive organs by repeated dose studies in rats 23. A comparative 2- and 4-week repeated oral dose testicular toxicity study of boric acid in rats. J Toxicol Sci. 2000 Oct; 25 Spec No: 223–32

Kudoh K, Shimizu J, Ishiyama A, Wada M, Takita T, Kanke Y, Innami S: Secretion and excretion of immunoglobulin A to cecum and feces differ with type of indigestible saccharides. J Nutr Sci Vitaminol (Tokyo). 1999 Apr; 45(2): 173–81

Kumar V, Gill KD: Aluminium neurotoxicity: neurobehavioural and oxidative aspects. Arch Toxicol. 2009 Nov; 83(11): 965–78

Kushi LH, Folsom AR, Prineas RJ, Mink PJ, Wu Y, Bostick RM: Dietary antioxidant vitamins and death from coronary heart disease in postmenopausal women. N Engl J Med. 1996 May; 334(18): 1156–62

Lamb SR, Wilkinson SM: Contact allergy to tetrahydrocurcumin. Contact Dermatitis. 2003 Apr; 48(4): 227

Landgericht Düsseldorf: Urteil NutraSweet AG gegen Dr. H. Kruse, 12 O 354/99. 1999

Landgericht Düsseldorf: Urteil zur Bedenklichkeit des Gebrauchs von Aspartam vom 8. September 1999, Az. 12 0 354/99

Larsen MJ, Nyvad B: Enamel erosion by some soft drinks and orange juices relative to their pH, buffering effect and contents of calcium phosphate. Caries Res. 1999; 33(1): 81–7

Lau K, McLean WG, Williams DP, Howard CV: Synergistic interactions between commonly used food additives in a developmental neurotoxicity test. Toxicol Sci. 2006 Mar; 90(1): 178–87

Lauer K: The history of nitrite in human nutrition: a contribution from German cookery books. J Clin Epidemiol. 1991; 44(3): 261–4

Leatherhead Food International: The Food Additives Market. Global Trends and Developments. 2nd Edition May 2002

Lebensmittel- und Bedarfsgegenständegesetz (LMBG). Gesetz über den Verkehr mit Lebensmitteln, Tabakerzeugnissen, kosmetischen Mitteln und sonstigen Bedarfsgegenständen (BGBl. I 1974) vom 15. August 1974, in der aktualisierten Fassung vom 12. Juni 2004 (BGBl. I 2004)

Leppala JM, Virtamo J, Fogelholm R, Huttunen JK, Albanes D, Taylor PR, Heinonen OP: Controlled trial of alpha-tocopherol and beta-carotene supplements on stroke incidence and mortality in male smokers. Arterioscler Thromb Vasc Biol. 2000 Jan; 20(1): 230–5

Lester MR: Sulfite sensitivity: significance in human health. J Am Coll Nutr. 1995 Jun; 14(3): 229–32

Leth T, Fabricius N, Fagt S: Estimated intake of intense sweeteners from non-alcoholic beverages in Denmark. Food Addit Contam. 2007 Mar; 24(3): 227–35

Levitan H: Food, drug, and cosmetic dyes: biological effects related to lipid solubility. Proc Natl Acad Sci USA. 1977 Jul; 74(7): 2914–8

Liippo J, Lammintausta K: Allergy to carmine red (E 120) is not dependent on concurrent mite allergy. Int Arch Allergy Immunol. 2009; 150(2): 179–83

Linden CH, Hall AH, Kulig KW, Rumack BH: Acute ingestions of boric acid. J Toxicol Clin Toxicol. 1986; 24(4): 269–79

Long SK: Citric Acid from Citrus Processing Wastes. 23rd PIWC, 18–25

Lucas CD, Hallagan JB, Taylor SL: The role of natural color additives in food allergy. Adv Food Nutr Res. 2001; 43: 195–216

Luscombe-Marsh ND, Smeets AJ, Westerterp-Plantenga MS: Taste sensitivity for monosodium glutamate and an increased liking of dietary protein. Br J Nutr. 2008 Apr; 99(4): 904–8

Lussi A: Dental Erosion. From Diagnosis to Therapy. Basel, Karger: 2006

Lussi M, Schaffner P, Holz, Suter P: Dental erosion in a population of Swiss adults. Community Dent Oral Epidemiol. 1991 Oct; 19(5): 286–90

Macfarlane S, Furrie E, Cummings JH, Macfarlane GT: Chemotaxonomic analysis of bacterial populations colonizing the rectal mucosa in patients with ulcerative colitis. Clin Infect Dis. 2004 Jun; 38(12): 1690–9

Macioszek VK, Kononowicz AK: The evaluation of the genotoxicity of two commonly used food colors: Quinoline Yellow (E 104) and Brilliant Black BN (E 151). Cell Mol Biol Lett. 2004; 9(1): 107–22

Magner J, Gerber P: Urticaria due to blue dye in synthroid tablets. Thyroid. 1994; 4(3): 341

Mailman RB, Ferris RM, Tang FL, Vogel RA, Kilts CD, Lipton MA, Smith DA, Mueller RA, Breese GR: Erythrosine (Red No. 3) and its nonspecific biochemical actions: what relation to behavioral changes? Science. 1980 Feb; 207(4430): 535–7

Malila N, Taylor PR, Virtanen MJ, Korhonen P, Huttunen JK, Albanes D, Virtamo J: Effects of alpha-tocopherol and beta-carotene supplementation on gastric cancer incidence in male smokers (ATBC Study, Finland). Cancer Causes Control. 2002 Sep; 13(7): 617–2

Mangham BA, Moorhouse SR, Grant D, Brantom PG, Gaunt IF: Three-generation toxicity study of rats ingesting Brown HT in the diet. Food Chem Toxicol. 1987 Dec; 25(12): 999–1007

Marcus AJ, Marcus SN, Marcus R, Watt J: Rapid production of ulcerative disease of the colon in newly-weaned guinea-pigs by degraded carrageenan. J Pharm Pharmacol. 1989 Jun; 41(6): 423–6

Martone WJ, Williams WW, Mortensen ML, Gaynes RP, White JW, Lorch V, Murphy MD, Sinha SN, Frank DJ, Kosmetatos N, et al.: Illness with fatalities in premature infants: association with an intravenous vitamin E preparation, E-Ferol. Pediatrics. 1986 Oct; 78 (4): 591–600

Masuda M, Mower HF, Pignatelli B, Celan I, Friesen MD, Nishino H, Ohshima H: Formation of N-nitrosamines and N-nitramines by the reaction of secondary amines with peroxynitrite and other reactive nitrogen species: comparison with nitrotyrosine formation. Chem Res Toxicol. 2000 Apr; 13 (4): 301–8

Mathelier-Fusade P, Vermeulen C, Leynadier F: Responsibility of food in exercise-induced anaphylaxis: 7 cases. Ann Dermatol Venereol. 2002 May; 129: 694–7

Matula TI, Downie RH: Genetic toxicity of erythrosine in yeast. Mutat Res. 1984 Nov–Dec; 138(2–3): 153–6

Mazariegos-Ramos E, Guerrero-Romero F, Rodriguez-Moran M, Lazcano-

Burciaga G, Paniagua R, Amato D: Consumption of soft drinks with phosphoric acid as a risk factor for the development of hypocalcemia in children: a case-control study. J Pediatr. 1995 Jun; 126(6): 940–2

McCann D, Barrett A, Cooper A, Crumpler D, Dalen L, Grimshaw K, Kitchin E, Lok K, Porteous L, Prince E, Sonuga-Barke E, Warner JO, Stevenson J: Food additives and hyperactive behaviour in 3-year-old and 8/9-year-old children in the community: a randomised, double-blinded, placebo-controlled trial. Lancet. 2007 Nov 3; 370(9598): 1560–7. Erratum in: Lancet. 2007 Nov 3; 370(9598): 1542.

McCutcheon JW: Nitrosamines in bacon: a case study of balancing risks. Public Health Rep. 1984 Jul–Aug; 99(4): 360–4

McGuinness R, Beaumont P: Gold dust retinopathy after the ingestion of canthaxanthine to produce skin-bronzing. Med J Aust. 1985 Dec; 143 (12–13): 622–3

McLachlan DR, Kruck TP, Lukiw WJ, Krishnan SS: Would decreased aluminium ingestion reduce the incidence of Alzheimer's disease? CMAJ. 1991 Oct 1; 145(7): 793–804

McNeil C: Vitamin E and prostate cancer: research focus turns to biologic mechanisms. J Natl Cancer Inst. 2011 Dec 7; 103(23): 1731–4

Micha R, Michas G, Mozaffarian D: Unprocessed red and processed meats and risk of coronary artery disease and type 2 diabetes – an updated review of the evidence. Curr Atheroscler Rep. 2012 Dec; 14(6): 515–24

Michaëlsson G, Juhlin L: Urticaria induced by preservatives and dye additives in food and drugs. Br J Dermatol. 1973 Jun; 88(6): 525–32

Mikkelsen H, Larsen JC, Tarding F: Hypersensitivity reactions to food colours with special reference to the natural colour annatto extract (butter colour). Arch Toxicol Suppl. 1978 (1): 141–3

Miller ER 3rd, Pastor-Barriuso R, Dalal D, Riemersma RA, Appel LJ, Guallar E: Meta-Analysis: High-dosage vitamin E supplementation may increase all-cause mortality. Ann Intern Med. 2005 Jan; 142(1): 37–46

Minogue PJ, Thomas JN: An alpha-tocopherol dose response study in Paramecium tetraurelia. Mech Ageing Dev. 2004 Jan; 125(1): 21–30

Mischek D, Krapfenbauer-Cermak C: Exposure assessment of food preservatives (sulphites, benzoic and sorbic acid) in Austria. Food Addit Contam Part A Chem Anal Control Expo Risk Assess. 2012 Mar; 29(3): 371–82

Mitchel RE, McCann RA: Skin tumor promotion by Vitamin E in mice: amplification by ionizing radiation and Vitamin C. Cancer Detect Prev. 2003; 27(2): 102–8

Moller-Jensen O, Knudsen JB, Sorensen BL, Clemmesen J: Artificial sweeteners and absence of bladder cancer risk in Copenhagen. Int J Cancer. 1983 Nov; 32(5): 577–82

Moneret-Vautrin DA, Kanny G, Faller JP, Levan D, Kohler C: Severe anaphylactic shock with heart arrest caused by coffee and gum arabic, potentiated by beta-blocking eyedrops. Rev Med Intern. 1993 Feb; 14(2): 107–11

Monreal M, Server V, Guitierrez A, Marin JL, Eseverri JL, Botey J: El colorante rojo cochinilla en patologia allérgica pediatrica. Rev Esp Alergol Immunol Clin. 1992; 7: 19–25

Morris MC, Evans DA, Bienias JL, Tangney CC, Wilson RS: Vitamin E and cognitive decline in older persons. Arch Neurol. 2002 Jul; 59(7): 1125–32

Mortelmans LJ, Van Loo M, De Cauwer HG, Merlevede K: Seizures and hyponatremia after excessive intake of diet coke. Eur J Emerg Med. 2008 Feb; 15(1): 51

Moseman RF: Chemical disposition of boron in animals and humans. Environ Health Perspect. 1994 Nov; 102 (Suppl 7): 113–7

Moutinho IL, Bertges LC, Assis RV: Prolonged use of the food dye tartrazine (FD&C yellow no 5) and its effects on the gastric mucosa of Wistar rats. Braz J Biol. 2007 Feb; 67(1): 141–5

Mpountoukas P, Pantazaki A, Kostareli E, Christodoulou P, Kareli D, Poliliou S, Mourelatos C, Lambropoulou V, Lialiaris T: Cytogenetic evaluation and DNA interaction studies of the food colorants amaranth, erythrosine and tartrazine. Food Chem Toxicol. 2010 Oct; 48(10): 2934–44

Mukherjee A, Chakrabarti J: In vivo cytogenetic studies on mice exposed to acesulfame-K – a non-nutritive sweetener. Food Chem Toxicol. 1997 Dec; 35(12): 1177–9

Mukhopadhyay M, Mukherjee A, Chakrabarti J: In vivo cytogenetic studies on blends of aspartame and acesulfame-K. Food Chem Toxicol. 2000 Jan; 38(1): 75–7

Murdoch WJ, Martinchick JF: Oxidative damage to DNA of ovarian surface epithelial cells affected by ovulation: carcinogenic implication and chemoprevention. Exp Biol Med (Maywood). 2004 Jun; 229(6): 546–52

Murinda SE, Rashid KA, Roberts RF: In vitro assessment of the cytotoxicity of nisin, pediocin, and selected colicins on simian virus 40-transfected human colon and Vero monkey kidney cells with trypan blue staining viability assays. J Food Prot. 2003 May; 66(5): 847–53

Nagasawa K, Akagi J, Koma M, Kakuda T, Nagai K, Shimohama S, Fujimoto S: Transport and toxic mechanism for aluminum citrate in human neuroblastoma SH-SY5Y cells. Life Sci. 2006 May 30; 79(1): 89–97

Nair B: Final report on the safety assessment of Benzyl Alcohol, Benzoic Acid, and Sodium Benzoate. Int J Toxicol. 2001; 20 (Suppl 3): 23–50

Nakamura M, Hagiwara A, Imai N, Ichihara T, Sano M, Tamano S, Aoki H, Yasuhara K, Koda T, Shirai T: A thirteen-week oral toxicity study of annatto extract (norbixin), a natural food color extracted from the seed coat of annatto (Bixa orellana L.), in Sprague-Dawley rats. Food Chem Toxicol. 2003 Aug; 41(8): 1157–64

Narotsky MG, Schmid JE, Andrews JE, Kavlock RJ: Effects of boric acid on axial skeletal development in rats. Biol Trace Elem Res. 1998 Winter; 66(1–3): 373–94

National Toxicology Program: NTP Carcinogenesis Bioassay of Propyl Gallate (CAS No. 121–79–9) in F344/N Rats and B6C3F1 Mice (Feed Study). Natl Toxicol Program Tech Rep Ser. 1982 Dec; 240: 1–152

National Toxicology Program: Toxicology and carcinogenesis studies of 4-methylimidazole (Cas No. 822–36–6) in F344/N rats and B6C3F1 mice (feed studies). Natl Toxicol Program Tech Rep Ser. 2007 Jan; (535): 1–274

Nedzvetsky VS, Tuzcu M, Yasar A, Tikhomirov AA, Baydas G: Effects of vitamin E against aluminum neurotoxicity in rats. Biochemistry (Mosc). 2006 Mar; 71(3): 239–44

Negre-Salvayre A, Mabile L, Delchambre J, Salvayre R: Alpha-Tocopherol, ascorbic acid, and rutin inhibit synergistically the copper-promoted LDL oxidation and the cytotoxicity of oxidized LDL to cultured endothelial cells. Biol Trace Elem Res. 1995 Jan–Mar; 47(1–3): 81–91

Nettis E, Colanardi MC, Ferrannini A, Tursi A: Sodium benzoate-induced repeated episodes of acute urticaria/angio-oedema: randomized controlled trial. Br J Dermatol. 2004 Oct; 151(4): 898–902

Neunteufl T, Priglinger U, Heher S, Zehetgruber M, Soregi G, Lehr S, Huber K, Maurer G, Weidinger F, Kostner K: Effects of vitamin E on chronic and acute endothelial dysfunction in smokers. J Am Coll Cardiol. 2000 Feb; 35(2): 277–83

Ng CY, Kamisah Y, Faizah O, Jaarin K: The role of repeatedly heated soybean oil in the development of hypertension in rats: association with vascular inflammation. Int J Exp Pathol. 2012 Oct; 93(5): 377–87

NIH Cancer facts: Fact sheet Artificial Sweeteners. Bethesda/Maryland: 03, 2003

Nish WA, Whisman BA, Goetz DW, Ramirez DA: Anaphylaxis to annatto dye: a case report. Ann Allergy. 1991 Feb; 66(2): 129–31

Nitzan M, Volovitz B, Topper E: Infantile methemoglobinemia caused by food additives. Clin Toxicol. 1979 Oct; 15(3): 273–80

Nohl H, Stolze K: The effects of xenobiotics on erythrocytes. Gen Pharmacol. 1998 Sep; 31(3): 343–7

Nolan CR, DeGoes JJ, Alfrey AC: Aluminum and lead absorption from dietary sources in women ingesting calcium citrate. South Med J. 1994 Sep; 87(9): 894–8

Nseir W, Nassar F, Assy N: Soft drinks consumption and nonalcoholic fatty liver disease. World J Gastroenterol. 2010 Jun 7; 16(21): 2579–88

NTP Toxicology and Carcinogenesis Studies of D&C Yellow: No. 11 (CAS No. 8003–22–3) in F344/N Rats (Feed Studies). Natl Toxicol Program Tech Rep Ser. 1997 Apr; 463: 1–190

Ohnishi M, Razzaque MS: Dietary and genetic evidence for phosphate toxicity accelerating mammalian aging. The FASEB Journal. 2012 Sept; 24(9): 3562–3571

Olney JW, Ho OL, Rhee V: Brain-damaging potential of protein hydrolysates. N Engl J Med. 1973 Aug; 289(8): 391–5

Olney JW, Ho OL: Brain damage in infant mice following oral intake of glutamate, aspartate or cysteine. Nature. 1970 Aug; 227(5258): 609–11

Olney JW, Labruyere J, de Gubareff T: Brain damage in mice from voluntary ingestion of glutamate and aspartate. Neurobehav Toxicol. 1980 Summer; 2(2): 125–9

Olney JW: Brain lesions, obesity, and other disturbances in mice treated with monosodium glutamate. Science. 1969; 164: 719–721

Olney JW: Excitotoxic amino acids and neuropsychiatric disorders. Annu Rev Pharmacol Toxicol. 1990; 30: 47–71

Olney JW: Excitotoxic food additives – relevance of animal studies to human safety. Neurobehav Toxicol Teratol. 1984 Nov–Dec; 6(6): 455–62

Olney JW: Excitotoxin mediated neuron death in youth and old age. Prog Brain Res. 1990; 86: 37–51

Olney JW: Glutamate-induced retinal degeneration in neonatal mice. Electron microscopy of the acutely evolving lesion. J Neuropathol Exp Neurol. 1969 Jul; 28(3): 455–74

Ortolani C, Bruijnzeel-Koomen C, Bengtsson U, Bindslev-Jensen C, Bjorksten B, Host A, Ispano M, Jarish R, Madsen C, Nekam K, Paganelli R, Poulsen LK, Wüthrich B: Controversial aspects of adverse reactions to food. European Academy of Allergology and Clinical Immunology (EAACI) Reactions to Food Subcommittee. Allergy. 1999 Jan; 54(1): 27–45

Osborn-Barnes HT, Akoh CC: Effects of alpha-tocopherol, beta-carotene, and soy isoflavones on lipid oxidation of structured lipid-based emulsions. J Agric Food Chem. 2003 Nov 5; 51(23): 6856–60

Osman MY, Sharaf IA, Osman HM, El-Khouly ZA, Ahmed EI: Synthetic organic food colouring agents and their degraded products: effects on human and rat cholinesterases. Br J Biomed Sci. 2004; 61(3): 128–32

Ou LS, Kuo ML, Huang JL: Anaphylaxis to riboflavin (vitamin B2). Ann Allergy Asthma Immunol. 2001 Nov; 87(5): 430–3

Pacor ML, Di Lorenzo G, Martinelli N, Mansueto P, Rini GB, Corrocher R: Monosodium benzoate hypersensitivity in subjects with persistent rhinitis. Allergy. 2004 Feb; 59(2): 192–7

Papanikolaou I, Stenger R, Bessot JC, de Blay F, Pauli G: Anaphylactic shock to guar gum (food additive E 412) contained in a meal substitute. Allergy. 2007 Jul; 62(7): 822

Park M, Park HR, Kim SJ, Kim MS, Kong KH, Kim HS, Gong EJ, Kim ME, Kim HS, Lee BM, Lee J: Risk assessment for the combinational effects of food color additives: neural progenitor cells and hippocampal neurogenesis. J Toxicol Environ Health A. 2009; 72(21–22): 1412–23

Paul W: Die kulinarische Selbstbestimmung. Eine menschenrechtliche Apologie des Feinschmeckers. In: Dieter Simon/Manfred Weiss (Hg.): Zur Autonomie des Individuums. Baden Baden, Liber Amicorum Spiros Simitis: 2000, S. 295–305

Pepino MY, Finkbeiner S, Beauchamp GK, Mennella JA: Obese women have lower monosodium glutamate taste sensitivity and prefer higher concentrations than do normal-weight women. Obesity (Silver Spring). 2010 May; 18(5): 959–65

Peters R, Kramer E, Oomen AG, Rivera ZE, Oegema G, Tromp PC, Fokkink R, Rietveld A, Marvin HJ, Weigel S, Peijnenburg AA, Bouwmeester H: Presence of nano-sized silica during in vitro digestion of foods containing silica as a food additive. ACS Nano. 2012 Mar 27; 6(3): 2441–51

Petrus M, Bonaz S, Causse E, Rhabbour M, Moulie N, Netter JC, Bildstein G: Asthma and intolerance to benzoates. Arch Pediatr. 1996 Oct; 3(10): 984–7

Pevny I, Rauscher E, Lechner W, Metz J: Excessive allergy due to benzoic acid followed by anaphylactic shock. (author's transl). Der Beruf Umwelt. 1981; 29(5): 123–30

Pisarik P, Kai D: Vestibulocochlear toxicity in a pair of siblings 15 years apart secondary to aspartame: two case reports. Cases J. 2009 Sep 15; 2: 9237

Piscitelli C, Dunayer E, Aumann M: Xylitol toxicity in dogs. Compend Contin Educ Vet. 2010; 32(2): E 1–4

Polyák E, Gombos K, Hajnal B, Bonyár-Müller K, Szabó S, Gubicskó-Kisbenedek A, Marton K, Ember I Effects of artificial sweeteners on body weight, food and drink intake. Acta Physiol Hung. 2010 Dec; 97(4): 401–7

Pontefract H, Hughes J, Kemp K, Yates R, Newcombe RG, Addy M: Erosive effects of some mouthrinses on enamel. A study in situ. Journal of Clinical. Periodontology. 2001; 28: 319–324

Porras O, Carlsson B, Fallstrom SP, Hanson LA: Detection of soy protein in soy lecithin, margarine and, occasionally, soy oil. Int Arch Allergy Appl Immunol. 1985; 78(1): 30–2

Poulsen E: Case study: erythrosine. Food Addit Contam. 1993 May–Jun; 10(3): 315–23

Prati C, Montebugnoli L, Suppa P, Valdre G, Mongiorgi R: Permeability and morphology of dentin after erosion induced by acidic drinks. J Periodontol 2003 Apr; 74(4): 428–36

Rapola JM, Virtamo J, Ripatti S, Huttunen JK, Albanes D, Taylor PR, Heinonen OP: Randomised trial of alpha-tocopherol and beta-carotene supplements on incidence of major coronary events in men with previous myocardial infarction. Lancet. 1997 Jun 14; 349(9067): 1715–20

Reiser J, Ingram D, Mitchell EB, Warner JO: House dust mite allergen levels and an anti-mite mattress spray (natamycin) in the treatment of childhood asthma. Clin Exp Allergy. 1990 Sep; 20(5): 561–7

Reist M, Jenner P, Halliwell B: Sulphite enhances peroxynitrite-dependent alpha1-antiproteinase inactivation. A mechanism of lung injury by sulphur dioxide? FEBS Lett. 1998 Feb 20; 423(2): 231–4

Ren X, Ferreira JG, Yeckel CW, Kondoh T, de Araujo IE: Effects of ad libitum ingestion of monosodium glutamate on weight gain in C57BL6/J mice. Digestion. 2011; 83 (suppl): 32–6

Restani P, Restelli AR, Galli CL: Formaldehyde and hexamethylenetetramine as food additives: chemical interactions and toxicology. Food Addit Contam. 1992 Sep–Oct; 9(5): 597–605

Restuccio A, Mortensen ME, Kelley MT: Fatal ingestion of boric acid in an adult. Am J Emerg Med. 1992 Nov; 10(6): 545–7

Reus KE, Houben GF, Stam M, Dubois AE: Food additives as a cause of medical symptoms: relationship shown between sulfites and asthma and anaphylaxis; results of a literature review. Ned Tijdschr Geneeskd. 2000 Sep 16; 144(38): 1836–9

Reyes FG, Valim MF, Vercesi AE: Effect of organic synthetic food colours on mitochondrial respiration. Food Addit Contam. 1996 Jan; 13(1): 5–11

Rietschel RL: Contact urticaria from synthetic cassia oil and sorbic acid limited to the face. Contact Dermatitis. 1978 Dec; 4(6): 347–9

Roberts A, Renwick AG, Sims J, Snodin DJ: Sucralose metabolism and pharmacokinetics in man. Food Chem Toxicol. 2000; 38 (Suppl 2): 31–41

Roberts HJ: Aspartam Disease. An Ignored Epidemic. Tex Heart Inst J. 2004; 31(1): 105

Roberts RJ, Knight ME: Pharmacology of vitamin E in the newborn. Clin Perinatol. 1987 Dec; 14(4): 843–55

Rowe KS, Rowe KJ: Synthetic food coloring and behavior: a dose response effect in a double-blind, placebo-controlled, repeated-measures study. J Pediatr. 1994 Nov; 125(5 Pt 1): 691–8

Rowe KS: Synthetic food colourings and »hyperactivity«: a double-blind crossover study. Aust Paediatr J. 1988 Apr; 24(2): 143–7

Rudin O, Stauffer E, Cramer Y, Kramer M: Glutamic acid group poisoning. So-called Chinese restaurant syndrome. Beitr Gerichtl Med. 1989; 47: 69–71

Samuel P, Khan MA, Nag S, Inagami T, Hussain T: Angiotensin AT(2) receptor contributes towards gender bias in weight gain. PLoS One. 2013; 8(1): e48425.

Sander I, Raulf-Heimsoth M, Wiemer K, Kespohl S, Brüning T, Merget R: Sensitization due to gum arabic (Acacia senegal): the cause of occupational allergic asthma or crossreaction to carbohydrates? Int Arch Allergy Immunol. 2006; 141(1): 51–6

Sands GH, Newman L, Lipton R: Cough, exertional, and other miscellaneous headaches. Med Clin North Am. 1991 May; 75(3): 733–47

Sasaki YF, Kawaguchi S, Kamaya A, Ohshita M, Kabasawa K, Iwama K, Taniguchi K, Tsuda S: The comet assay with 8 mouse organs: results with 39 currently used food additives. Mutat Res. 2002 Aug 26; 519 (1–2): 103–19

Scher W, Scher BM: A possible role for nitric oxide in glutamate (MSG)-induced Chinese restaurant syndrome, glutamate-induced asthma, »hot-dog headache«, pugilistic Alzheimer's disease, and other disorders. Med Hypotheses. 1992 Jul; 38(3): 185–8

Scheurer M, Brauch HJ, Lange FT: Analysis and occurrence of seven artificial sweeteners in German waste water and surface water and in soil aquifer treatment (SAT). Anal Bioanal Chem (2009) 394: 1585–1594

Schlag P, Bockler R, Peter M: Nitrite and nitrosamines in gastric juice: risk factors for gastric cancer? Scand J Gastroenterol. 1982 Jan; 17(1): 145–50

Schlatter J, Wurgler FE, Kranzlin R, Maier P, Holliger E, Graf U: The potential genotoxicity of sorbates: effects on cell cycle in vitro in V79 cells and somatic mutations in Drosophila. Food Chem Toxicol. 1992 Oct; 30(10): 843–51

Schürks M, Glynn RJ, Rist PM, Tzourio C, Kurth T: Effects of vitamin E on stroke subtypes: meta-analysis of randomised controlled trials. BMJ. 2010 Nov 4; 341: c5702

Scientific committee on food: Opinion on hydrogenated poly-1-decene. SCF/CS/ADD/MsAd/199 Final 12 July 2001. Brüssel: 2001

Scopp AL: MSG and hydrolyzed vegetable protein induced headache: review and case studies. Headache. 1991 Feb; 31(2): 107–10

Shellis RP, Addy M, Rees GD: In vitro studies on the effect of sodium tripolyphosphate on the interactions of stain and salivary protein with hydroxyapatite. J Dent. 2005 Apr; 33(4): 319–24

Shi Z, Yuan B, Taylor AW, Dai Y, Pan X, Gill TK, Wittert GA: Monosodium glutamate is related to a higher increase in blood pressure over 5 years: findings from the Jiangsu Nutrition Study of Chinese adults. J Hypertens. 2011 May; 29(5): 846–53

Shimada C, Kano K, Sasaki YF, Sato I, Tsudua S: Differential colon DNA damage induced by azo food additives between rats and mice. J Toxicol Sci. 2010 Aug; 35(4): 547–54

Shimizu J, Oka M, Kudoh K, Wada M, Takita T, Innami S, Tadokoro T, Maekawa A: Effects of a partially hydrolyzed curdlan on serum and hepatic cholesterol concentration, and cecal fermentation in rats. Int J Vitam Nutr Res. 2002 Mar; 72(2): 101–8

Shimizu J, Tsuchihashi N, Kudoh K, Wada M, Takita T, Innami S: Dietary curdlan increases proliferation of bifidobacteria in the cecum of rats. Biosci Biotechnol Biochem. 2001 Feb; 65(2): 466–9

Shimizu J, Wada M, Takita T, Innami S: Curdlan and gellan gum, bacterial gelforming polysaccharides, exhibit different effects on lipid metabolism, cecal fermentation and fecal bile acid excretion in rats. J Nutr Sci Vitaminol (Tokyo). 1999 Jun; 45(3): 251–62

Siegel E, Wason S: Boric acid toxicity. Pediatr Clin North Am. 1986 Apr; 33(2): 363–7

Simon D, Weiss M (Hrsg.): Die kulinarische Selbstbestimmung. Eine menschenrechtliche Apologie des Feinschmeckers, in: Zur Autonomie des Individuums. Liber Amicorum Spiros Simitis, Baden Baden: 2000, S. 295–305

Skyrme-Jones RA, O'Brien RC, Berry KL, Meredith IT: Vitamin E supplementation improves endothelial function in type I diabetes mellitus: a randomized, placebo-controlled study. J Am Coll Cardiol. 2000 Jul; 36(1): 94–102

Slanina P, Falkeborn Y, Frech W, Cedergren A: Aluminium concentrations in the brain and bone of rats fed citric acid, aluminium citrate or aluminium hydroxide. Food Chem Toxicol. 1984 May; 22(5): 391–7.

Slanina P, Frech W, Bernhardson A, Cedergren A, Mattsson P: Influence of dietary factors on aluminium absorption and retention in the brain and bone of rats. Acta Pharmacol Toxicol (Copenh). 1985 Apr; 56(4): 331–6

Smith JD, Terpening CM, Schmidt SO, Gums JG: Relief of fibromyalgia symptoms following discontinuation of dietary excitotoxins. Ann Pharmacother. 2001 Jun; 35(6): 702–6

So SJ, Jang IS, Han CS: Effect of micro/nano silica particle feeding for mice. J Nanosci Nanotechnol. 2008 Oct; 8(10): 5367–71

Soffritti M, Belpoggi F, Degli Esposti D, Lambertini L: Aspartame induces lymphomas and leukaemias in rats. Eur J Oncol. 2005; Vol. 10; 2, 107–116

Soffritti M, Belpoggi F, Lambertini L, Tibaldi E, Rigano A: First experimental demonstration of the multipotential carcinogenic effects of aspartame administered in the feed to Sprague-Dawley rats. Environ Health Perspect. 2006 Mar; 114(3): 379–85

Soffritti M, Belpoggi F, Manservigi M, Tibaldi E, Lauriola M, Falcioni L, Bua L: Aspartame administered in feed, beginning prenatally through life span, induces cancers of the liver and lung in male Swiss mice. Am J Ind Med. 2010 Dec; 53(12): 1197–206.

Soffritti M, Belpoggi F, Tibaldi E, Esposti DD, Lauriola M: Life-span exposure to low doses of aspartame beginning during prenatal life increases cancer effects in rats. Environ Health Perspect. 2007 Sep; 115(9): 1293–7

Spicer EJ, Goldenthal EI, Ikeda T: A toxicological assessment of curdlan. Food Chem Toxicol. 1999 Apr; 37(4): 455–79

Spickett JT, Bell RR, Stawell J, Polan S: The influence of dietary citrate on the absorption and retention of orally ingested lead. Agents Actions. 1984 Oct; 15(3–4): 459–62

Stefanidou M, Alevisopoulos G, Chatziioannou A, Koutselinis A: Assessing food additive toxicity using a cell model. Vet Hum Toxicol. 2003 Mar; 45(2): 103–5

Stevenson DD: Monosodium glutamate and asthma. J Nutr. 2000 Apr; 130 (4 Suppl): 1067–73

Suay Llopis L, Ballester Diez F: Review of studies on exposure to aluminum and Alzheimer's disease. Rev Esp Salud Publica. 2002 Nov–Dec; 76(6): 645–58

Svensson, K: Exposure from food contact materials; Summary report of a workshop held in October 2001 in Ispra, Italy (English). In: ILSI Europe Report Series (Belgium), (Spec.no.)/International Life Sciences Inst. Europe, Brussels (Belgium); European Commission, Brussels (Belgium), 2002, 23 p.

Sycheva LP, Zhurkov VS, Iurchenko VV, Daugel-Dauge NO, Kovalenko MA, Krivtsova EK, Durnev AD: Investigation of genotoxic and cytotoxic effects of micro- and nanosized titanium dioxide in six organs of mice in vivo. Mutat Res. 2011 Nov 27; 726(1): 8–14

Tabar AI, Acero S, Arregui C, Urdanoz M, Quirce S: Asthma and allergy due to carmine dye. An Sist Sanit Navar. 2003; 26 (Suppl 2): 65–73

Tada Y, Fujitani T, Yano N, Yuzawa K, Nagasawa A, Aoki N, Ogata A, Yoneyama M: Chronic toxicity of thiabendazole (TBZ) in CD-1 mice. Toxicology. 2001 Dec 28; 169(3): 163–76

Takayama S, Renwick AG, Johansson SL, Thorgeirsson UP, Tsutsumi M, Dalgard DW, Sieber SM: Long-term toxicity and carcinogenicity study of cyclamate in nonhuman primates. Toxicol Sci. 2000 Jan; 53(1): 33–9

Tanaka T: Reproductive and neurobehavioral effects of Allura Red AC administered to mice in the diet. Toxicology. 1994 Sep 6; 92(1–3): 169–77

Tanaka T: Reproductive and neurobehavioral effects of Sunset yellow FCF administered to mice in the diet. Toxicol Ind Health. 1996 Jan–Feb; 12(1): 69–79

Tanaka T: Reproductive and neurobehavioural toxicity study of erythrosine administered to mice in the diet. Food Chem Toxicol. 2001 May; 39(5): 447–54

Tarlo SM, Dolovich J, Listgarten C: Anaphylaxis to carrageenan: a pseudo-latex allergy. J Allergy Clin Immunol. 1995 May; 95(5 Pt 1): 933–6

Taube J, Vorkamp K, Forster M, Herrmann R: Pesticide residues in biological waste. Chemosphere. 2002 Dec; 49(10): 1357–65

Taupin PJ, Anderson DM: Subchronic toxicity study in rats fed gum karaya. Food Chem Toxicol. 1982 Oct; 20(5): 513–7

Taylor SL, Hefle SL: Ingredient and labeling issues associated with allergenic foods. Allergy. 2001; 56 (Suppl 67): 64–9

Tenovuo J: The biochemistry of nitrates, nitrites, nitrosamines and other potential carcinogens in human saliva. J Oral Pathol. 1986 Jul; 15(6): 303–7

Tetsuguchi M, Nomura S, Katayama M, Sugawa-Katayama Y: Effects of curdlan and gellan gum on the surface structure of intestinal mucosa in rats. J Nutr Sci Vitaminol (Tokyo). 1997 Oct; 43(5): 515–27

Tetsuguchi M, Yamashita Y, Katayama M, Sugawa-Katayama Y: Reversibility of the curdlan feeding effects on the morphological structure of intestinal mucosa in rats. J Nutr Sci Vitaminol (Tokyo). 1998 Oct; 44(5): 601–12

Tfouni SA, Toledo MC: Estimates of the mean per capita daily intake of benzoic and sorbic acids in Brazil. Food Addit Contam. 2002 Jul; 19(7): 647–54

The Alpha-Tocopherol, Beta-Carotene Cancer Prevention Study Group: The effect of vitamin E and beta-carotene on the incidence of lung cancer and other cancers in male smokers. N Engl J Med. 1994 Apr; 330(15): 1029–35

Thuvander A, Oskarsson A: Effects of subchronic exposure to Caramel Colour III on the immune system in mice. Food Chem Toxicol. 1994 Jan; 32(1): 7–13

Tobacman JK, Wallace RB, Zimmerman MB: Consumption of carrageenan and other water-soluble polymers used as food additives and incidence of mammary carcinoma. Med Hypotheses. 2001 May; 56(5): 589–98

Tobacman JK, Walters KS: Carrageenan-induced inclusions in mammary myoepithelial cells. Cancer Detect Prev. 2001; 25(6): 520–6

Tobacman JK: Filament disassembly and loss of mammary myoepithelial cells after exposure to lambda-carrageenan. Cancer Res. 1997 Jul 15; 57(14): 2823–6

Tobacman JK: Review of harmful gastrointestinal effects of carrageenan in animal experiments. Environ Health Perspect. 2001 Oct; 109(10): 983–94

Todesco T, Rao AV, Bosello O, Jenkins DJ: Propionate lowers blood glucose and alters lipid metabolism in healthy subjects. Am J Clin Nutr. 1991 Nov; 54(5): 860–5

Tornwall ME, Virtamo J, Korhonen PA, Virtanen MJ, Taylor PR, Albanes D, Huttunen JK: Effect of alpha-tocopherol and beta-carotene supplementation on coronary heart disease during the 6-year post-trial follow-up in the ATBC study. Eur Heart J. 2004 Jul; 25(13): 1171–8

Totani N, Burenjargal M, Yawata M, Ojiri Y: Chemical properties and cytotoxicity of thermally oxidized oil. J Oleo Sci. 2008; 57(3): 153–60

Tsuda S, Murakami M, Matsusaka N, Kano K, Taniguchi K, Sasaki YF: DNA damage induced by red food dyes orally administered to pregnant and male mice.Toxicol Sci. 2001 May; 61(1): 92–9

Tucker KL, Morita K, Qiao N, Hannan MT, Cupples LA, Kiel DP: Colas, but not other carbonated beverages, are associated with low bone mineral density in older women: The Framingham Osteoporosis Study. Am J Clin Nutr. 2006 Oct; 84(4): 936–42

Uchida H, Nagai M: Intakes and health effects of aluminum. »Is aluminum a risk factor for Alzheimer's disease?« Nippon Koshu Eisei Zasshi. 1997 Sep; 44(9): 671–81

Vally H, Misso NL, Madan V: Clinical effects of sulphite additives. Clin Exp Allergy. 2009 Nov; 39(11): 1643–51

Vally H, Thompson PJ: Allergic and asthmatic reactions to alcoholic drinks. Addict Biol. 2003 Mar; 8(1): 3–11

van der Heijden CA, Janssen PJ, Strik JJ: Toxicology of gallates: a review and evaluation. Food Chem Toxicol. 1986 Oct–Nov; 24(10–11): 1067–70

van der Meeren HL: Dodecyl gallate, permitted in food, is a strong sensitizer. Contact Dermatitis. 1987 May; 16(5): 260–2

van Toorenenbergen AW, Waanders J, Gerth Van Wijk R, Vermeulen AM: Immunoblot analysis of IgE-binding antigens in paprika and tomato pollen. Int Arch Allergy Immunol. 2000 Aug; 122(4): 246–50

Vega de la Osada F, Esteve Krauel P, Alonso Lebrero E, Ibanez Sandin MD, Munoz Martinez MC, Laso Borrego MT: Sensitization to paprika: anaphylaxis after intake and rhinoconjunctivitis after contact through airways. Med Clin (Barc). 1998 Sep; 111(7)

Venitt S, Bushell CT: Mutagenicity of the food colour brown FK and constituents in Salmonella typhimurium. Mutat Res. 1976 Nov; 40(4): 309–15

Virtamo J, Pietinen P, Huttunen JK, Korhonen P, Malila N, Virtanen MJ, Albanes D, Taylor PR, Albert P; ATBC Study Group: Incidence of cancer and mortality following alpha-tocopherol and beta-carotene supplementation: a postintervention follow-up. JAMA. 2003 Jul; 290(4): 476–85

Virtanen SM, Jaakkola L, Räsänen L, Ylönen K, Aro A, Lounamaa R, Åkerblom HK, Tuomilehto J and Childhood Diabetes in Finland Study Group (1994): Nitrate and Nitrite Intake and the Risk for Type 1 Diabetes in Finnish Children. Diabet Med. 1994 Aug–Sep; 11(7): 656–62.

Walker R: Toxicology of sorbic acid and sorbates. Food Addit Contam. 1990 Sep–Oct; 7(5): 671–6

Walton JR: Aluminum in hippocampal neurons from humans with Alzheimer's disease. Neurotoxicology. 2006 May; 27(3): 385–94

Weihrauch MR, Diehl V: Artificial sweeteners – do they bear a carcinogenic risk? Ann Oncol. 2004 Oct; 15(10): 1460–5

West NX, Hughes JA, Addy M: The effect of pH on the erosion of dentine and enamel by dietary acids in vitro. J Oral Rehabil 2001 Sep; 28(9): 860–4

Wettasinghe M, Bolling B, Plhak L, Xiao H, Parkin K: Phase II enzyme-inducing and antioxidant activities of beetroot (Beta vulgaris L.) extracts from phenotypes of different pigmentation. J Agric Food Chem. 2002 Nov; 50(23): 6704–9

Wiegand A, Muller J, Werner C, Attin T: Prevalence of erosive tooth wear and associated risk factors in 2–7-year-old German kindergarten children. Oral Dis. 2006 Mar; 12(2): 117–24

Willerroider M, Fuchs H, Ballmer-Weber BK, Focke M, Susani M, Thalhamer J, Ferreira F, McCutcheon JW: Nitrosamines in bacon: a case study of balancing risks. Public Health Rep. 1984 Jul–Aug; 99(4): 360–4

Willis CL, Cummings JH, Neale G, Gibson GR: Nutritional aspects of dissimilatory sulfate reduction in the human large intestine. Curr Microbiol. 1997 Nov; 35(5): 294–8

Winter M, Beer HD, Hornung V, Krämer U, Schins RP, Förster I Activation of the inflammasome by amorphous silica and TiO2 nanoparticles in murine dendritic cells. Nanotoxicology. 2011 Sep; 5(3): 326–40

World Health Organization (WHO)/Joint FAO/WHO Expert Committee on Food Additives (JECFA), Geneva, 2004: WHO Food additives series: 52. Safety evaluation of certain food additives and contaminants

Wozniak K, Arabski M, Malecka-Panas E, Drzewoski J, Blasiak J: DNA damage in human colonic mucosa cells induced by bleomycin and the protective action of vitamin E. Cell Mol Biol Lett. 2004; 9(1): 31–45

Wüthrich B (Hrsg.): Nahrungsmittel und Allergie 2. München-Deisenhofen, Dustri-Verlag Dr. Karl Feistle: 2002

Wüthrich B, Fabro L: Acetylsalicylic acid and food additive intolerance in urticaria, bronchial asthma and rhinopathy. Schweiz Med Wochenschr. 1981 Sep; 111(39): 1445–50

Wüthrich B, Huwyler T: Asthma due to disulfites. Schweiz Med Wochenschr. 1989 Sep 2; 119(35): 1177–84

Wüthrich B, Kägi M, Stücker W: Anaphylactic reactions to ingested carmine (E 120). Allergy. 1997; 52: 1133–37

Wüthrich B, Scheiner O, Breiteneder H, Hoffmann-Sommergruber K: Cloning and molecular and immunological characterisation of two new food allergens, Cap a 2 and Lyc e 1, profilins from bell pepper (Capsicum annuum) and tomato (Lycopersicon esculentum). Int Arch Allergy Immunol. 2003 Aug; 131(4): 245–55

Wüthrich B, Stöger P, Johansson SGO: RAST-spezifische IgE auf Gewürze bei Sensibilisierungen gegen Birken-, Beifußpollen und Sellerie. Allergologie. 1992; 15: 380–383

Wüthrich B: Adverse reactions to food additives. Ann Allergy. 1993 Oct; 71(4): 379–84

Wüthrich B: Allergische und pseudo-allergische Reaktionen der Haut durch Arzneimittel und Lebensmitteladditiva. Schweiz Rundschau Med (PRAXIS) 1983; 72: 691–699

Wüthrich B: Lebensmittelzusatzstoffe und »Genfood« – eine Gefahr für Allergiker? Praxis 1999; 88: 609–618

Wüthrich B: Zur Nahrungsmittelallergie – Häufigkeit der Symptome und der allergieauslösenden Nahrungsmittel bei 402 Patienten. Allergologie. 1993; 16: 280–287

Wyshak G: Teenaged girls, carbonated beverage consumption, and bone fractures. Arch Pediatr Adolesc Med. 2000 Jun; 154(6): 610–3

Xiaoyan L, Yu T, Qinqin Z, Tingting J, Shun X, Xiaohui F: Integrated metabonomics analysis of the size-response relationship of silica nanoparticles-induced toxicity in mice. Nanotechnology. 2011; 22(5): 055 101 (16pp)

Yahagi T, Degawa M, Seino Y, Matsushima T, Nagao M: Mutagenicity of carcinogenic azo dyes and their derivatives. Cancer Lett. 1975 Nov; 1(2): 91–6

Yang Q: Gain weight by »going diet?« Artificial sweeteners and the neurobiology of sugar cravings: Neuroscience 2010. Yale J Biol Med. 2010 Jun; 83(2): 101–8

Yang WH, Drouin MA, Herbert M, Mao Y, Karsh J: The monosodium glutamate symptom complex: assessment in a double-blind, placebo-controlled, randomized study. J Allergy Clin Immunol. 1997 Jun; 99 (6 Pt 1): 757–62

Yang WH, Purchase EC: Adverse reactions to sulfites. CMAJ. 1985 Nov; 133(9): 865–7, 880

Yoshizaki H, Izumi Y, Hirayama C, Fujimoto A, Kandori H, Sugitani T, Ooshima Y: Availability of sperm examination for male reproductive toxicities in rats treated with boric acid. J Toxicol Sci. 1999 Aug; 24(3): 199–208

Yu YN, Chen XR, Ding C, Cai ZN, Li QG: Genotoxic activity of caramel on Salmonella and cultured mammalian cells. Mutat Res. 1984 Apr; 139(4): 161–5

Zengin N, Yüzbaşıoğlu D, Ünal F, Yılmaz S, Aksoy H: The evaluation of the genotoxicity of two food preservatives: sodium benzoate and potassium benzoate. Food Chem Toxicol. 2011 Apr; 49(4): 763–9

Zhu L, Yang Y, Xu P, Zou F, Yan X, Liao L, Xu J, O'Malley BW, Xu Y: Steroid receptor coactivator-1 mediates estrogenic actions to prevent body weight gain in female mice. Endocrinology. 2013 Jan; 154(1): 150–8

Zusatzstoff-Zulassungsverordnung (ZZulV): (Anlagen 1–7) vom 29. Januar 1998 (BGBl. I S. 230, 231), zuletzt geändert durch Artikel 2 der Verordnung vom 22. Februar 2006 (BGBl. I S. 444)

Ungesunde E-Nummern: Krankheiten, bei denen Zusatzstoffe eine Rolle spielen können

Abführend E 406, E 410, E 412, E 420, E 424, E 473–E 475, E 953, E 965, E 966, E 967

ADHS, Aufmerksamkeitsdefizithyperaktivitätsstörung E 102, E 280–E 283

ADS siehe ADHS

Allergien, allergieähnliche Reaktionen E 100, E 101, E 102, E 104, E 110, E 120, E 122, E 123, E 124, E 131, E 132, E 151, E 155, E 160 b, E 160 c, E 180, E 200, E 202, E 203, E 210–E 213, E 214–E 219, E 220–E 224, E 226–E 228, E 300–E 304, E 305–E 309, E 322, E 412, E 414, E 421, E 479 b, E 620–E 625

Allergischer Schnupfen E 210, E 214–E 219, E 220–E 224, E 226–E 228, E 414

Alzheimer siehe Neurodegenerative Erkrankungen

Amytrophe Lateralsklerose (ALS) siehe Neurodegenerative Erkrankungen

Anaphylaktischer Schock E 101, E 120, E 220–E 224, E 226–E 228, E 412, E 414, E 421

Asthma E 102, E 110, E 120, E 122, E 123, E 124, E 151, E 155, E 160 b, E 160 c, E 180, E 210, E 214–E 219, E 220–E 224, E 226–E 228, E 300–E 304, E 305–E 309, E 414, E 421, E 620–E 625

Asthmaähnliche Anfälle E 102, E 110, E 120, E 122, E 123, E 124, E 151, E 155, E 160 b, E 160 c, E 180, E 210, E 214–E 219, E 220–E 224, E 226–E 228, E 414, E 421, E 620–E 625

Atemnot E 102, E 110, E 120, E 122, E 123, E 124, E 151, E 155, E 160 b, E 160 c, E 180, E 210, E 214–E 219, E 220–E 224, E 226–E 228, E 421

Aufmerksamkeitsdefizithyperaktivitätsstörung siehe ADHS

Aufmerksamkeitsdefizitsyndrom siehe ADHS

Ausschlag E 100, E 102, E 110, E 120, E 122, E 123, E 124, E 132, E 151, E 155, E 160 b, E 160 c, E 180, E 200, E 220–E 224, E 226–E 228, E 414, E 421

Bauchschmerzen siehe »Abführend«

Beifußpollenallergie E 100

Blähungen siehe »Abführend«

Blaufärbung der Lippen, Schleimhäute und Haut siehe Methämoglobinämie

Bluthochdruck E 338–341, E 343, E 442, E 450–E 452, E 541, E 1410–E 1414, E 1442

China-Restaurant-Syndrom E 620–E 625, E 951, E 962

Cyanose siehe Methämoglobinämie

Darmkrebs E 160 a

Darmschäden E 220–E 224, E 226–E 228, E 424,

Diabetes E 249–E 252, E 300–E 304, E 305–E 309

Durchfall siehe »Abführend«

Entzündungen E 306–E 309, E 338–E 341, E 343, E 442, E 450–E 452, E 541, E 1410–E 1414, E 1442

Erbgutschädigend, im Reagenzglasversuch E 102, E 104, E 124, E 127, E 133, E 150 c, E 151, E 320, E 321

Erbgutschädigend, im Tierversuch E 123, E 124, E 127, E 129, E 133, E 142, E 320, E 321

Fettsucht siehe Übergewicht

Gefäßschädigend E 306–E 309

Geschlechtsfunktionen, Störung E 102, E 104, E 110, E 122, E 123, E 127, E 129, E 131, E 133, E 142, E 151, E 155, E 173, E 180, E 330, E 521–E 523

Gicht E 626–E 635

Giftig für Katzen E 210–E 219

Gliederschmerzen siehe China-Restaurant-Syndrom

Hautirritationen E 100, E 102, E 110, E 120, E 122, E 123, E 124, E 132, E 151, E 155, E 160 b, E 160 c, E 180, E 200, E 220–E 224, E 226–E 228, E 421

Hautrötungen E 100, E 102, E 110, E 120, E 122, E 123, E 124, E 132, E 151, E 155, E 160 b, E 160 c, E 180, E 200, E 220–E 224, E 226–E 228, E 414, E 421

Hautschwellungen E 100, E 102, E 110, E 120, E 122, E 123, E 124, E 132, E 151, E 155, E 160 a, E 160 b, E 160 c, E 180, E 200, E 220–E 224, E 226–E 228, E 421

Herz-Kreislauf-Schäden E 160 a, E 249–E 252, E 300–E 304, E 305–E 309, E 338–341, E 343, E 420, E 442, E 450–E 452, E 541, E 967, E 1410–E 1414, E 1442

Hyperaktivität siehe ADHS

Immunsystemschädigend E 102, E 123, E 150 c, E 955

Knochenschwund E 338–341, E 343, E 442, E 450–E 452, E 541, E 1410–E 1414, E 1442

Kontaktallergie E 100, E 104, E 235, E 414

Kontaktekzem siehe Kontaktallergie

Konzentrationsstörungen siehe ADHS

Kopfschmerzen E 220–E 224, E 226–E 228, E 620–E 625, E 951, E 962

Krebs E 102, E 151, E 249–E 252, E 306–E 309, E 320, E 321, E 407, E 951, E 952, E 954, E 962

Lernschwächen siehe ADHS

Lungenkrebs E 160 a

Mangelerscheinungen E 400–E 405

Methämoglobinämie E 249–E 252, E 310–E 312, E 320, E 321

Migräne siehe China-Restaurant-Syndrom

Multiple Sklerose (MS) siehe Neurodegenerative Erkrankungen

Nackenschmerzen siehe China-Restaurant-Syndrom

Nervenschäden E 620–E 625

Nesselsucht E 100, E 102, E 110, E 120, E 122, E 123, E 151, E 155, E 160 b, E 160 c, E 180, E 200, E 220–E 224, E 226–E 228, E 412, E 421

Neurodegenerative Erkrankungen E 102, E 104, E 110, E 122, E 123, E 127, E 129, E 131, E 133, E 142, E 151, E 155, E 173, E 180, E 330, E 521–E 523, E 620–E 625

Neurodermitis E 100, E 102, E 180

Nierenschäden E 233, E 300–E 304, E 338–341, E 343, E 442, E 450–E 452, E 541, E 1410–E 1414, E 1442

Ödeme siehe Hautschwellungen

Osteoporose E 338–341, E 343, E 442, E 450–E 452, E 541, E 1410–E 1414, E 1442

Parkinson siehe Neurodegenerative Erkrankungen

Phenylketonurie E 952

Schlafstörungen siehe ADHS

Schlaganfall E 306–E 309

Schilddrüsenstörung E 127

Störung des Zucker- und Fettstoffwechsels E 280–E 283

Taubheitsgefühle siehe China-Restaurant-Syndrom

Übelkeit siehe China-Restaurant-Syndrom

Übergewicht E 100, E 102, E 104, E 110, E 122, E 123, E 127, E 129, E 131, E 133, E 142, E 151, E 155, E 173, E 180, E 330, E 521–E 523, E 620–E 633, E 950–E 952, E 954

Unruhe siehe ADHS

Urtikaria (Nesselsucht) E 100, E 102, E 110, E 120, E 122, E 123, E 124, E 132, E 151, E 155, E 160 b, E 160 c, E 180, E 200, E 220–E 224, E 226–E 228, E 421

Vergiftung E 284, E 285

Verhaltensstörungen siehe ADHS

Verkalkung E 338–341, E 343, E 442, E 450–E 452, E 541, E 1410–E 1414, E 1442

Zahnschäden E 330, E 338

Zellschädigend E 133, E 306–E 309

Alphabetische Liste der Zusatzstoffe

A

Acesulfam-K E 950
Acetylierte, oxidierte Stärke E 1451
Acetyliertes Distärkeadipat E 1422
Acetyliertes Distärkephosphat E 1414
Adipinsäure E 355
Agar-Agar E 406
Alginsäure E 400
Allurarot AC E 129
Alpha-Tocopherol E 307
Aluminium E 173
Aluminiumammoniumsulfat E 523
Aluminiumkaliumsulfat E 522
Aluminiumnatriumsulfat E 521
Aluminiumsilicat E 559
Aluminiumsulfat E 520
Amaranth E 123
Ammoniak-Zuckerkulör E 150C
Ammonium-Alginat E 403
Ammoniumcarbonat, Ammoniumhydrogencarbonat E 503
Ammoniumchlorid E 510
Ammoniumcitrat E 380
Ammoniumhydroxid E 527
Ammoniumphosphat E 442
Ammoniumsulfat E 517
Ammoniumsulfit-Zuckerkulör E 150 d
Anthocyane E 163
Äpfelsäure E 296
Argon E 938
Ascorbylpalmitat E 304
Aspartam E 951
Aspartam-Acesulfam-Salz E 962
Azorubin E 122

B

Basisches Methacrylat-Copolymer E 1205
Beetenrot E 162
Bentonit E 558
Benzoesäure E 210
Benzylalkohol E 1519
Bernsteinsäure E 363
Beta-apo-8'-Carotinal E 160e
Beta-apo-8'-Carotinsäure-ethylester E 160 f
Beta-Cyclodextrin E 459
Bienenwachs, weiß und gelb E 901
Bixin, Norbixin E 160 b
Borax E 285
Borsäure E 284
Braun HT E 155
Brillantblau FCF E 133
Brillantsäuregrün BS E 142
Brillantschwarz BN E 151
Butan, Isobutan E 943
Butylhydroxyanisol (BHA) E 320
Butylhydroxytoluol (BHT) E 321

C

Calcium-DL-Malat E 352
Calciumstearoyl-2-Lactylat E 482
Calcium-5'-Ribonucleotid E 634
Calciumacetat E 263

ALPHABETISCHE LISTE DER ZUSATZSTOFFE

Calcium-Alginat E 404
Calciumaluminiumsilicat E 556
Calciumascorbat E 302
Calciumbenzoat E 213
Calciumcarbonat E 170
Calciumchlorid E 509
Calciumcitrat E 333
Calcium-Dinatrium-Ethylen-
  diamintetraacetat E 385
Calciumferrocyanid E 538
Calciumgluconat E 578
Calciumglutamat E 623
Calciumguanylat E 629
Calciumhydrogensulfit E 227
Calciumhydroxid E 526
Calciuminosinat E 633
Calciumlactat E 327
Calcium-Orthophosphat E 341
Calciumoxid E 529
Calciumpropionat E 282
Calciumsilicat E 552
Calciumsorbat E 203
Calciumsulfat E 516
Calciumsulfit E 226
Calciumtartrat E 354
Candelillawachs E 902
Canthaxanthin E 161 g
Carbamid E 927 b
Carnaubawachs E 903
Carotin E 160 a
Carrageen E 407
Cassia-Gummi E 427
Chinolingelb E 104
Chlorophyll E 140
Cochenillerot A E 124
Curcumin E 100
Curdlan E 424
Cyclamat E 952
Cystein E 920

D

Delta-Tocopherol E 309
Dikaliumguanylat E 628
Dikaliuminosinat E 632
Dimethyldicarbonat E 242
Dimethylpolysiloxan E 900
Dinatrium-5'-Ribonukleotid E 635
Dinatriumguanylat E 627
Dinatriuminosinat E 631
Diphosphat E 450
Distärkephosphat POC E 1412
Distickstoffmonoxid E 942
Dodecylgallat E 318

E

Eisen-II-Gluconat E 579
Eisen-II-Lactat E 585
Eisenoxide und -hydroxide E 172
Erythrit E 968
Erythrosin E 127
Essigsäure E 260
Ethylcellulose E 462
Ethyl-p-Hydroxybenzoat E 214

F

Fumarsäure E 297

G

Gamma-Tocopherol,
  synthetisch E 308
Gelborange S E 110
Gellan E 418
Glucono-delta-Lacton E 575
Gluconsäure E 574
Glutamat, Glutaminsäure E 620
Glycerin E 422
Glycerindiacetat E 1517
Glycerinester aus Wurzelharz E 445
Glycerintriacetat E 1518

Glycin, Natriumsalze des Glycins E 640
Gold E 175
Guanylsäure E 626
Guarkernmehl E 412
Gummi Arabicum E 414

H

Helium E 939
Hexamethylentetramin E 239
4-Hexylresorcin E 586
Hydriertes Poly-1-Decen E 907
Hydroxypropyl-Cellulose E 463
Hydroxypropyl-Distärkephosphat E 1442
Hydroxypropylmethyl-Cellulose E 464
Hydroxypropylstärke E 1440

I J

Indigotin E 132
Inosinsäure E 630
Invertase E 1103
Isoascorbinsäure E 321
Isomalt E 953
Johannisbrotkernmehl E 410

K

Kaliumacetat E 261
Kaliumadipat E 357
Kalium-Alginat E 402
Kaliumaluminiumsilicat E 555
Kaliumbenzoat E 212
Kaliumcarbonat, Kaliumhydrogencarbonat E 501
Kaliumchlorid E 508
Kaliumcitrat E 332
Kaliumferrocyanid E 536
Kaliumgluconat E 577
Kaliumhydrogensulfit E 228
Kaliumhydroxid E 525
Kaliumlactat E 326
Kaliummalat E 351
Kaliummetabisulfit E 224
Kaliumnatriumtartrat E 337
Kaliumnitrat E 252
Kaliumnitrit E 249
Kalium-Orthophosphat E 340
Kaliumpropionat E 283
Kaliumsorbat E 202
Kaliumsulfat E 515
Kaliumtartrat E 336
Karayagummi E 416
Karmin E 120
Kohlendioxid E 290
Konjakgummi E 425
Kupferchlorophyll E 141

L

Lactit E 966
L-Ascorbinsäure E 300
Lecithin E 322
Litholrubin BK E 180
Lutein E 161 b
Lycopin E 160 d
Lysozym E 1105

M

Magnesiumcarbonat E 504
Magnesiumchlorid E 511
Magnesiumglutamat E 625
Magnesiumhydrogenphosphat E 343
Magnesiumhydroxid E 528
Magnesiumoxid E 530
Magnesiumsalze von Speisefettsäuren E 470 b
Magnesiumsilicat, synthetisch E 553 a

ALPHABETISCHE LISTE DER ZUSATZSTOFFE

Maltit E 965
Mannit E 421
Metaweinsäure E 353
Methyl-Cellulose E 461
Methylethyl-Cellulose E 465
Methyl-p-Hydroxybenzoat E 218
Mikrokristalline Cellulose E 460
Mikrokristallines Wachs E 905
Milchsäure E 270
Mono- und Diglyceride der
  Speisefettsäuren E 471
Mono- und Diglyceride der
  Speisefettsäuren, verestert mit
  Essig- und Weinsäure E 472 f
Mono- und Diglyceride der
  Speisefettsäuren, verestert mit
  Essigsäure E 472 a
Mono- und Diglyceride der
  Speisefettsäuren, verestert mit
  Milchsäure E 472 b
Mono- und Diglyceride der
  Speisefettsäuren, verestert mit
  Mono- und Diacetylweinsäuren
  E 472 e
Mono- und Diglyceride der
  Speisefettsäuren, verestert mit
  Weinsäure E 472 d
Mono- und Diglyceride der
  Speisefettsäuren, verestert mit
  Zitronensäure E 472 c
Monoammoniumglutamat E 624
Monokaliumglutamat E 622
Mononatriumglutamat E 621
Monostärkephosphat E 1410
Montansäureester E 912

N

Natamycin E 235
Natrium-, Kalium- oder
  Calciumsalze der Speisefett-
  säuren E 470 a
Natriumadipat E 356
Natrium-Alginat E 401
Natriumaluminiumphosphat E 541
Natriumaluminiumsilicat E 554
Natriumascorbat E 301
Natriumbenzoat E 211
Natriumcarbonat E 500
Natrium-Carboxymethyl-
  Cellulose E 466
Natrium-Carboxymethyl-
  Cellulose (cross-linked) E 468
Natrium-Carboxymethyl-
  Cellulose (enzymatisch
  hydrolisiert) E 469
Natriumcitrat E 331
Natriumdiacetat E 262
Natriumethyl-p-Hydroxybenzoat
  E 215
Natriumferrocyanid E 535
Natriumgluconat E 576
Natriumhydrogensulfit E 222
Natriumhydroxid E 524
Natriumisoascorbat E 322
Natriumlactat E 325
Natriummalat E 350
Natriummetabisulfit E 223
Natriummethyl-p-Hydroxy-
  benzoat E 219
Natriumnitrat E 251
Natriumnitrit E 250
Natrium-Orthophosphat E 339
Natriumpropionat E 281
Natriumstearoyl-2-Lactylat E 481
Natriumsulfat E 514
Natriumsulfit E 221
Natriumtartrat E 335
Neohesperidin DC E 959

Neotam E 961
Nisin E 234

O
Octylgallat E 311
Oxidierte Stärke E 1404

P
Paprikaextrakt E 160 C
Patentblau V E 131
Pektin E 440
Pflanzenkohle E 153
Phosphatiertes Distärkephosphat E 1413
Phosphorsäure E 338
Polydextrose E 1200
Polyethylenglycol E 1521
Polyethylenwachsoxidate E 914
Polyglycerinester von Speisefettsäuren E 475
Polyglycerinpolyricinoleat E 476
Polyoxyethylen(20)-Sorbitanmonolaurat E 432
Polyoxyethylen(20)-Sorbitanmonooleat E 433
Polyoxyethylen(20)-Sorbitanmonopalmitat E 434
Polyoxyethylen(20)-Sorbitanmonostearat E 435
Polyoxyethylen(20)-Sorbitantristearat E 436
Polyoxyethylen(40)stearat E 431
Polyphosphat E 452
Polyvinylalkohol (PVA) E 1203
Polyvinylpolypyrrolidon E 1202
Polyvinylpyrrolidon E 1201
Propan E 944
Propandiol E 1520
Propionsäure E 280
Propylenglycolester von Speisefettsäuren E 477
Propylenglykol-Alginat E 405
Propylgallat E 310
Pullulan E 1204

Q
Quillaja-Extrakt E 999

R
Riboflavin E 101
Rosmarinextrakt E 392

S
Saccharin, Calciumsaccharin, Kaliumsaccharin, Natriumsaccharin E 954
Saccharose-Acetat-Isobutyrat E 444
Saccharoseester von Speisefettsäuren E 473
Saccharoseglyceride E 474
Salzsäure E 507
Sauerstoff E 948
Schellack E 904
Schwefelsäure E 513
Schweflige Säure E 220
Silber E 174
Siliciumdioxid E 551
Sojabohnen-Polyose E 426
Sorbinsäure E 200
Sorbit E 420
Sorbitanmonolaurat E 493
Sorbitanmonooleat E 494
Sorbitanmonopalmitat E 495
Sorbitanmonostearat E 491
Sorbitantristearat E 492
Speisefettsäuren E 570
Stärkeacetat E 1420

ALPHABETISCHE LISTE DER ZUSATZSTOFFE

Stärkealuminiumoctenyl-
  succinat E 1452
Stärke-Natrium-Octenylsuccinat
  E 1450
Stearyltartrat E 483
Stickstoff E 941
Sucralose E 955
Sulfit-Zuckerkulör E 150 b

T
Talkum, Magnesiumsilicat E 553 b
Tarakernmehl E 417
Tartrazin E 102
Tertiär-Butylhydrochinon
  (TBHQ) E 319
Thaumatin E 957
Thermooxidiertes Sojaöl mit
  Mono- und Diglyceriden E 479 b
Titandioxid E 171
Tocopherol E 306
Traganth E 413
Triethylcitrat E 1505
Triphosphat E 451

V
Verarbeitete Euchema-
  Algen E 407a

W
Wasserstoff E 949
Weinsäure E 334

X
Xanthan E 415
Xylit E 967

Z
Zinkacetat E 650
Zinndichlorid E 512
Zitronensäure E 330
Zuckerkulör E 150 a

Register

A

ACE-Produkte 123
Acesulfam-K 41, 235f., 238, 248f., 252, 318
Acetate 91, 145
Acetylierte, oxidierte Stärke 264, 318
Acetyliertes Distärkeadipat 261, 318
Acetyliertes Distärkephosphat 260, 318
ADHS (Aufmerksamkeitsdefizit-/ Hyperaktivitätsstörung) 60, 315
ADI (acceptable daily intake) 61, 64ff., 135, 137, 158, 198, 201, 243
Adipinsäure 169, 261, 318
Agar-Agar 173, 318
Ajinomoto 33, 50f., 82, 90
Akaziengummi, Gummi Arabicum 180f., 320
Alginate 172f.
Alginsäure 172f.
Allergieähnliche Reaktionen 103, 114, 315
Allergien, allergische Reaktionen 10, 12, 55, 66, 87ff., 94ff., 102, 105, 134, 138f., 153, 155f., 179, 315
Allurarot AC 60, 62, 72, 111f., 318
Alpha-Carotin 121
Alpha-Tocopherol 154, 318
Altern, beschleunigtes 17f., 55f.
Aluminium 53, 54, 63f., 103–115, 118, 121, 132f., 161, 206, 318
Aluminiumammoniumsulfat 206, 318
Aluminiumfarblacke 64, 103, 105, 107, 109ff., 118, 119
Aluminiumkaliumsulfat 206, 318
Aluminiumnatriumsulfat 206f., 318
Aluminiumsilicat 64, 212, 318
Aluminiumsulfat 64, 206, 318
Alzheimer-Krankheit 11, 32, 40, 55, 63, 104ff., 108–114, 115, 118, 119, 132, 134, 161, 206, 216f., 315
Amaranth (Farbstoff) 72, 107ff., 318
Amaranth (Getreide) 108
Ammoniak-Zuckerkulör 118f., 318
Ammonium-Alginat 172, 318
Ammoniumcarbonat, Ammoniumhydrogencarbonat 203, 318
Ammoniumchlorid 204, 318
Ammoniumcitrat 170, 318
Ammoniumhydroxid 208, 318
Ammoniumphosphat 189, 318
Ammoniumsulfat 203, 206, 318
Ammoniumsulfit-Zuckerkulör 80, 118f., 318
Amylase 44, 273
Amyotrophe Lateralsklerose (ALS) 32, 217, 315
Anaphylaktische/r Reaktion/Schock 44, 87, 103, 107, 112f., 139, 177, 183, 315
Anilin 73
Annatto 123f.
Annattostrauch 123
Anthocyane 129, 318

REGISTER

Antioxidationsmittel 152ff., 163, 167, 205
Apfel 95, 151, 167
Äpfelsäure 151, 167, 318
Appetitsteigerung, appetitfördernder Effekt 42, 118, 218ff.
Argon 230, 318
Arme-Leute-Butter 71
Aromaindustrie 25, 27, 269
Aromastoffe 25, 27. 208, 269f.
Aromatisierung von Problemfuttermitteln 29
Aromawirksame Substanzen 269
Aromen 270f.
– Trägerstoff 192, 204, 250, 257, 266, 279
Aromenverordnung 270
Ascona, Konferenz 69, 75
Ascorbylpalmitat 152, 318
Asparaginsäure 46, 236f., 248
Aspartam 33, 37ff., 42, 45–51, 63, 82, 236ff., 248f., 250, 318
– Krebs 47, 238, 249
– Phenylketonurie 46, 238, 250
– Ramazzini-Studie 47
– Schwangerschaft 47ff., 237
Aspartam-Acesulfam-Salz 248, 318
Aspartam-Krankheit 37
Aspergillus niger 57, 161ff.
Asthma 12, 31, 61, 66, 103, 107, 127f., 136, 138f., 153, 155, 179, 216, 315
Asthmaähnliche Anfälle 103, 106, 108ff., 111, 119, 121, 134, 315
Ätzkali 208
Ätznatron 208
Aufmerksamkeitsstörungen/-defizite 103f., 106, 108ff., 115, 118, 119, 132, 134, 136, 206
Aufnahmemenge, akzeptable von Zusatzstoffen 61, 64ff., 76, 121, 132, 135, 137, 139f., 142, 149, 159, 165, 199, 201ff., 209, 243
Azofarbstoffe 61f., 72, 74, 103, 105ff., 109f., 112, 119ff.
Azorubin 60, 72, 107f., 318
Azoubel, Reinaldo 49

B

Bacillus subtilis 102
Backpulver 164, 168, 172, 203f., 213
Backspray 233
Backtriebmittel 203f.
Barlow, Susan 50
BASF 73, 113
Basisches Methacrylat-Copolymer 258, 318
Bayerische Verzehrstudie 77
Beetenrot 129, 318
Bentonit 212, 318
Benzoesäure 55, 66, 106, 108, 110, 112, 136ff., 145ff., 318
– Katzen 136, 138
– Warnhinweise 137
Benzylalkohol 266f., 318
Bernsteinsäure 170, 263, 318
Bertoni, Moises 51
Beta-apo-8'-Carotinal 126f., 318
Beta-Carotin 121f., 155
Beta-Cyclodextrin 192, 318
Betanin 129
Beyreuther, Konrad 63
BfR (Bundesinstitut für Risikobewertung) 32, 58f., 82, 234
Bienenwachs, weiß und gelb 223, 318
Biesalski, Hans Konrad 32f.
Bindslev-Jensen, Carsten 87, 89f.
Bio- bzw. Öko-Lebensmittel 27, 32, 173, 176ff., 204, 208, 230

Bitterblocker 28f.
Bixa orellana 123
Bixin, Norbixin 123f., 318
Blut-Hirn-Schranke 48, 217
Blutkrebs 47
Blutlaugensalz 210
Borax 149, 318
Borsäure 149, 318
Braun HT 62, 73, 121, 318
Braunalgen 172
Braunkohle 228f.
Brennnesseln 115
Brillantblau FCF 62f., 114f., 318
Brillantsäuregrün BS 117, 318
Brillantschwarz BN 73, 199f., 318
Brustkrebs 174
Bufe, Bernd 29
Bundesgesundheitsblatt 94
Bundesverbraucherschutzministerium 50, 94, 98
Butan, Isobutan 233, 318
Buttergelb 71f.
Buttersäure 256
Butylhydroxyanisol (BHA) 155, 158, 318
Butylhydroxytoluol (BHT) 155, 158, 318

C

Calcium-5'-Ribonucleotid 220, 318
Calciumacetat 145, 318
Calcium-Alginat 172, 319
Calciumaluminiumsilicat 211, 319
Calciumascorbat 152, 319
Calciumbenzoat 136, 319
Calciumcarbonat 130, 319
Calciumchlorid 204, 319
Calciumcitrat 56, 163, 319

Calcium-Dinatrium-Ethylendiamintetraacetat 171, 319
Calcium-DL-Malat 167, 318
Calciumferrocyanid 209, 319
Calciumgluconat 214, 319
Calciumglutamat 216, 319
Calciumguanylat 218, 319
Calciumhydrogensulfit 138, 319
Calciumhydroxid 56, 208, 319
Calciuminosinat 219, 319
Calciumlactat 160, 319
Calcium-Orthophosphat 56, 166, 319
Calciumoxid 209, 319
Calciumpropionat 147f., 319
Calciumräuber 165
Calciumsaccharin 241f., 322
Calciumsilicat 211, 319
Calciumsorbat 134, 319
Calcium-Stearoyl-2-Lactylat 201, 318
Calciumsulfat 206f., 319
Calciumsulfit 138, 319
Calciumtartrat 168, 319
Candelillawachs 224, 319
Canthaxanthin 127f., 319
Capsanthin 124
Capsarubin 124
Carbamid 229, 319
Carnaubapalme 225
Carnaubawachs 225f., 319
Carob, Kakaoersatz 176
Carotin 121–128, 154, 319
Carotinoide 121ff., 127f.
Carrageen 31, 174ff., 319
– Krebs 174
Cassia-Gummi 319
Cellulose 193f.
Chico, Timothy 16
China-Restaurant-Syndrom 23, 30, 32, 46, 216, 239, 249, 315

REGISTER

Chinin 73
Chinolingelb 60f., 63, 105, 113, 319
Chlorophyll 115f., 319
Cho, Myung-Haing 18
Claus, Karl 41
Clean Label 88, 90, 92, 94f., 97f.
Coca-Cola (Konzern) 12, 17, 50f., 82, 90
Cochenille 107
Cochenillelaus 107
Cochenillerot A 60f., 72, 109f., 319
Codex Alimentarius 82
COFAG (Verband der europäischen Glutamathersteller) 33
Colagetränke 10, 13, 16f., 37f., 55, 62, 65, 80f., 119f., 164f., 281
Convenience-Produkte 19f.
Crebelli, Riccardo 50
Cummings, John 65
Curcumin 13, 101f., 319
Curdlan 185, 319
Curry(gewürz) 101, 126, 218f.
Cyclamat 41, 239, 241f., 319
Cyclohexan 172
Cystein 229, 319

D

Dactylopius coccus Costa 107
Darmkrebs 122, 175, 310
Darmschäden 11, 65, 139, 175, 316
Delaney, James 74
Delaney-Klausel 74
Delta-Tocopherol 154, 319
Designerstoffe 101
Desulfovibrio 65, 139
Detergentium 272
DGE (Deutsche Gesellschaft für Ernährung) 32, 34
Diabetes 11f., 40, 42, 45, 62, 144f., 282

Diglyceride 56, 92, 196, 199, 321, 323
Dikaliumguanylat 218f., 319
Dikaliuminosinat 219, 319
Dikaliumphosphat 13
Dimethyldicarbonat 142f., 319
Dimethylpolysiloxan 222, 319
Dinatrium-5'-Ribonukleotid 220, 319
Dinatriumguanylat 218, 319
Dinatriuminosinat 219, 319
Diphosphat 191, 319
Distärkephosphat POC 260, 319
Distickstoffmonoxid 232, 319
Dodecylgallat 155, 319
Dr. Oetker 14, 26, 91
Dr. Watson Der Food Detektiv 34
Druckrey, Hermann 75
Dunayer, Eric K. 43

E

Edelgas 230f.
Edelmetall, Gold 133f.
– Silber 133
EFSA (Europäische Behörde für Lebensmittelsicherheit) 10, 13, 49–52, 60f., 78, 81f., 119
Eisen-II-Gluconat 214, 319
Eisen-II-Lactat 52, 214, 319
Eisenoxide und -hydroxide 131, 319
Elsas, Louis J. 48f.
Emulgatoren 55f., 79, 83, 89, 92, 96, 159f., 176f., 179f., 188f., 195, 197–201, 212f.
Endotoxine 274
Enzyme 19, 74, 84, 90, 93, 96, 140, 181, 192, 194, 214, 250, 255f., 272–278, 278f.
– zuckerabbauend 255
Enzymträger 272
Erbgutschäden 12, 62, 104f., 109–112,

118ff., 130f., 136f., 154, 159, 212, 235, 316
Erdbeeraroma 83
Erdbeergeschmack 26, 271
Erdbeerjoghurt 19, 24, 27
Erosionen an den Zähnen 53f., 164
Erythrit 253f., 319
Erythrosin 111, 319
Escherichia coli 46
Essigsäure 145f., 196, 221, 261, 264f., 319, 321
Ethylcellulose 195, 319
Ethyl-p-Hydroxybenzoat 137, 319
Eucheuma 174
EU-Zusatzstoffrecht 274
EU-Zusatzstoffrichtlinie 76

F

Fahlberg, Constantin 40
FAO (Organisation für Ernährung und Landwirtschaft) 70
Farbstoffe 11, 13, 19, 55, 59–64, 71ff., 79f., 83, 88, 96ff., 101–134, 137, 204, 212f., 221
– Konsum 64
– Trägermittel 212
– Warnhinweise 59, 61, 81, 104, 106, 108, 110, 112, 120
Feuchthaltemittel 11, 84, 182, 184, 267
Filterhilfsmittel 272
Fleischfarbe, kochstabile 144f.
Flockmittel 272
Fluorescinfarbstoff 111
Foley, Robert N. 15
Früchtetee 163
Fruchtjoghurt 19, 26, 135
Fumarsäure 151, 319
Futtermittel(zusatz) 29f., 42, 65, 127

G

Gallussäure 155
Gamma-Carotin 121
Gamma-Tocopherol, synthetisch 154, 319
Gefäßverkalkung (Atherosklerose) 16, 18, 56, 165f., 190, 192, 201, 211, 260, 263
Gelborange S 60f., 73, 105f., 319
Gelbwurzelpflanze 101
Gellan 181, 319
Gentechnik 121, 141, 275f.
– Zusatzstoffe 275f.
Geschmacksmanipulation 25–28, 35, 90
Geschmacksrezeptoren 215, 269
Geschmacksverstärker 11, 23ff., 30f., 34, 55, 63, 83, 92f., 161, 167, 170, 216–221, 277f.
Gips 58, 161, 206f.
Glaubersalz 121, 206
Glock, Björn 23
Glucono-delta-Lacton 214, 319
Gluconsäure 214f., 319
Glutamat 11, 23ff., 30–33, 55, 63, 82, 90, 92f., 216–221, 237, 248, 275, 277f., 319
– Konsens 33f.
– Langzeitfolgen 30f.
– Produktionsmenge 216
– Verzehrmengen 32ff.
Glutaminsäure 215ff., 278, 319
Gluud, Christian 155
Glycerin 184, 189, 197f., 266, 319
Glycerindiacetat 266, 319
Glycerinester aus Wurzelharz 191, 319
Glycerintriacetat 266, 319
Glycin, Natriumsalze des Glycins 221, 320

Glykämischer Index 44f., 279
Gold 133f., 320
Grapefruit 27, 140
Grenzwerte 47, 118, 144f.
Grube, Markus 52
Guanylsäure 218f., 320
Guarbohne 177
Guarkernmehl 177, 181, 320
Gummi 178
Gummi Arabicum 178f., 320
Gummibärchen 54, 59, 88, 163

H

4-Hexylresorcin 215, 320
Halldorsson, Thorhallur 47
Hamburger 16, 55, 66, 137, 140
Haribo 54, 59
Harnsäure 218ff.
Harzsäuren 191
Hefe 102, 183, 277
Hefeextrakt 87, 92ff., 277f.
Hefepilze 134, 139, 145ff., 146, 149, 183, 255, 273
Helium 230f., 320
Hermanussen, Michael 34
Herzschäden 9f., 13–18, 40, 42, 165f., 182, 189ff., 211, 252, 260, 262f., 282
Hexamethylentetramin 142, 320
Hirnschäden 31, 46–49, 54, 63, 162, 239, 249
Hirschhornsalz 203
Hohenheimer Konsensusgespräch 32f.
Holzzucker 252
Hydriertes Poly-1-Decen 227, 320
Hydroxypropyl-Cellulose 194, 320
Hydroxypropyl-Distärkephosphat 262f., 320
Hydroxypropylmethyl-Cellulose 194, 320
Hydroxypropylstärke 262, 320
Hyperaktivität 11f., 55, 60, 62f., 103f., 106, 108–114, 116, 118, 119, 132, 134, 136, 147, 206, 316

IJ

ILSI (International Life Sciences Institute) 50f.
Immunsystem 11f., 55, 104, 109, 119, 153, 155, 243
Indigo 113
Indigotin 113f., 320
Inosinsäure 219f., 320
Insektengift 149
Internet-Informationsdienst 34
Invertase 84, 255, 273, 320
Ionenaustauscher 272
ISAAC-Studie 66
Isoascorbinsäure 157, 320
Isomalt 240, 320
Johannisbrotkernmehl 176, 182f., 320

K

Kakaoersatz, Carob 176
Kaliumacetat 145, 320
Kaliumadipat 169, 320
Kalium-Alginat 172, 320
Kaliumaluminiumsilicat 211, 320
Kaliumbenzoat 136, 320
Kaliumcarbonat, Kaliumhydrogencarbonat 203, 320
Kaliumchlorid 56, 204, 320
Kaliumcitrat 56, 163, 320
Kaliumferrocyanid 209, 320
Kaliumgluconat 214, 320
Kaliumhydrogensulfit 138, 320
Kaliumhydroxid 56, 208, 320

Kaliumjodid 56
Kaliumlactat 160, 320
Kaliummalat 167, 320
Kaliummetabisulfit 138, 320
Kaliumnatriumtartrat 163, 320
Kaliumnitrat 144, 320
Kaliumnitrit 143, 320
Kalium-Orthophosphat 166, 320
Kaliumpropionat 147f., 320
Kaliumsaccharin 241f., 322
Kaliumsorbat 134, 320
Kaliumsulfat 206, 320
Kaliumtartrat 163, 320
Kalk 16f., 130, 209
Kaolin 212
Karamellfarbstoffe 118
Karayagummi 180, 320
Karmin 107, 109, 320
Karminrot 107
Karminsäure 107
Karottenbabys 123
Kartoffelchips 23, 31, 167, 195, 277
Kartoffelpüree 19, 26, 31, 102, 139, 197
Katalysator 240, 272f.
Katemfefrucht 244
Katzen, Benzoesäure 136
Kaugummistreifen, Talkum 212
Kaviar, echter 149
– falscher 120
– Konservierung 149
Keratin 228
Kieselsäure 211f.
Kinosita, Riojun 72
Kippers (Räucherheringe) 121
Klärmittel 272
Klebereiweißersatz 176
Knochenschwund 16f., 81, 164
Knorr 14, 19, 26, 31, 54, 59, 80, 93

Kochsalzersatz 164, 170, 204, 209, 219
Kohlendioxid 149f., 203, 235, 320
Komitologie 84f.
Komplexbildner 11, 189
Konjakgummi 320
Kopfschmerzen 37f., 46, 66, 139, 149, 217, 238, 248, 316
Krebsgefahr 11, 18, 61f., 72, 81, 104, 119f., 123, 127, 136, 144f., 154, 159, 175, 316
– durch Süßstoffe 37–47, 238f., 241, 249
Kreide 130
Kühlmittel 272
Kulinarische Selbstbestimmung 35, 89
Kunstsauerteig 151
Kupferchlorophyll 116, 320
Kuro-o, Makoto 18
Kwok, Robert Ho Man 30, 217

L

Labor-Aromen 25f.
Lachgas 232
Lackschildlaus 227
Lactit 251, 320
Lactoflavin 102
Lakritz 120, 245f.
Larsen, John Christian 50
L-Ascorbinsäure 152, 320
Leberkrebs 47, 72, 159
Lebkuchen 204, 255
Leblanc, Jean-Charles 50
Lecithin 90, 92, 159f., 320
Leptin, Schlankmacherhormon 13, 102, 217
Lernschwächen/-störungen 11, 60, 62f., 147, 316
Lipoxigenase 273

REGISTER

Litholrubin BK 134, 320
Lobbyismus 27, 38, 50, 76
Löschkalk 208
Lungenkrebs 18, 47, 123, 316
Lussi, Adrian 54
Lutein 127, 320
Lycopin 125f., 320
Lysozym 84, 255f., 320

M

Magenkrebs 144, 159
Maggi 14, 19, 26, 31, 54, 65, 81, 91ff.
Magnesiumcarbonat 203, 320
Magnesiumchlorid 204, 320
Magnesiumglutamat 216, 320
Magnesiumhydrogenphosphat 166f., 320
Magnesiumhydroxid 208, 320
Magnesium-Orthophosphat 56
Magnesiumoxid 209, 320
Magnesiumsalze von Speisefettsäuren 195, 320
Magnesiumsilicat, synthetisch 211, 320
Maltit 39, 44, 250f., 321
Maltodextrin 31, 44f., 56, 92, 279f.
Mannit 183f., 321
Marchesi, Gualtiero 134
Mauvein 73
Mehlbehandlungsmittel 229
Menthenthiol 27
Meripro 89f., 96
Metallöstrogene 69, 104f., 106, 108ff., 119, 132, 134, 207, 265
Metaweinsäure 168, 321
Methanol 142, 236, 248
Methyl-Cellulose 194, 321
Methylethyl-Cellulose 194, 321
Methyl-p-Hydroxybenzoat 137, 321

Migräne 11, 31, 217, 316
Mikrokristalline Cellulose 193, 321
Mikrokristallines Wachs 227, 321
Milchpulver 156, 159, 163, 165f., 171, 197
Milchsäure 139, 146f., 160, 196, 214, 321
Milchsäurebakterien 145f., 149
Modifizierte Stärke 92, 257ff.
Mono- und Diglyceride der Speisefettsäuren 11, 56, 92, 196, 321
Monoammoniumglutamat 216, 321
Monokaliumglutamat 216, 321
Mononatriumglutamat 216, 321
Monostärkephosphat 260, 321
Monsanto 46, 50
Montansäureester 228, 321
Montanwachs 227f.
Morbier-Käse 120
Multiple Sklerose (MS) 32, 217, 237, 249
Multivitamingetränke, -säfte 103, 123f.
Mundgefühl 89, 138, 178, 220, 240, 250ff.
Mycotoxine 274

N

Nahrungsergänzungsmittel 127, 154, 188, 201, 241, 250ff., 257f., 280
Nanopartikel 130f., 211
Natamycin 141, 321
Natrium-, Kalium- oder Calciumsalze der Speisefettsäuren 194, 321
Natriumacetate 91
Natriumadipat 169, 321
Natrium-Alginat 172, 321
Natriumaluminiumphosphat 210, 321

Natriumaluminiumsilicat 211, 321
Natriumascorbat 152, 321
Natriumbenzoat 12, 60, 62, 136, 321
Natriumcarbonat 130, 203, 321
Natrium-Carboxymethyl-Cellulose 194, 321
Natriumcitrat 56, 163, 321
Natriumdiacetat 145, 321
Natriumdisulfit 65
Natriumethyl-p-Hydroxybenzoat 137, 321
Natriumferrocyanid 209, 321
Natriumgluconat 214, 321
Natriumglutamat 31
Natriumhydrogensulfit 138, 321
Natriumhydroxid 208, 321
Natriumhypochlorit 257
Natriumisoascorbat 157, 321
Natriumlactat 160, 321
Natriummalat 167, 321
Natriummetabisulfit 138, 321
Natriummethyl-p-Hydroxbenzoat 137, 321
Natriumnitrat 144, 321
Natriumnitrit 143, 321
Natrium-Orthophosphat 166, 321
Natriumpropionat 147f., 321
Natriumstearoyl-2-lactylat 321
Natriumsaccharin 241f., 321
Natriumselenit 56
Natriumsorbat 135
Natriumstearoyl-2-Lactylat 201, 321
Natriumsulfat 206, 321
Natriumsulfit 138, 321
Natriumtartrat 163, 321
Natronlauge 208
Neohesperidin DC 41, 245, 321
Neotam 247, 322
Nervengift 48

Nervenschäden 48, 63, 105, 132, 217, 238, 249, 316
Nesselsucht, Urtikaria 102f., 106–110, 111, 114, 119, 121, 123f., 134f., 139, 156, 177, 183, 316
Nestlé 14, 26, 56, 80, 82, 90f.
Netzmittel 272
Neurodermitis 61, 103, 134, 317
Neurotoxizität, Nervenschäden 49, 63, 316f.
Nisin 140, 322
Nitrosamine 144f., 154
Novel Food 97

O

Ockererden 131
Octylgallat 155, 322
Ödeme 177, 183, 317
Öko- bzw. Bio-Lebensmittel 27, 130, 173, 174ff., 204, 208f., 230f.
Oliven 132, 215
Olney, John 31, 217
Organochlorverbindungen 243
Orthonatriumtriphosphat 11
Osteoporose 16, 18, 165f., 189, 191, 211, 260, 262, 317
Oxidierte Stärke 259, 322

P

Packgas 230, 233
Paprikaextrakt 96, 124f., 322
Parent-Massin, Dominique 50
Parkinson-Krankheit 11f., 32, 63, 104ff., 108ff., 115, 118, 119, 132, 134, 161, 206, 216f., 317
Parmesankäse 32, 215
Patentblau V 112f., 322
Paul, Wolf 34
Pektin 188f., 322

REGISTER

Perkin, William Henry 73
Pestizid, Thiabendazol 140
Pflanzenfarbstoffe 101ff., 115f., 121, 124, 127f., 273
Pflanzenkohle 120, 322
Pflanzenstärke 192, 250, 261f.
Phenol 137, 158
Phenylalanin 46, 48f., 236f., 248f.
Phenylketonurie 46, 238, 249, 317
Phosphatbinder 16
Phosphatiertes Distärkephosphat 260, 322
Phosphorsäure 13, 17, 55, 65, 81, 164ff., 189, 191f., 211, 260, 262, 322
Phthalsäureanhydrid 41, 241
Piper, Peter W. 12, 62
Pökelaroma 144f.
Pökeln 144f., 158
Polydextrose 256, 322
Polyethylenglycol 322
Polyethylenwachsoxidate 228, 322
Polyglycerinester von Speisefettsäuren 197f., 322
Polyglycerinpolyricinoleat 199, 322
Polyoxyethylen(20)-Sorbitan 188, 322
Polyoxyethylen(40)stearate 322
Polyphosphat 191f., 322
Polyricinolsäure 199
Polysaccharide 185
Polysorbate 188
Polyvinylalkohol 257, 322
Polyvinylpolypyrrolidon 257, 322
Polyvinylpyrrolidon 257, 322
Positivliste, Aromen 270
Propan 233, 322
Propandiol 267, 322
Propionate 147
Propionsäure 147f., 322
Propionsäurebakterien 147

Propylenglycolester von Speisefettsäuren 199, 322
Propylenglykol-Alginat 173, 322
Propylenoxid 194
Propylgallat 155, 322
Provitamin A 121f., 126f.
Provolone 142
Pullulan 258, 322

Q

Quarzsand 211f.
Quillaja-Extrakt 254f., 322
Quillaja saponaria Molina 254

R

Ramazzini-Stiftung, Studien 47
Räucherheringe (Kippers) 121
Reaktionsbeschleuniger 272f.
Rechkammer, Gerhard 50
Remsen, Ira 40
Riboflavin 102f., 275, 322
Rieselhilfe 130, 209
Rietjens, Ivonne 50
Roberts, Hyman Jacob 37
Rohmontanwachs 228f.
Rom, Konferenz 70, 75
Rosmarinextrakt 171f., 322
Rotalgen 173, 174
Rote Beete 88, 96, 129f.
Rouwenhorst, Robert 93

S

Saccharin 40f., 184f., 241ff., 322
– Warnhinweis 41, 241
Saccharose 197, 243, 281
Saccharose-Acetat-Isobutyrat 190, 322
Saccharoseester von Speisefettsäuren 197, 322

Saccharoseglyceride 197, 322
Sage-Derby-Käse 116
Salmiak 204
Salzsäure 204, 322
Sauerstoff 121, 126ff., 132, 144f., 149, 153f., 156f., 171, 199, 222, 230f., 234, 322
Sauerteig 145f.
Schälmittel 272
Schaumbildung 179, 201, 222
Schaumverhüter/-verhinderung 11, 197, 222, 272
Schellack 226f., 322
Schildlaus 107
Schimmelpilz, Aspergillus niger 57, 134, 136, 139f., 141, 146, 149, 152, 155, 161ff., 214, 273f.
Schlankmacherhormon, Leptin 13, 102, 217
Schlatter, James M. 45
Schutzgas 230ff.
Schwefeldioxid 136, 138ff., 206
Schwefelsäure 167, 206f., 223, 322
Schwefel-Zusatzstoffe 139
Schweflige Säure 138, 322
Schweizer Käse 147
Sclareolide, Bitterblocker 28
Searle 46
Seifenrindenbaum 254
Semler, Jutta 16
Sienaerden 131
Silber 133, 322
Silex 209
Silicate 211f.
Siliciumdioxid 211f., 322
Silikon 222
Smarties 87f.
Snyder, Kent 90
Soffritti, Morando 47

Softdrinks 12, 52, 54, 58, 62, 124, 281
Sojabohnen-Polyose 186, 322
Sojaöl 159, 195ff., 200, 322
Sorbinsäure 134f., 145ff., 322
Sorbit 39, 43f., 181ff., 188, 201, 257, 322
Sorbitanmonolaurat 65, 201, 322
Sorbitanmonooleat 65, 201, 322
Sorbitanmonopalmitat 201, 322
Sorbitanmonostearat 201, 322
Sorbitantristearat 201f., 322
Speisefettsäuren 11, 56, 92, 195ff., 213, 276, 320ff.
Stärke, modifizierte 92, 259ff.
Stärkeacetat 261, 322
Stärke-Aluminium-Octenylsuccinat 265, 323
Stärke-Natrium-Octenylsuccinat 263, 323
Stearate 195
Stearinsäure 195f., 201
Stearyltartrat 201, 323
Stehle, Peter 34
Steinkohleteer 73
Sterculiabaum 180
Stevia 39, 51f., 246
Stevioglykoside 246
Stickstoff 142f., 187, 231, 323
Stoffwechselfabriken 273
Streusüße 239, 246, 249
Sucralose 243f., 323
Sulfate 118, 127, 206
Sulfite 65f., 80, 118, 138f.
Sulfit-Zuckerkulör 118f., 323
Summationswirkung 75
Sunset Yellow 105f.
Surimi 166, 192
Süßstoff 11, 21, 28, 33, 37–52, 55, 63, 81, 151, 182f., 221, 235–252

– Diabetes 42, 45, 282
– in der Tierernährung 42f.
– Produktionsmengen 21, 45
– Übergewicht 42
– Zahngesundheit 38f., 42, 44
Svensson, Kettil 50

T

Tafelsüße 41, 245
Talkum, Magnesiumsilicat 211, 323
– Kaugummistreifen 212
Tarakernmehl 181, 323
Tarastrauch 181
Tartrazin 60ff., 73, 103f., 113, 115, 323
Technischer Hilfsstoff 204–206, 209, 212, 257, 266, 272f., 275f.
Teer(farben) 72ff.
Teigsäuerungsmittel 145f., 152
Tertiär-Butylhydrochinon 157, 323
Thaumatin 241f., 244f., 323
Thaumatococcus daniellii 244
Thermooxidiertes Sojaöl mit Mono- und Diglyceriden 200, 323
Titandioxid 130f., 323
Tobacman, Joanne 175
Tocopherol 154f., 323
Toluol 40, 226, 241, 266
Tomaten, Lycopin 125
Tomatenkonzentrat 125
Tomatenmark 216
Traganth (Gummi) 178, 323
Trägermittel, Farbstoffe 212
Trägerstoff, Aromen 192, 204, 250, 257, 266, 279
Transglutaminase 84
Traubenzucker 214, 257, 279
Trennmittel 64, 130, 195, 197, 209–214

Triethylcitrat 266, 323
Triphenylmethanfarbstoffe 117f.
Triphosphat 191, 323
Trockeneis 149
Trockenmilch 176
Trockenmilcherzeugnis 31
Tütensuppe 26, 31, 44, 64, 156, 212f., 217f., 220, 279

U

Übergewicht 27f., 31f., 42, 102, 104, 106, 108–114, 115, 118, 120, 132, 134, 206, 217ff., 221, 235, 238f., 242, 282, 317
Umami 24, 216, 219f.
Umbraerden 131
Univar 90f.

V

Vanille 26, 30, 271
Verarbeitete Euchema-Algen 174ff., 323
Verbraucherinteresse 71, 79, 83, 85
Verbrauchertäuschung 34f.
Versen, Axel 15
Vitamin A 56, 121, 125ff., 154f.
Vitamin B 277
Vitamin B2 56, 102f.
Vitamin C 12, 56, 62, 151f., 157
Vitamin E 12, 56, 154f.
Vitaminpräparate 121, 152ff.
Vos, Miriam 43

W

Warnhinweise, Benzoesäure 137
– Farbstoffe 59, 61, 81, 104, 106, 108, 110, 112, 119
– Saccharin 41, 241
– Zitronensäure 58f., 161

Waschmittel 254, 272
Wasserstoff 204f., 209, 234f., 323
Wein 26, 66, 104, 109, 135, 139, 142, 151ff., 163, 165, 168, 184, 192, 214, 255ff., 267
Weinsäure 145f., 163f., 196, 201, 321, 323
Weinstein 163, 168
Weizenprotein 31, 89f., 92
Wetzel, Willi-Eckhard 44, 162
WHO (Weltgesundheitsorganisation) 70, 82
Wolfsmilchgewächse 225
Würzmittel 24, 121, 126ff., 139, 156, 159, 204, 208f., 217, 219ff.

X

Xanthan 179f., 323
Xanthophylle 127f.
Xylan 252
Xylit 39, 43, 241, 252f., 323
– Hunde 43

Z

Zahngesundheit, Süßstoffe 32, 38f., 44
Zahnschäden, Erosionen 53f., 164, 317
– Phosphorsäure 164
– Zitronensäure 54, 58f., 161

Zellschäden 12, 18, 31, 48, 130, 136f., 211, 317
Zinkacetat 222, 323
Zinndichlorid 205, 323
Zitronensäure 21, 54, 56–59, 145f., 161ff., 173, 196, 252, 259, 321, 323
– Aluminiumtransport 63, 132
– Produktionsmengen 21, 57, 163
– Warnhinweise 58f., 161
– Zahnschäden 54, 58f., 161
Zuberbier, Torsten 94ff.
Zuckeraustauschstoffe 43, 240f., 247ff.
Zuckerersatz 38, 43, 45, 51, 251f.
Zuckerkulör 79f., 118f., 323
Zuckertenside 197
Zusatzstoffe 66, 76, 78f., 149, 165, 201
– akzeptable Aufnahmemengen 61, 64ff., 76, 121, 133, 135, 137, 139f., 142, 159, 165, 199, 201ff., 208f., 243
– Gefahren in der Schwangerschaft 34, 38, 47ff., 238
– Gentechnik 275f.
– Langzeitwirkungen 47, 159
– Produktionsmengen 20f., 45
– Umsatz 21
– Verzehrmengen 20, 32, 55, 64–67, 76ff.
Zusatzstoffstatistik 21, 77
Zutatenliste 56, 91f., 123, 269